卫生部“十二五”规划教材　全国高等中医药院校教材

全国高等医药教材建设研究会规划教材

供中医学专业(骨伤方向)用

骨伤科手术学

主　编　黄　枫

副主编　卫晓恩　赵建勇

编　委（以姓氏笔画为序）

卫晓恩（上海中医药大学）　赵建勇（河北医科大学）
马镇川（浙江中医药大学）　修忠标（福建中医药大学）
齐万里（长春中医药大学）　黄　枫（广州中医药大学）
孙玉明（南京中医药大学）　曹玉净（河南中医学院）
陈远明（广西中医药大学）　曾展鹏（广州中医药大学）
孟　凯（山东中医药大学）

秘　书　曾展鹏（兼）

人民卫生出版社

图书在版编目（CIP）数据

骨伤科手术学 / 黄枫主编．—北京：人民卫生出版社，2012.6

ISBN 978-7-117-15911-1

Ⅰ. ①骨…　Ⅱ. ①黄…　Ⅲ. ①中医伤科学－中医外科手术－高等学校－标准　Ⅳ. ①R274.97

中国版本图书馆 CIP 数据核字（2012）第 091036 号

门户网：www.pmph.com　出版物查询、网上书店
门户网：www.ipmph.com　护士、医师、药师、中医师、卫生资格考试培训

骨伤科手术学

主　　编：黄　枫
出版发行：人民卫生出版社（中继线 010-59780011）
地　　址：北京市朝阳区潘家园南里 19 号
邮　　编：100021
E - mail：pmph @ pmph.com
购书热线：010-59787592　010-59787584　010-65264830
印　　刷：北京虎彩文化传播有限公司
经　　销：新华书店
开　　本：787 × 1092　1/16　　印张：14
字　　数：328 千字
版　　次：2012 年 6 月第 1 版　2020 年 4 月第 1 版第 7 次印刷
标准书号：ISBN 978-7-117-15911-1/R · 15912
定　　价：24.00 元

（凡属印装质量问题请与本社市场营销中心联系退换）

出版说明

在国家大力推进医药卫生体制改革,发展中医药事业和高等中医药教育教学改革的新形势下,为了更好地贯彻落实《国家中长期教育改革和发展规划纲要(2010—2020年)》和《医药卫生中长期人才发展规划(2011—2020年)》,培养传承中医药文明、创新中医药事业的复合型、创新型高等中医药专业人才,根据《教育部关于"十二五"普通高等教育本科教材建设的若干意见》,全国高等医药教材建设研究会、人民卫生出版社在教育部、卫生部、国家中医药管理局的领导下,全面组织和规划了全国高等中医药院校卫生部"十二五"规划教材的编写和修订工作。

为做好本轮教材的出版工作,在教育部高等学校中医学教学指导委员会和原全国高等中医药教材建设顾问委员会的大力支持下,全国高等医药教材建设研究会、人民卫生出版社成立了第二届全国高等中医药教育教材建设指导委员会和各专业教材评审委员会,以指导和组织教材的编写和评审工作,确保教材编写质量;在充分调研的基础上,先后召开数十次会议对目前我国高等中医药教育专业设置、课程设置、教材建设等进行了全方位的研讨和论证,并广泛听取了一线教师对教材的使用及编写意见,汲取以往教材建设的成功经验,分析历版教材存在的问题,并引以为鉴,力求在新版教材中有所创新,有所突破,藉以促进中医药教育教学发展。

根据高等中医药教育教学改革和高等中医药人才培养目标,在上述工作的基础上,全国高等医药教材建设研究会和人民卫生出版社规划、确定了全国高等中医药院校中医学(含骨伤方向)、中药学、针灸推拿学、中西医临床医学、护理学、康复治疗学7个专业(方向)133种卫生部"十二五"规划教材。教材主编、副主编和编者的遴选按照公开、公平、公正的原则,在全国74所高等院校2600余位专家和学者申报的基础上,近2000位申报者经全国高等中医药教育教材建设指导委员会、各专业教材评审委员会审定和全国高等医药教材建设研究会批准,被聘任为主审、主编、副主编、编委。

全国高等中医药院校卫生部"十二五"规划教材旨在构建具有中国特色的教材建设模式、运行机制,打造具有中国特色的中医药高等教育人才培养体系和质量保障体系;传承、创新、弘扬中医药特色优势,推进中医药事业发展;汲取中医药教育发展成果,体现中医药新进展、新方法、新趋势,适应新时期中医药教育的需要;立足于成为我国高等中医药教育的"核心教材、骨干教材、本底教材"和具有国际影响力的中医药学教材。

全套教材具有以下特色:

1. 坚持中医药教育发展方向,体现中医药教育教学基本规律

注重教学研究和课程体系研究,以适应我国高等中医药学教育的快速发展,满足21世纪对高素质中医药专业人才的基本要求作为教材建设的指导思想;顶层设计和具体方案的实施严格遵循我国国情和高等教育的教学规律、人才成长规律和中医药知识的传承规律,突出中医药特色,正确处理好中西医之间的关系。

2. 强化精品意识，体现中医药学学科发展与教改成果

全程全员坚持质量控制体系，把打造精品教材作为崇高的历史使命和历史责任，以科学严谨的治学精神，严把各个环节质量关，力保教材的精品属性；对课程体系进行科学设计，整体优化，基础学科与专业学科紧密衔接，主干学科与其他学科合理配置，应用研究与开发研究相互渗透，体现新时期中医药教育改革成果，满足21世纪复合型人才培养的需要。

3. 坚持"三基五性三特定"的原则，使知识点、创新点、执业点有机结合

将复合型、创新型高等中医药人才必需的基本知识、基本理论、基本技能作为教材建设的主体框架，将体现高等中医药教育教学所需的思想性、科学性、先进性、启发性、适用性作为教材建设的灵魂，将满足实现人才培养的特定学制、特定专业方向、特定对象作为教材建设的根本出发点和归宿，使"三基五性三特定"有机融合，相互渗透，贯穿教材编写始终。以基本知识点作为主体内容，适度增加新进展、新技术、新方法，并与卫生部门和劳动部门的资格认证或职业技能鉴定标准紧密衔接，避免理论与实践脱节、教学与临床脱节。

4. 突出实用性，注重实践技能的培养

增设实训内容及相关栏目，注重基本技能和临床实践能力的培养，适当增加实践教学学时数，并编写配套的实践技能(实训)教材，增强学生综合运用所学知识的能力和动手能力，体现医学生早临床、多临床、反复临床的特点。

5. 创新教材编写形式和出版形式

(1) 为了解决调研过程中教材编写形式存在的问题，除保障教材主体内容外，本套教材另设有"学习目的"和"学习要点"、"知识链接"、"知识拓展"、"病案分析(案例分析)"、"学习小结"、"复习思考题(计算题)"等模块，以增强学生学习的目的性和主动性及教材的可读性，强化知识的应用和实践技能的培养，提高学生分析问题、解决问题的能力。

(2) 本套教材注重数字多媒体技术，相关教材增加配套的课件光盘、病案(案例)讲授录像、手法演示等；陆续开放相关课程的网络资源等，以最为直观、形象的教学手段体现教材主体内容，提高学生学习效果。

本套教材的编写，教育部、卫生部、国家中医药管理局有关领导和教育部高等学校中医学教学指导委员会、中药学教学指导委员会相关专家给予了大力支持和指导，得到了全国近百所院校和部分医院、科研机构领导、专家和教师的积极支持和参与，谨此，向有关单位和个人表示衷心的感谢！希望本套教材能够对全国高等中医药人才的培养和教育教学改革产生积极的推动作用，同时希望各高等院校在教学使用中以及在探索课程体系、课程标准和教材建设与改革的进程中，及时提出宝贵意见或建议，以便不断修订和完善，更好地满足中医药事业发展和中医药教育教学的需要。

全国高等医药教材建设研究会

第二届全国高等中医药教育教材建设指导委员会

人民卫生出版社

2012年5月

第二届全国高等中医药教育教材建设指导委员会名单

全国高等中医药院校中医学专业（含骨伤方向）
教材评审委员会名单

顾　　问　王永炎　邓铁涛　张　琪　张灿玾　周仲瑛　严世芸
李今庸　李任先　施　杞　晁恩祥　张炳厚　栗德林
鲁兆麟　孙树椿　王和鸣

主任委员　张伯礼

副主任委员　高思华　吴勉华　谢建群　徐志伟　欧阳兵

委　　员　（以姓氏笔画为序）
王　键　王拥军　车念聪　牛　阳　吕志平　刘献祥
李　冀　李永民　李金田　范永昇　周永学　赵清树
段俊国　耿　直　唐　农　黄桂成　曹文富　董尚朴
翟双庆

秘　　书　胡鸿毅　梁沛华　孟静岩

前　言

为了更好地适应新形势下全国高等中医药教育教学改革和发展的需要，培养传承中医药文明、创新中医药事业的复合型、创新型高等中医药专业人才，按照全国高等中医药院校各专业的培养目标，在全国高等医药教材建设研究会、全国高等中医药教育教材建设指导委员会的组织规划下，确立本课程的教学内容并编写了本教材。

《骨伤科手术学》是研究人体四肢骨与关节、脊柱及软组织伤病手术治疗的一门学科，是中医骨伤科治疗学的重要组成部分。是中医骨伤专业的临床课，在中医临床学科中占有重要地位。

本教材以骨伤手术的基本理论、基本知识、基本技能为基础，针对中医骨伤科的临床实际需要进行编写。全书共分二十二章，分别介绍了骨伤科的手术基础；人体四肢、脊柱、骨盆的骨与软组织损伤及部分骨病治疗的常用手术，选用的手术方法是以经过长期实践证明效果可靠的传统方法为主，同时收集了本学科近年来一些较成熟的新进展。体例为具体介绍常用手术入路、基本术式及基本操作，并配有相应的插图，为方便学生的学习还设有学习小结、知识拓展及复习思考题等栏目。本教材适用于中医院校骨伤专业本科生，七年制、研究生、进修生可选用本教材作为专业学习的参考书。

本书绪论由黄枫执笔，第一章骨伤科手术的基本知识由黄枫执笔，第二章清创术由赵建勇执笔，第三章皮肤移植术由赵建勇执笔，第四章骨移植术及移植骨的采取法由齐万里执笔，第五章肌腱缝合术由曾展鹏执笔，第六章骨折内固定术由曾展鹏执笔，第七章周围神经损伤的手术由孟凯执笔，第八章关节镜手术由齐万里执笔，第九章人工关节置换术由卫晓恩执笔，第十章化脓性关节炎关节引流术由修忠标执笔，第十一章化脓性骨髓炎的手术由修忠标执笔，第十二章骨肿瘤的手术由卫晓恩执笔，第十三章截肢术由卫晓恩执笔，第十四章显微外科技术在骨科的应用由赵建勇执笔，第十五章肩关节及上臂部的手术由马镇川执笔，第十六章肘关节及前臂部的手术由曾展鹏执笔，第十七章腕、手部的手术由孟凯执笔，第十八章髋关节及大腿部的手术由黄枫执笔，第十九章膝关节及小腿部的手术由曹玉净执笔，第二十章踝关节及足部的手术由孙玉明执笔，第二十一章脊柱手术由陈远明执笔，第二十二章骨盆损伤的手术由马镇川执笔。

本书在中医骨伤科专业的手术学教材编写过程中，广泛收集了全国高等中医药院校的意见，根据中医骨伤专业的培养目标及当前各中医院校开设的《骨伤科手术学》的教学实际编撰。本书由主编负责，各编委分工撰写，由主编统稿完成。由于经验不足，水平有限，书中难免存在一些错误及疏漏之处。谨望各院校师生在使用过程中，提出宝贵意见，以便今后再次修订。

编 者

2012 年 5 月

目　录

绪论 ………………………………………………………… 1

第一章　骨伤科手术的基本知识 ………………………… 6

第一节　骨伤科手术的基本原则 ………………………… 6

第二节　围术期准备及处理 ……………………………… 7

一、术前准备 ……………………………………………… 7

二、术后处理 ……………………………………………… 9

第三节　无菌操作 ………………………………………… 10

一、无菌操作原则 ………………………………………… 10

二、无菌操作步骤 ………………………………………… 11

第四节　骨伤科手术基本操作 …………………………… 20

一、显露 …………………………………………………… 20

二、解剖分离 ……………………………………………… 21

三、止血 …………………………………………………… 22

四、结扎 …………………………………………………… 23

五、缝合与断线 …………………………………………… 25

六、引流 …………………………………………………… 28

第五节　止血带和驱血带的应用 ………………………… 29

一、止血带应用意义与注意 ……………………………… 29

二、止血带的应用 ………………………………………… 29

三、驱血带的应用 ………………………………………… 30

第二章　清创术 …………………………………………… 32

第三章　皮肤移植术 ……………………………………… 36

第一节　皮肤游离移植术 ………………………………… 36

一、皮肤游离移植分类与作用 …………………………… 36

二、供皮区的选择原则 …………………………………… 37

三、皮肤游离移植手术技术 ……………………………… 38

第二节　皮瓣移植术 ……………………………………… 42

一、带皮肤蒂皮瓣的设计原则 …………………………… 42

二、皮瓣手术移植手术技术 ……………………………… 43

三、皮瓣移植的并发症及处理 ……48

第四章 骨移植术及移植骨的采取法 ……51

第一节 骨移植术 ……51
一、适应证与禁忌证 ……51
二、植骨方法 ……52
三、骨移植术的注意事项 ……53
第二节 移植骨的采取方法 ……54
一、腓骨采取法 ……54
二、髂骨翼松质骨采取法 ……55

第五章 肌腱缝合术 ……57

第六章 骨折内固定术 ……62

第一节 常用内固定物的材料选择 ……62
第二节 常用内固定技术 ……62

第七章 周围神经损伤的手术 ……66

第一节 周围神经损伤治疗原则 ……66
第二节 神经损伤的修复手术 ……67
一、神经松解术 ……67
二、神经缝合术 ……68
三、神经移位术 ……69
四、神经移植术 ……70

第八章 关节镜手术 ……74

第一节 关节镜的发展概述 ……74
第二节 关节镜的基本知识 ……74
一、关节镜器械和设备 ……74
二、关节镜基本技术 ……76
第三节 膝关节镜手术 ……76

第九章 人工关节置换术 ……80

第一节 人工关节概述 ……80
第二节 人工关节材料 ……80
第三节 常用的人工关节置换术 ……81
一、人工全髋关节置换术 ……81
二、人工股骨头置换术 ……85
三、人工膝关节表面置换术 ……86

第十章　化脓性关节炎关节引流术 ……90
第一节　关节穿刺吸引术 ……90
第二节　关节切开引流术 ……92
一、肩关节切开引流术 ……92
二、肘关节切开引流术 ……93
三、髋关节切开引流术 ……94
四、膝关节切开引流术 ……95
五、踝关节切开引流术 ……96
第三节　关节闭合灌洗引流术 ……97
第十一章　化脓性骨髓炎的手术 ……100
第一节　急性骨髓炎穿刺吸引术 ……100
第二节　急性骨髓炎切开开窗引流术 ……101
第三节　慢性骨髓炎的病灶清除术 ……103
第十二章　骨肿瘤的手术 ……106
第一节　良性骨肿瘤的手术原则 ……106
第二节　肿瘤刮除术 ……106
第三节　肿瘤切除术 ……108
第四节　恶性肿瘤的手术原则 ……108
一、肢体恶性骨肿瘤的保肢治疗 ……109
二、保肢手术中骨缺损的重建方法 ……109
第十三章　截肢术 ……112
第一节　截肢术的一般原则 ……112
一、截肢平面的选择 ……112
二、处理残端的原则 ……112
三、截肢适应证和禁忌证 ……114
四、截肢术前准备与术后处理 ……114
第二节　几个部位的截肢术 ……115
一、大腿中 1/3 截肢术 ……115
二、前臂截肢术 ……117
第三节　开放性截肢术 ……118
第十四章　显微外科技术在骨科的应用 ……121
第一节　显微外科基本技术 ……121
一、显微外科设备和器材 ……121
二、小血管吻合法 ……122

三、神经缝合法 …… 123
第二节 断肢再植与断指再植术 …… 123
一、断肢再植术 …… 124
二、断指再植术 …… 125

第十五章 肩关节及上臂部的手术 …… 128

第一节 肩关节、臂部的手术入路 …… 128
一、肩关节手术入路 …… 128
二、肩锁关节手术入路 …… 130
三、锁骨手术入路 …… 130
四、肱骨干前上部手术入路 …… 131
第二节 肩锁关节脱位内固定术 …… 132
第三节 锁骨骨折内固定术 …… 132
第四节 肱骨外科颈骨折内固定术 …… 133
第五节 肱骨干骨折内固定术 …… 134
一、肱骨干骨折钢板螺钉内固定术 …… 134
二、肱骨干骨折髓内钉内固定术 …… 135

第十六章 肘关节及前臂部的手术 …… 137

第一节 肘、前臂部手术入路 …… 137
一、肘关节的手术入路 …… 137
二、前臂部的手术入路 …… 139
第二节 肱骨远端骨折的手术 …… 141
一、肱骨髁上骨折内固定术 …… 141
二、肱骨外髁骨折(或骨骺分离)内固定术 …… 141
三、肱骨内髁骨折(或骨骺分离)内固定术 …… 142
第三节 尺骨鹰嘴骨折内固定术 …… 143
第四节 桡尺骨干双骨折内固定术 …… 144
第五节 桡骨远端骨折内固定术 …… 144

第十七章 腕、手部的手术 …… 147

第一节 腕、手部的手术原则 …… 147
第二节 舟骨骨折内固定术 …… 148
第三节 月骨脱位的手术 …… 150
一、月骨脱位切开复位术 …… 150
二、月骨摘除术 …… 150
第四节 第一掌骨基底部骨折、脱位切开复位术 …… 151
第五节 掌、指骨折内固定术 …… 152
一、掌骨骨折钢针内固定术 …… 152

二、指骨骨折钢针内固定术 …… 152
第十八章　髋关节及大腿部的手术 …… 155
第一节　髋部、大腿部的手术入路 …… 155
一、髋部手术入路 …… 155
二、大腿部手术入路 …… 157
第二节　股骨颈骨折的手术 …… 159
一、加压螺钉内固定术 …… 159
二、动力髋螺钉加空心钉内固定术 …… 160
第三节　股骨转子间骨折手术 …… 161
一、股骨转子间骨折髓内钉内固定术 …… 161
二、股骨转子间骨折钢板螺钉内固定术 …… 162
第四节　股骨干骨折的手术 …… 162
一、股骨干骨折髓内钉内固定术 …… 162
二、股骨干骨折钢板螺钉内固定术 …… 163
第十九章　膝关节及小腿部的手术 …… 165
第一节　膝、小腿部的手术入路 …… 165
一、膝关节与腘窝部手术入路 …… 165
二、小腿部手术入路 …… 166
第二节　股骨下端骨折内固定术 …… 168
第三节　髌骨骨折克氏针张力带固定术 …… 168
第四节　胫骨上端骨折的手术 …… 169
一、单髁骨折内固定术 …… 169
二、胫骨双髁骨折内固定术 …… 170
第五节　胫腓骨干骨折的手术 …… 171
一、胫腓骨干骨折钢板螺钉内固定术 …… 171
二、胫腓骨干骨折髓内钉内固定术 …… 171
第二十章　踝关节及足部的手术 …… 173
第一节　踝足部的手术入路 …… 173
一、踝部手术入路 …… 173
二、足部手术入路 …… 176
第二节　踝部骨折的手术 …… 178
一、内踝骨折内固定术 …… 178
二、外踝骨折内固定术 …… 179
三、后踝骨折或三踝骨折内固定术 …… 180
第三节　跟腱断裂缝合术 …… 181
第四节　跟骨骨折内固定术 …… 183

第二十一章 脊柱手术 …… 185
第一节 常见脊柱手术入路 …… 185
一、颈椎 2~7 前外侧入路 …… 185
二、胸椎 1~12 后外侧入路 …… 186
三、后侧显露胸腰椎椎管入路 …… 186
第二节 脊柱手术的技术基础 …… 187
一、椎板切除减压术 …… 187
二、经椎弓根螺钉内固定术 …… 188
三、脊柱融合术 …… 190
第三节 脊柱常见疾病的手术 …… 190
一、颈椎病前路减压植骨融合术 …… 190
二、腰椎间盘"开窗"式髓核摘除术 …… 192
三、胸腰椎骨折截瘫前路减压术 …… 193

第二十二章 骨盆损伤的手术 …… 196
第一节 骨盆手术常用入路 …… 196
一、耻骨联合上方入路 …… 196
二、髂腹股沟入路 …… 196
三、髋臼后侧入路 …… 198
第二节 骨盆骨折常用手术 …… 198
一、骨盆骨折外固定术 …… 198
二、耻骨联合分离内固定术 …… 199
三、耻骨支骨折内固定术 …… 200
四、髋臼后壁骨折内固定术 …… 200

主要参考书目 …… 202

绪论　中医骨伤科手术发展史概述

学习目的

通过本章的学习，了解中医骨伤科的手术发展历程，探寻中医骨伤科手术的发展规律，对继承和发展中医骨伤科手术学，促进中医骨伤科手术学的创新奠定理论和实践基础。

学习要点

各时期医学专著中所记录骨伤科手术的特点，对比各时期发展的异同。

中医骨伤科学历史悠久，内容丰富。古代医学家通过长期临床实践，创造了各种具有中医特色的手术疗法，并逐渐形成系统的中医骨伤科手术学，这是中医骨伤科学的重要组成部分。

人类在与大自然的拼搏中，难免会遭到外来伤害及由伤害引起的各种创伤及疮疡，在长期与疾病作斗争的实践中，人们逐渐学会了用草茎、树叶、砭石、骨针等工具对外伤或疮疡进行简单的包扎、放血、排脓等初级的手术方法。西周时代，由于青铜器的应用，出现了用金属制作的刀、针等简单的骨科医疗器具。《韩非子》记扁鹊"以刀刺骨"，即早期的手术刀产生并应用于骨科手术。马王堆出土的《五十二病方》记载了用水、药物和酒处理伤口，用水银膏等消毒杀菌剂处理感染创面；更有须切开排脓的手术适应证、具体的处理方法及截肢术的记录。其中手术所使用的"夏铤、刀具"是我国最早使用的手术器械之一。

战国两汉时期的《黄帝内经》描述了脱疽的截肢手术方法和适应证，如《灵枢·痈疽》："发于足指，名曰脱疽。其状赤黑，死，不治；不赤黑，不死。不衰，急斩之，不则死矣。"明确地指出脱疽的治疗指征及预后。据此，后世举凡肢体受外伤摧残，局部难以恢复，或患了某种可危及生命的疾患，须弃局部保全身时，则可按《黄帝内经》治疗的原则"不衰，急斩之"，施以截肢手术。

东汉时期的华佗发明了麻沸散，用麻沸散酒服全身麻醉后，可进行死骨剔除术、剖腹术、颅脑手术和肿瘤切除术。应用清除死骨的追蚀疗法治疗骨髓炎，实施骨的扩创术。《后汉书》有记载："若疾发结于内，针药所不能及者，乃令先以酒服麻沸散，既醉无所觉，因刳破腹背，抽割积聚；若在肠胃，则断截湔洗，除去疾秽；既而缝合，傅以神膏。四五日创愈，一月之间皆平复。"可见华佗当时已经能在全身麻醉下，进行各类手术。

晋朝葛洪《肘后救卒方》对受毒气感染的开放性创口，主张用酒、盐水、葱等来处理，提出了"诸疮（创）先以盐汤洗"的论述；记载了烧灼止血的方法："血出不止，便杀人，方可烧纺拎铁，以灼此脉令焦。"至今仍为术科止血的重要手段；还记载了肉瘤是恶性肿瘤，不能切割的认识。

南北朝龚庆宣《刘涓子鬼遗方》记载"痈大坚者，未有脓；半坚薄，半有脓；当上薄者都有脓，便可破之。所破之法，应在下逆上破之，令脓得易出……"这种合理地选择手术切口，低位切开引流法十分合理，至今仍在临床应用。

隋代巢元方《诸病源候论》指出："夫金疮，有久不瘥，脓汁不绝，肌肉不生者，其疮内有破骨、断筋，伏血、腐肉，缺刃、竹刺，久而不出，令疮不愈，喜出青汁。当破出之，疮则愈。"又"箭镞、金刃中骨，骨破碎者，须令箭镞出，仍应除碎骨尽，乃敷药。不尔，疮永不合。"明确了无活力异物、死骨和坏死的组织存在于体内手术的指征。提出清创法四要点：要早、要彻底、要正确地分层缝合、要正确包扎。"……缝亦有法，当次阴阳；上下逆顺，急缓相望；阳者附阴，阴者附阳；腠理皮脉，复令复常。"这是对创口的一种分层连续缝合法。还指出"凡始缝其疮，各有纵横，鸡舌隔角，横不相当，缝亦有法。"是说缝合需按解剖层次，且深浅适宜，免留空隙死腔，缝线结扎的松紧要适宜。巢元方的开放创伤清创缝合术、分层连续缝合术、骨折内固定法是合乎科学方法的。

唐代蔺道人《仙授理伤续断秘方》记载了若手法复位不成功的，可施切开复位缝合术。书中曰"拔伸不入……用快刀割些捺入骨……欲用针线缝合其皮"，此处理方法与今日西医骨科的治则极为吻合。对开放性骨折的手术，首先提出"煎水洗"以清洁伤口，并用适当的器械"刮骨去毒"，待伤口清洁干净用"绢片包之，不可见风着水"，做到尽量避免病邪附在伤口或从创口侵入。由此可见，现在的清创术，是在古代基础上发展而来的。

宋元时期解剖学有了显著进步，为骨伤科手术的发展奠定了基础。对伤口处理、清创取异物、切开排脓、止血等方法，及某些因损伤或骨疾病的治疗，已能在前人的基础上有所发展。宋代《圣济总录》对刀斧所伤、箭伤、疮疡等伤口处理有"先以盐水洗过"的记载。

元代在开放性伤口及创面清洁处理上继承了唐宋时期经验，危亦林《世医得效方》："刀斧棒杖伤：如伤大，先以冷盐水洗净，却用黄桑生浆涂四围，待水者(干)皮敛，即干敷；若小伤，只以冷盐水略洗便敷。"在止血方法上"治刀伤磕损，血不止，痛难禁，用葱白一大握，炒熟捣烂，乘热缚定，痛与血随止。"手术疗法到元代已具有相当规模，手术所用的器械已有刀、剪、钳、凿、缝合针和夹板等。危氏创制的麻药"草乌散"的药物组成、用法、用量和注意事项等论述颇详，堪称世界上现存最早的、完善的全身麻醉文献。张杲《医说》报道了切除死骨治疗开放性胫腓骨并骨髓炎成功的病案，并发现切除死骨后，骨能再生。《夷坚志》记邢氏行同体骨移植于下颌骨手术成功——为植骨术萌芽。

宋慈《洗冤集录》对骨、关节结构的数目切合实际的记录，确立了骨系统解剖形态学基础。对开放性骨折的治疗，主张扩创复位外固定。

元代《回回药方》，其伤折门吸收了传统中医特点并结合阿拉伯医学的解剖学，认识到动静脉的区别，有结扎血管法及止血带的运用描述，较隋唐的经验有质的飞跃。该书重视手术，详细描述了扩创术、死骨摘除术操作的具体步骤，比其前代各医籍的论述详细全面，特别是所载的开颅减压术，代表了当时最高成就。

明代陈实功《外科正宗》记载关节离断术："先用人参养荣汤，随用软绢条尺许缠裹黑色尽处好肉节上，以渐收紧扎之，庶不通行血络，次用利刀放准，依节切下，将手随浸甘草温汤中片时，其血不大多，其疼亦不大甚。"又"乘其未及延散时，用头发十余根缠患指本节尽处，绕扎十余转，渐渐紧之，毋得毒气攻延良肉。随用蟾酥饼，放原起粟米头上，加艾灸至肉枯疮死为度。次日本指尽黑，方用利刀寻至本节缝中，将患指徐顺取下。"在体内异物及坏死创面的处理上"已坏死者，不能复活，只救将赤未坏死者可也……但腐不痛者，逐一剪割。"实行彻底清理。明洪武年间的《金疮秘传》有应用"银丝缝合"伤口的记载。

明代杨清叟《仙传外科集验方》介绍了应用止血带于创口止血；较细致描写慢性骨髓

炎死骨形成的症状，提出开刀清除死骨法治骨疽，其在书中曰："骨而成痛，非药所治，故名附骨疽，又名白虎飞尸。留连周期，辗转数岁，冷毒朽骨，出尽自愈。其不愈者，至于终身有之，此皆失于初也……故脓白而清者，碎骨初脱，肉深难取；脓黄而浓者，碎骨将出，肉浅可取，宜以利刃取之。"对术中出血的止血方法："治金疮重者，筋断脉绝，血尽人亡，如要断血，须用绳及绢袋缚住人手臂"，是止血带在术中应用的萌芽。

明代申斗垣著《外科启玄》绘多种部位骨疽图谱，并主张去除死骨治骨疽，书中曰："内多有死肉停蚀好肉，苦痛难禁，若不早去，愈加腐烂。正谓之恶如狼虎，毒似蛇蝎。有伤性命，恐致不救，当视其缓急，死骨大小，或以针刀割去，缓以腐肉锭子或末药或膏药贴之……如不去净，亦不能愈。"

清代陈士铎《石室秘录》有主张用切开钳取死骨治疗骨疽；姚德豫《洗冤录解》有骨移植术运用的记载。

清代余听鸿《外证医案汇编》中记录了应用麻醉法、止血带行上肢截肢术，并有记录截肢术的医案。

骨科手术疗法，它在古代外伤科疾病的治疗中，确实起到一定的作用，其贡献和成就是肯定的，但发展缓慢，甚至有些方法未能传承。回顾中不难发现：在战国秦汉时期，由于简朴的解剖知识基本形成，在医学处于落后的情况下，创伤的首要任务是挽救生命。在理论与治疗观点上对开放性创伤的治疗为止血方法、切开排脓术、脱疽的截趾、刮骨疗毒等，此时期偏重于药物治疗为主。

在隋唐五代十国时期，对前代治疗开放性创伤经验进行了总结发扬，强调了创伤早期清除异物的重要性，强调了伤口的冲洗及缝合技术，具体提出了筋的缝合与血管的结扎，骨折缝合固定的外科技术，创立了治疗开放性骨折的先进技术。

在宋辽金元时期，巩固并发扬了前人对开放性创伤及危重症的救治，对骨疽肿瘤已有明确认识与进步。由于外科学发展受到保守疗法支配，前期的手术技术得不到发展，骨科仍以正骨手法为主流，开放伤口治疗以冲洗及药物疗法为主，对骨疽的死骨以药物追蚀为主。

在明清时期，战伤的救治与平时疗伤治疗已有明显的区别，骨科整复技术趋向内动力为主的非暴力和复位法，固定与器材亦有了革新。由于受到封建文化专制对科学文化的扼杀，对医学与骨科的发展造成了影响，解剖学裹足不前，骨科在手术疗法上亦停滞不前。原有的骨折切开复位术、银丝内固定术、植骨术、开放性骨折的扩创术以及骨痈疽的死骨摘除术虽有应用，但仍得不到发展，甚至失传。

民国至新中国成立期间，在20世纪初，西医外科技术开始传入中国。1930年牛惠生在上海徐家汇创立了中国第一所骨科医院。1937年中华医学会上海总会成立，骨科小组由牛惠生、胡兰生、叶衍庆三人组成。这标志着骨科已在我国成为独立的专科。

新中国成立后，中国骨科得到了新的发展。20世纪50年代，天津医院首创了病灶清除术结合抗菌药物治疗骨关节结核，并总结了一套完整的经验。1958年尚天裕教授主持建立了中医研究院骨伤科研究所，之后，天津市中西医结合治疗骨折研究所也宣告成立。在这一时期中华全国中西医结合骨伤科专业委员会成立。20世纪60年代，方先之教授总结了中西医治疗骨折的新方法，编著了《中西医结合治疗骨折》一书，奠定了中西医结合治疗骨折的临床基础，成为我国骨科发展史上的一座丰碑。20世纪70年代后，中西医结合治疗骨折迅速普及并不断提高，先后取得了中西医结合治疗开放性骨折感染、脊椎骨折、关节内骨折及陈旧性骨折的成功经验。20世纪70年代后，人工关节发展加速，我国相继自行研制成功人工股骨头，全能膝、肩、肘、指等关节假体。各种不同的矫形手术、脊柱手术及其他新术式不断涌现。

综上所述，中医骨伤科手术疗法源远流长，经验丰富，从实践到理论，有一个由浅入深，逐渐加深认识的发展过程，它与中医骨伤科一并发展成熟。几千年来，中医骨伤的手术疗法有许多十分实用的技术或方法都很具科学性，某些方法的原则至今仍为临床所用。但是由于中医骨伤的手术操作技艺多难以文字表述，很多靠口传心授，在漫长的封建社会多遭到统治阶级的歧视，加上学派间的门户之见，狭窄的眼界妨碍着中医骨伤科手术的发展，使许多当时十分先进的绝技失传，大量的技术和经验得不到好的发展，这是十分可惜的。今天国家非常重视中医的继承和发展，相信现代医学和电子信息迅速发展的时代，为中医骨伤学和手术学的发展提供了前所未有的条件。因此，热切希望同道共同携手，努力学习，认真发掘，为中医骨伤科事业的发展而努力奋斗。

学习小结

1. 学习内容

中医骨伤科手术发展简史表

- 马王堆《五十二病方》早期伤口处理
- 战国《黄帝内经》脱疽截肢法
- 东汉华佗发明麻沸散，进行各类手术
- 晋《肘后救卒方》完善伤口处理与止血
- 南北《刘涓子鬼遗方》脓肿切开低位引流法
- 隋《诸病源候论》系统提出清创法四要点
- 唐《仙授理伤续断秘方》切开复位缝合术
- 宋《世医得效方》完善麻醉，手术器械
- 宋《洗冤集录》确立骨系统解剖形态学
- 元《回回药方》扩创、死骨摘除、开颅术
- 明《外科正宗》关节离断术
- 明《仙传外科集验方》止血带应用萌芽
- 明《外科启玄》去除死骨治骨疽
- 清《洗冤录解》骨移植术
- 清《石室秘录》切开钳取死骨治骨疽
- 清《外证医案汇编》麻醉下止血带行截肢术

2. 学习方法　用历史唯物观看待中医骨伤科学在几千年以前就开始应用手术疗法治疗疾病，并且经过历代医学家的继承与发展，也曾取得过辉煌的成就，只是因为某些原因阻碍了它的进步，致使在西洋医学传入中国后，渐渐被西医手术所替代，造成现代中医临床手术发展缓慢的局面，在医学科学较为发达的今天，通过对历史的研习，认识到中医骨伤科学的继承与发展需要掌握手术疗法。

（黄　枫）

复习思考题

1. 试述各时期医学专著中所记录的骨伤科手术有哪些特点？
2. 通过本章的学习你认为在古代骨科手术治疗发展缓慢的原因是什么？

第一章　骨伤科手术的基本知识

学习目的

手术是骨伤科治疗骨伤疾病的重要手段，是骨科医师的基本功。通过本章对骨伤科手术基本知识的学习，掌握骨科手术的基本原则、无菌操作；基本技术、围术期处理、止血带应用等，为临床掌握骨科手术技术奠定理论和实践基础。

学习要点

骨伤科手术的基本原则，手术基本操作技术，无菌操作原则及步骤，术前准备与处理，止血带的应用。

第一节　骨伤科手术的基本原则

手术是骨伤科中重要的治疗方法，通过手术可使患者最大限度地恢复肢体形态与功能。对于手术治疗的选择，要从患者的全身性情况、局部伤病变化、预后、设备与技术条件等多方面考虑，要符合以下的基本原则。

1. 整体性原则　骨科疾病是运动系统中某一肢体的功能障碍，在治疗中要有一个整体的理念，即局部与全身的关系。要考虑年龄，性别，职业特点以及患者的具体情况制订全面的治疗计划、手术方案和手术时机；对病情较复杂患者可拟定几个不同方案进行统筹，优选出最佳手术方案，安排合理的实施及康复计划。其标准是，既能体现时代的高新技术，又必须简便，安全及满足治疗要求，既保证良好的治疗效果，又避免手术并发症。

2. 功能恢复原则　功能与形态在人体上应是辩证统一的，正常的解剖形态是保证肢体生理功能的基础，恢复正常的解剖形态、重建功能是手术治疗的目的。骨科疾病治疗首先要强调的是功能恢复的原则，不能为了恢复解剖关系以丧失功能为代价，解剖形态和功能恢复能一致最好，如不能则恢复功能第一，解剖重建次之。

3. 微创操作原则　骨科手术大部分是直视下手术，部分需要内镜技术，虽然骨科手术不像整形外科那样过分强调精雕细琢，但养成精细的微创操作原则是必要的。手术对软组织的剥离、夹持、牵拉、显露、止血、缝合等应尽量细致与轻柔，避免或减轻不必要的创伤，还要准确、敏捷、干净、利索，以争取最短时间完成高质量的手术，提高手术安全性。微创操作原则也是避免手术感染的重要因素之一。

4. 合理应用新技术　科技的发展日新月异，为医学提供了技术进步的基础，各种新设备，新材料，应用于临床，给骨科手术带来了革命性的变化，显著提高了医学诊疗水平。与此同时，医疗费用也随之上涨。新材料及新技术的过度使用和泛滥，也带来了不可忽视的社会问题及医学伦理问题。因此，在制订手术方案时，要权衡利弊，合理应用新技术。

第二节　围术期准备及处理

一、术前准备

手术前的准备工作是整个手术治疗中的重要组成部分，充分的术前准备，是使手术顺利进行又能达到治疗目的的根本保证。好的术前准备要做到以下几点：

1. 拟定手术方案　手术的方案是根据患者伤病的性质、部位及日后对功能的影响情况拟定的。术者必须掌握病史、临床体征及辅助检查的全部资料，凡是参加手术的人员，都要从病史、检查和实验室检查所获得的资料加以归纳、整理，认真讨论，细致分析，最后进一步明确诊断。随着针对伤病及功能恢复的估计，指出手术指征、是否存在禁忌证等，然后制订出可行的手术方案。

同一骨科手术常有几种手术方法，选择其中之一的方法时要结合患者的全身情况、局部病变情况和手术者的习惯。需要注意的是局部正常的解剖关系已被病理变化所扰乱，而书本上阐述的手术入路却是正常的解剖关系。

手术者要反复熟悉手术的全过程，掌握每个环节，做好多种准备以应急。考虑到术中可能发生的异常情况，制订出相应的防治措施，做到有备无患。

2. 备皮　手术前认真仔细地做好手术区皮肤的准备，避免切口感染，是保证手术效果的一项重要措施，必须认真实施。

(1) 时间与方法：急诊手术需要争分夺秒抢救生命和伤肢，在短时间内要完成必要的术前备皮；选择性手术，可以从容地进行术前备皮，在手术前一天，做清洁消毒，修剪指(趾)甲，然后沐浴，用肥皂和自来水洗擦全身。更换衣服和床单。下肢皮肤清洗后不再下地行走。足部手术者，用1∶1000苯扎溴铵溶液浸泡约半小时，并且在浸泡中，不断洗擦，至皮肤干净为准。如果患者患有手癣或足癣，须治愈后再行手术。

(2) 范围：皮肤的准备范围，根据手术部位而不同。对四肢的皮肤准备一般要超过手术部位的上、下各一个关节，为手术中需临时扩大手术范围做准备。具体准备范围如下(图1-1)。

1) 手部手术：上界超过肘关节，下界包括全手。

2) 前臂部手术：上界达上臂的中部，下界包括全手。

3) 肘部手术：上界平肩峰，下界达腕关节。

4) 肩、臂部手术：上界的前方平甲状软骨，后方平乳突部；下界平肋弓最低点，在臂部向下超过肘关节；前、后界均须超过躯干中线。

5) 足、踝部手术：上界超过膝关节，下界包括全足。

6) 小腿部手术：上界过膝关节，下界包括全足。

7) 膝部手术：上界至腹股沟，下界包括踝关节。

8) 大腿部手术：上界超过髋关节，下界达小腿中部。

9) 髋部手术：上界平肋弓，下界达膝关节，前、后均须超过躯干中线。

10) 颈椎手术：上界至头顶，下界平肩胛骨下角，两侧均须至腋中线。

11) 胸椎手术：根据部位的高低不同，上界平乳突，下界平髂脊，两侧均须至腋中线。

12) 腰椎手术：上界平腋窝，下界平骶尾部，两侧均须至腋中线。

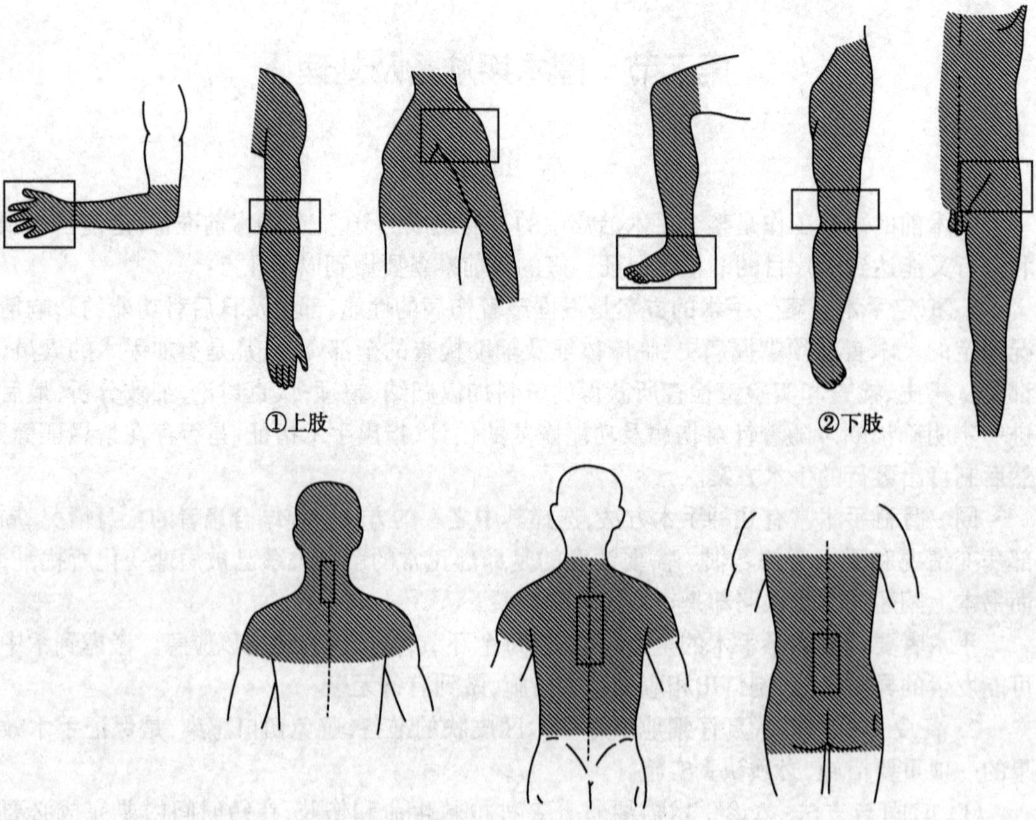

图 1-1 各部位消毒范围

(3) 备血:术前要纠正贫血。根据患者的全身情况,血红蛋白,手术的部位、大小,估计术中出血量的多少,做好配血、输血的准备。

(4) 术前治疗:如果患者肝功能较差或出凝血时间过长、高血压、糖尿病等其他慢性病者,应邀请相关科室会诊,经治疗后,相应的阳性体征得到改善,无手术禁忌证,才考虑手术。某些骨与关节畸形,陈旧性骨折、脱位等,为了缓解关节的挛缩,骨折短缩,不致造成手术时整复困难,术前进行骨牵引或皮牵引。手术前 30 分钟开始预防性应用抗生素。

(5) 挑选手术器械:手术方案确定后,要根据方案认真选用器械。骨科手术所用的器械较多,各种人工关节,固定材料其种类和规格也有不同,术者的使用习惯亦有所差异,手术中为了得心应手,利于操作,手术前 1~2 天,术者亲自选好器械,经灭菌后备用。

(6) 术前谈话:术前医生应把患者的病情、手术计划、手术中和手术后可能出现的情况,如术中麻醉意外,由于手术的刺激可能导致患者心跳停止,切口感染,肢体功能恢复不理想等情况,要向患者、患者亲属等人实事求是地讲清楚。谈话时要将手术后的近期及远期疗效讲清楚,切忌夸大手术疗效。要尽到告知义务,征得患者与家属的理解和同意。

(7) 麻醉的选择:包括麻醉方法和麻醉药的选择,其原则是在保证患者安全的前提下,做到止痛完善、操作简便、能适应手术的需要,并适当考虑患者要求。骨科手术常采用全身麻醉、椎管内麻醉、神经阻滞麻醉和局部麻醉。

不同部位手术的一般麻醉方法，头部多选用局部麻醉或气管内全身麻醉。颈部多选用局部麻醉或颈神经丛阻滞麻醉，胸壁选用局部麻醉、肋间神经阻滞、硬膜外阻滞或全身麻醉。上腹部手术以全身麻醉为好，也可选用硬膜外阻滞或全身麻醉加硬膜外阻滞；下腹部手术可以选用硬膜外阻滞、局部麻醉和蛛网膜下腔阻滞。骨盆、肛门会阴部常用蛛网膜下腔阻滞麻醉、低位硬膜外或骶管阻滞，上肢多选臂丛神经阻滞，两侧上肢手术，可选用全身麻醉或高位硬膜外阻滞。下肢多选用蛛网膜下腔阻滞或硬膜外阻滞麻醉。小儿患者手术时间较短者，用静脉基础麻醉加局部麻醉；时间较长者，多用吸入性全身麻醉或静脉复合麻醉。麻醉的好坏直接影响着手术的成败，在整个手术中起着重要作用。

二、术后处理

术后处理是确保手术效果不可缺少的重要环节，常因忽视术后处理而达不到预期效果。术后处理可分为全身处理和局部处理。

1. 全身处理　手术完毕，经管医生要协同麻醉师一起亲自护送患者返回病房。密切观察患者术后反应，包括创伤、失血后恢复情况、麻醉反应复苏情况、手术后并发症等。常规观察血压、脉搏、呼吸、体温、神志、疼痛、液体出入量、引流量；治疗方面包括输血、输液、止痛药及抗菌药物等。需重点注意的几点：

(1) 麻醉后反应：骨科手术成人上肢多采用臂丛神经阻滞；下肢多采用硬膜外麻醉，除儿童外很少在四肢手术时采用全身麻醉。脊柱手术或经胸手术的患者，在术后应重点护理，如鼓励患者深呼吸促使肺功能早日复原，避免发生并发症，协助翻身避免褥疮等，如有引流管应注意保持通畅并记录引流量。

(2) 及时补充营养：骨科手术后，患者一般很少干扰胃肠道，因此饮食、服药经口进入比较容易，摄取食物的营养情况也容易掌握。但因体弱或失血较多的患者仍需适当地补液或输血，最好避免长期静脉点滴注射，因限制患者全身或肢体的活动，可发生因制动而引起的并发症。

(3) 抗生素的应用：为了避免术后创口感染，一般在术后给患者使用抗生素。手术时间短、创伤小及无内置物的手术，术后可不用抗生素。如果手术暴露面较大、手术时间较长、创伤较重或手术通过有窦道等感染处时，需要选用有效的抗菌药物。要密切观察患者创口的变化、全身反应，血液检查如白细胞计数、白细胞分类等。

(4) 预防深静脉血栓：骨科手术后深静脉血栓发生率较高，严重者危及生命，要引起足够重视。可通过药物如低分子肝素、利伐沙班、中药等预防深静脉血栓形成。

2. 局部处理　患者由手术室返回病房前要将其病床整理好，如需牵引应将牵引支架、重锤、绳、钩等必需的器材准备齐全，针对手术部位应做好以下几点：

(1) 抬高患肢：有利于促使静脉回流，加速消肿，一般应将患肢抬高于心脏水平，肢体远端应是最高位。要观察患肢血液循环，当患者感觉疼痛难忍时，应考虑肢体血液循环障碍，要立即充分剪开包扎的敷料或石膏管型等一切外固定器材，仔细检查患肢。万不可只给镇痛药，认为术后疼痛是必然的事，而忽视肢体血运情况。

(2) 观察伤口：骨科手术后，由于骨表面破损由骨髓中不断渗血，并且凿除部位骨端有一空腔，渗出的血可潴留在空腔中，因此伤口内有淤血，这属于正常现象。同时密切观察患者脉搏、血压以及包扎的敷料或石膏表面渗血面积有无扩大。若是缓慢的扩大可进行加压包扎压迫止血。若仍继续扩大,患者的脉搏、血压不稳,应及时送回手术室进行手术探查。对截肢患者术后应在床旁准备止血带,以备大血管出血时紧急使用。

还要观察伤口有无感染,一般观察患者体温有无上升、白细胞计数和中性粒细胞百分比是否增高,更主要的是患者主诉手术部位疼痛而且很剧烈,并有跳痛感,显示有化脓性感染。局部观察伤口有否红、肿、压痛、缝线反应及波动感等。应及时采取换药、拆除缝线、打开伤口排出脓液及引流等措施。

(3) 预防褥疮:骨科手术后,有一部分患者需用石膏夹板、牵引等外固定方法辅助治疗,因而限制了患者的活动,长期压迫就可能发生褥疮。截瘫患者或体弱危重患者,只要超过 3 小时不改变体位或不翻身,在受压迫的骨突起部因循环受阻就可能发生褥疮,尤其是受压处皮肤潮湿、不干净更容易发生。预防褥疮的良策是勤翻身,将受压处的皮肤擦净,使之干燥,并轻轻按摩促使血液循环,并在受压部放置气垫使骨突起部不接触床面避免受压。

(4) 拆石膏及拆线:因手术方式不同,术后部分患者采用管形石膏固定肢体,虽然患者主动锻炼肌肉功能,但仍会有肌萎缩的征象。应根据病情及术前计划石膏固定的时间是否已经达到,再决定是否应该拆除或更换石膏。

拆线一般在术后 2 周。因骨科手术切口较长,伤口张力较大,过早拆线常因伤口愈合不牢,而使伤口崩裂,为了安全起见可间断拆线,分 2 次拆除。

(5) 功能锻炼:术后早期生命指征平稳,一般状态良好后即可开始功能锻炼。练习肌肉张力,减少肌肉与其他软组织的失用性萎缩、关节挛缩及粘连。助行器辅助行走功能训练以及 CPM 机训练等。后期辅以包括物理治疗、按摩推拿、针灸等,使肢体尽可能达到其应有的功能范围。

第三节　无 菌 操 作

针对微生物及感染途径所采取的一系列预防措施,包括灭菌、抗菌术、消毒法、操作规则及管理制度(患者皮肤、刷手、手术衣帽、手套、器械灭菌、隔离措施、废弃物处理),称为无菌术。

无菌术和防止污染是手术室工作中极为重要的环节,所有进入手术室的人员都必须自觉遵守无菌操作原则。因骨组织的血液供应较肌肉和其他软组织差,所以其抗感染的能力比软组织弱。且在一些骨感染病例中,虽炎症已静止,但因手术及其必然带来的刺激和创伤,炎症有可能复发。此外,骨科手术常需置入各种类型的金属及人体能耐受的"异物",且有时需做各种移植手术,如游离神经移植、肌腱移植、植骨等。故在骨科手术过程中要严格坚持无菌原则。

一、无菌操作原则

手术进行过程中,每个手术人员必须严肃认真地执行无菌操作,违者必须立刻纠正。

1. 手术人员的无菌原则　手术人员各就各位站定位置后,不能随意走动。传递器械或物品时不可在手术人员的背后进行;手术人员的手、臂,必须在手术区内操作,不能离开手术区,不能放置腰部以下或抬高超过肩部,亦不能触及手术台边缘;在手术过程中,如手术人员更换位置时，同侧与同侧更换时一人先退后一步，另一人原地不动，背对背转过身进行更换，以防止触及对方背部有菌区；手术参观人员必须与手术人员保持一定距离，不可靠近手术人员或站得过高，尽量减少在室内走动，以减少污染机会。

2. 操作过程的无菌原则　手术操作时要聚精会神，避免议论与手术无关的话题。不能朝向手术区咳嗽或打喷嚏。更不能让汗珠滴入手术区，如有出汗，应将头偏向一侧，由其他人员协助擦去，以免汗液坠落手术区内；手术操作要按步骤循序渐进，动作要轻柔，随时都要注意保护好暴露的肌肉、肌腱、神经、血管和骨骼等组织；手术过程中，手术人员助手应尽量不接触或少接触切口内的各组织和手术器械的前段部分。对各种内固定器材、人工关节或移植的骨、肌腱等组织，应垫以无菌纱布拿取或用器械夹持。

3. 污染物的处理原则　垂落在手术台边缘的器械或物品均视为被污染，要重新消毒。污染的物品或器械应立即弃换；手术台上的布单或器械盘上的盘套，如果被灭菌盐水或血液浸湿透，应另加铺无菌巾；手术过程如果发现手套破裂，应立即更换。

4. 皮肤切口无菌原则　在切开皮肤前，要贴切口保护膜；手术结束缝合切口前，手术切口内要用大量生理盐水冲洗，以清除游离的凝血块、肌肉、骨屑等。在冲洗时注意严防冲洗液从外反流或反弹回切口内造成污染；缝合切口前用酒精涂擦切口两侧的皮肤后再缝合，缝合后的切口用酒精再涂一遍，最后用无菌纱布覆盖包扎。

二、无菌操作步骤

从病室接运患者到手术室，直至手术结束，参加手术的医师、护士、巡回和参观人员，都要严格遵守无菌技术制度，重视每一个细节和步骤。

所有参加手术的医师、护士、手术室内工作人员和参观人员，都必须换穿手术室内专用的衣裤和拖鞋，并戴好手术室专用的帽子和口罩。无菌技术主要包括以下几方面：

(一) 手臂消毒法

在皮肤皱纹内和皮肤深层如毛囊、皮脂腺等都藏有细菌。手臂消毒法仅能清除皮肤表面的细菌，并不能完全消灭藏在皮肤深处的细菌。在手术过程中，这些细菌还会逐渐移到皮肤表面，故在手臂消毒后，要戴上无菌橡胶手套及穿无菌手术衣，以防止这些细菌污染手术伤口。

洗手前要修剪指甲，冲洗干净甲沟。洗手时要遵循手术室的洗手常规。一般有下列两个步骤：首先用软毛刷蘸肥皂水刷洗和流水冲洗；然后用灭菌液浸泡或涂抹消毒剂。

1. 肥皂水刷手法　参加手术者，先用肥皂做一般的洗手后，再用无菌毛刷蘸中性肥皂水，刷洗手和前臂。从手指尖刷至肘上 10cm 处，两臂同步交替进行刷洗。特别注意甲缘、甲沟、指蹼等处的刷洗。一次刷完后，手指朝上肘部朝下，用清水冲洗手臂上的肥皂水。反复刷洗三遍，共约 10 分钟。用无菌毛巾从手部至肘部擦干手臂，擦过肘部的毛巾不能再擦手部。将手和前臂浸泡在 70% 酒精内 5 分钟，浸泡范围至肘上 6cm 处。如用苯扎溴铵代替酒精时，则刷手时间可减少为 5 分钟。手臂刷洗后必须冲净肥皂水，再用无菌毛巾擦干后，方可浸入 1∶1000 苯扎溴铵溶液中消毒。因苯扎溴铵是一种阳离子除污剂，肥皂水是阴离子除污剂，带入肥皂水将明显影响苯扎溴铵的杀菌效力，故手臂上的肥皂水必须冲洗干净。用泡手桶内的小毛巾轻轻擦洗，浸泡 5 分钟后，待其自干。手臂消毒完毕后，手臂应保持拱手姿势，不应下垂，也不可再接触未经消毒的物品。

否则，即应重新洗手。

2. 灭菌王洗手法　灭菌王是不含碘的高效复合型消毒液。清水冲洗双手、前臂至肘上 10cm 后，用无菌刷蘸灭菌王溶液 3~5ml，刷洗手和前臂 3 分钟。流水冲净，用无菌小毛巾擦干，再取蘸有灭菌王溶液的无菌海绵块涂擦手和前臂 3 分钟。待皮肤晾干后穿手术衣和戴手套。

(二) 穿无菌手术衣和戴手套方法

目前骨科手术采用灭菌的干手套。应先穿手术衣，后戴手套。

1. 穿无菌手术衣　将手术衣轻轻抖开，提起衣领两角，注意勿将衣服外面对向自己或触碰到其他物品及地面。将两手插入衣袖内，两臂前伸，让别人协助穿上。最后双臂交叉提起腰带向后传递，再由他人在身后将腰带系紧(图 1-2)。

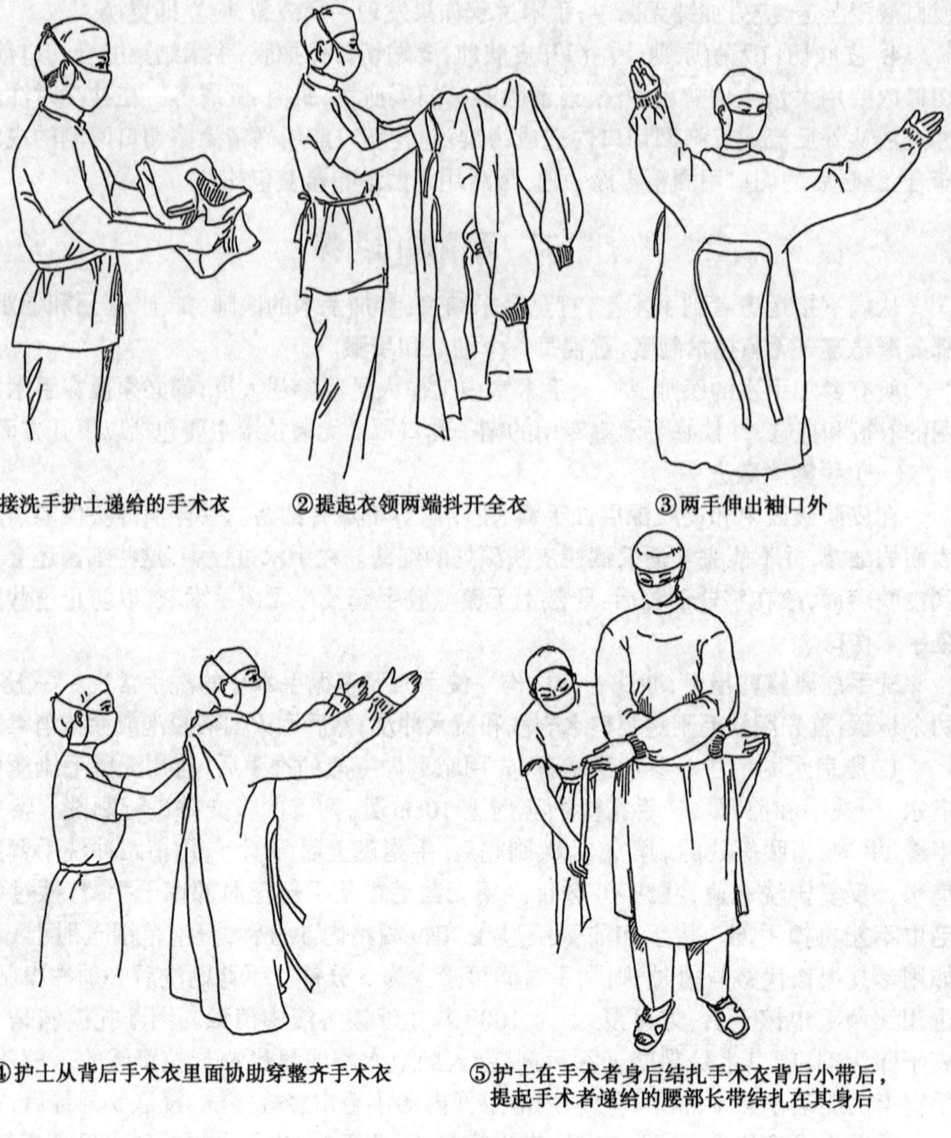

①双手接洗手护士递给的手术衣　②提起衣领两端抖开全衣　③两手伸出袖口外

④护士从背后手术衣里面协助穿整齐手术衣　⑤护士在手术者身后结扎手术衣背后小带后，提起手术者递给的腰部长带结扎在其身后

图 1-2　穿手术衣步骤

2. 戴无菌手套法　取手套时，没有戴无菌手套的手，只允许接触手套向外翻折部分，不应接触到手套外面。取出手套夹内无菌滑石粉包，轻轻地敷擦双手，使之干燥光滑。用左手自手套夹内捏住手套套口翻折部，将手套取出。先将右手插入右手手套内，注意勿触及手套外面；再将已戴好手套的右手指插入左手手套翻折部内面，帮助左手插入手套内。已戴手套的右手不可触碰左手皮肤。将手套翻折部翻回盖住手术衣袖。用无菌生理盐水冲净手套外面的滑石粉(图 1-3)。

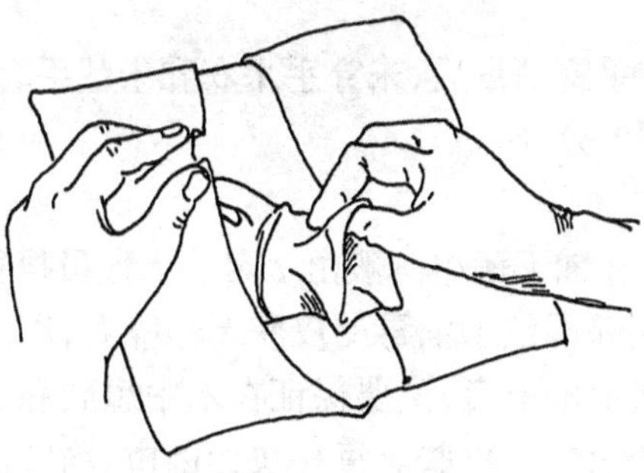

①打开手套包袋，提起左手手套

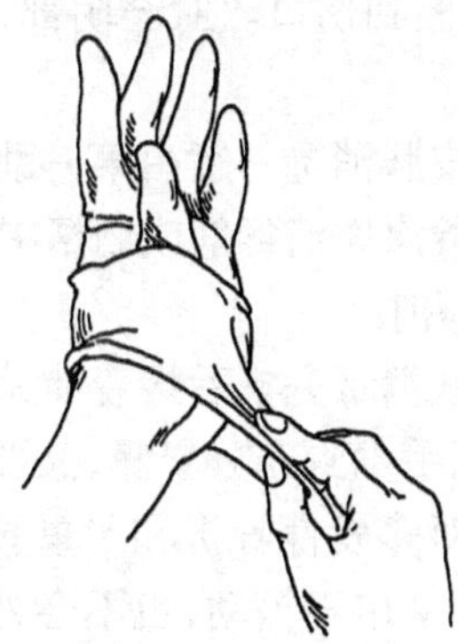

②戴上左手手套

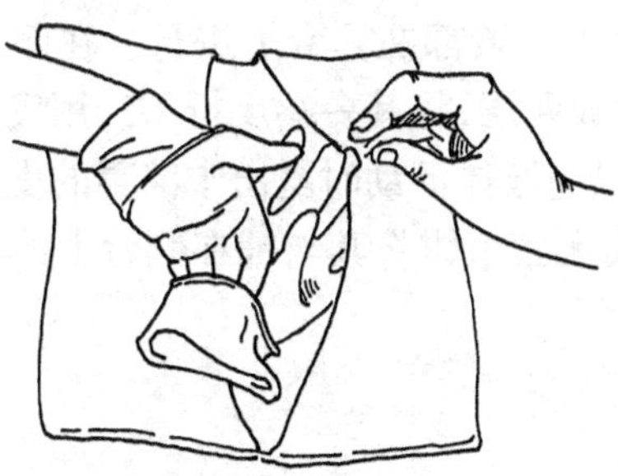

③用戴上手套的左手托起右手手套

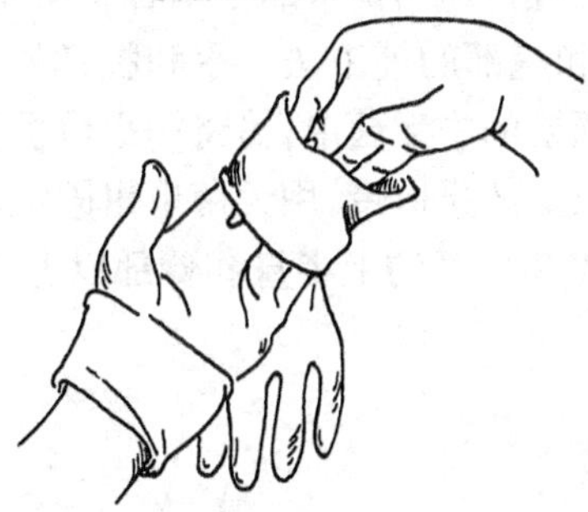

④戴上右手手套

图 1-3　戴手套

(三) 患者手术体位

应根据患者采用的麻醉，选择合适的体位，如果手术患者采用全身麻醉、神经阻滞麻醉或椎管内麻醉，则应先麻醉，后摆体位，随之上止血带、皮肤消毒和铺无菌巾。如果手术患者采用局部麻醉，则应先摆体位，随之皮肤消毒，铺无菌巾，然后进行局部麻醉。

骨科手术部位是四肢和脊柱，根据手术部位和要求，摆放患者的体位，不仅要方便手术操作、适应术中对抗牵引、利于骨折复位或矫正畸形，而且还要在必要时能将切口延长，同时还必须符合无菌原则，患者又能感到舒适不易疲劳。此外，还应注意保持呼吸道通畅，避免胸、腹部受压迫，保护骨突部位以免发生压疮。

(四) 皮肤消毒

皮肤消毒是避免切口感染，保证手术效果的一项重要措施，要严格认真地执行。消毒范围与术前的皮肤准备范围基本一致。消毒上肢时须由巡回护士抓住手指提起上肢，手术人员将手部、前臂、上臂及肩部的皮肤消毒后，由助手用无菌纱布垫托起前臂(即接过原巡回护士提起的手),进行手部消毒。消毒下肢时须由巡回护士托起足跟部,由手术人员将踝部、小腿、大腿及髋部的皮肤消毒后,由助手用无菌纱布垫托起小腿,再做足部的皮肤消毒。

具体步骤:先用3%碘酊消毒一遍,擦遍手术区;待碘酊干燥后用75%酒精脱碘两遍,擦净皮肤上的碘酊。涂擦碘酊和酒精时要顺着同一方向前进,避免来回乱擦。或从手术区中心部开始逐渐向外围顺序涂擦。对有感染切口的皮肤消毒,则应自清洁的周围开始逐渐涂擦到伤口。对会阴部、供皮区的皮肤消毒可用碘附或络合碘,不可用碘酒和酒精。

手术区的皮肤消毒一般由第一助手在手臂消毒后,未穿手术衣和未戴手套之前执行。完毕后应在手臂涂擦消毒剂或酒精中泡手1分钟。

(五) 铺无菌巾

手术区皮肤消毒完毕后接着铺无菌巾。铺无菌巾一般由2名手术人员执行。铺无菌巾时,既要保证手术野充分暴露,又要与相邻部位未消毒的皮肤严格隔离,以防手术野被污染。尤其是对多发性骨折和严重肢体畸形的患者,又要保证在术中患肢和关节被动活动时,铺好的无菌巾不松动,也不会外露未消毒的皮肤。每一块无菌巾,均应由参加手术的洗手护士逐一递给铺巾的手术者。按无菌要求进行铺巾。

1. 手和腕部的铺巾法 手和腕部的手术一般都在侧台上进行。在侧台上先铺一块对折叠成两层的中无菌巾,另将一小巾折叠成两层,将其一端反折1/3,用反折部分包缠住肘部及其以上的止血带,用无菌巾钳固定,以免肢体活动时露出未消毒的皮肤。最后用两块中单遮盖住患者的上半身和臂部以上,用无菌巾钳将其与铺在侧台上的小无菌巾固定(图1-4)。

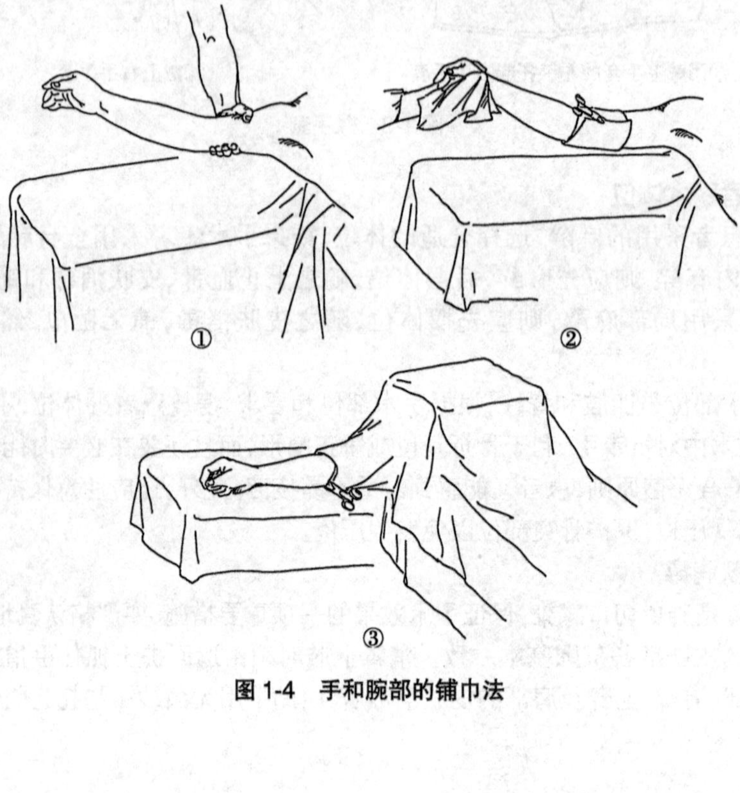

图1-4 手和腕部的铺巾法

2. 前臂和肘部的铺巾法　具体操作与手部腕部铺巾法相同。只是用一块两层小无菌巾包住手腕部或手腕和前臂，并用无菌绷带包扎，也可将其套上棉织套(图 1-5)。

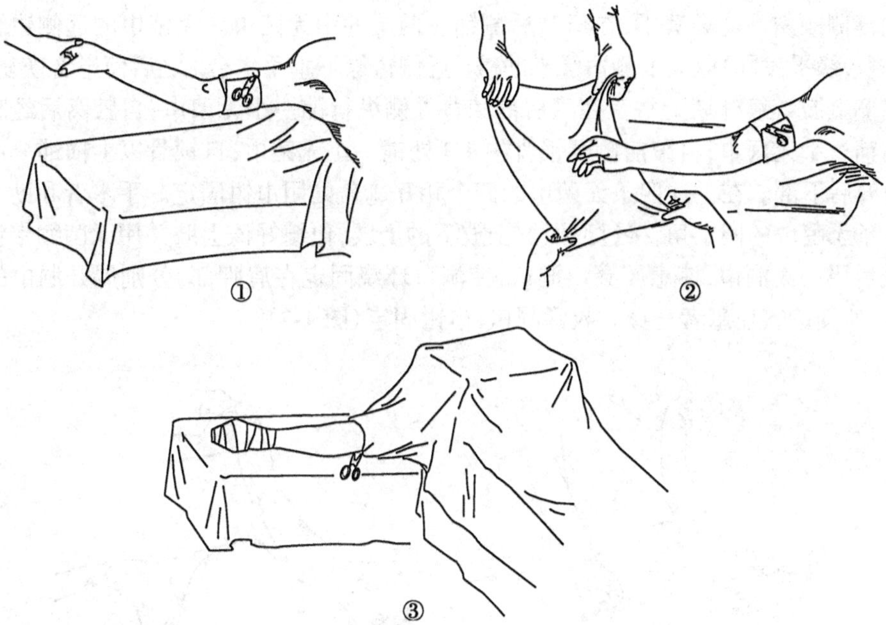

图 1-5　前臂和肘部的铺巾法

3. 臂部的铺巾法　患者仰卧于手术台，由巡回护士牵拉起患肢的手部，将患肢外展抬起离开手术台面。首先，用两块中无菌巾铺在侧台上，无菌巾铺到患侧肩后，其近侧边缘要超过腋后线，另用两块中无菌巾先后铺在患者的胸部和肩峰以上，无菌巾的一侧边缘要下垂手术台的边缘并用无菌巾钳固定。然后，手术者和助手用双层小无菌巾接过巡回护士牵着的患肢，将其手部、前臂部包缠起来，用无菌绷带包扎住。最后，用一无菌大洞巾，使手和前臂穿出洞口，在腋窝部按住洞口，打开大洞巾，一侧盖住侧台，一侧盖住头架、胸腹部及下肢，收紧洞口并用巾钳固定(图 1-6)。

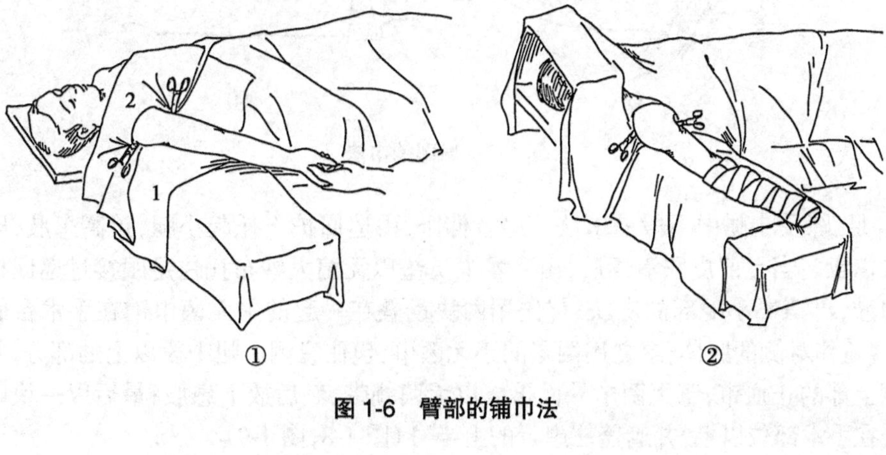

图 1-6　臂部的铺巾法

4. 肩部铺巾法　患者仰卧于手术台，头颈转向健侧。在患侧的肩下垫一砂袋，以便在延长切口和处理肩上、肩峰处病变时，不影响无菌操作。首先巡回护士站在患者健侧，一手提拉起患侧的上肢，另一手搬拉患侧的下胸壁后外侧，使肩部及躯干部离开手术台面并稍向健侧倾斜。此姿势下，在肩胛后侧铺一两层的中无菌巾。无菌巾的远侧边缘平脊柱，上侧边缘平发际耳垂，下侧边缘平肋弓。近侧边缘下垂手术台。之后使患者恢复仰卧。然后患侧上肢继续外展上举。在肩后部和背外侧纵行铺一小无菌巾；自腋窝后经腋窝顶至胸前铺一小无菌巾；自腋前侧至锁骨中 1/3 处铺一小无菌巾；自锁骨以上横铺一小无菌巾至肩峰后下部。在上述四条无菌巾的四个相互遮盖处用巾钳固定。手术者和助手同时提起一条无菌巾的四个角，接过巡回护士放下的上肢，包缠好该上肢并用无菌绷带包扎固定。最后用一大洞巾，使患肢穿出洞口，使洞口环绕固定在肩胛部，分别展开洞巾的上部和下部，使其遮盖住患者全身。收紧洞口，巾钳固定（图 1-7）。

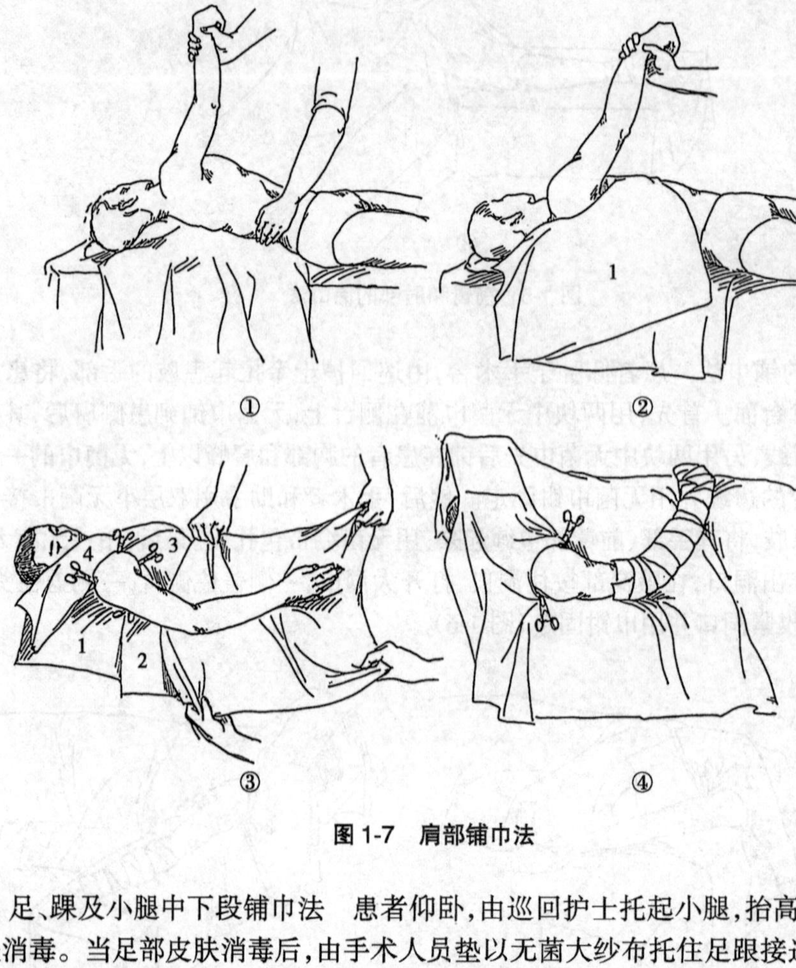

图 1-7　肩部铺巾法

5. 足、踝及小腿中下段铺巾法　患者仰卧，由巡回护士托起小腿，抬高患肢，以便进行皮肤消毒。当足部皮肤消毒后，由手术人员垫以无菌大纱布托住足跟接过巡回护士放下的患肢，再消毒小腿部的皮肤；首先用两块重叠在一起的中无菌巾铺在手术台的下半部，并遮盖住对侧的肢体；继之用两层的小无菌巾，包住患侧小腿中段以上的部分，并向上包住膝上部的止血带，于无菌巾外面再缠以无菌绷带，然后放下患肢；最后以一块中无菌巾铺盖在手术部位以上，并遮盖住患者的上半身（图 1-8，图 1-9）。

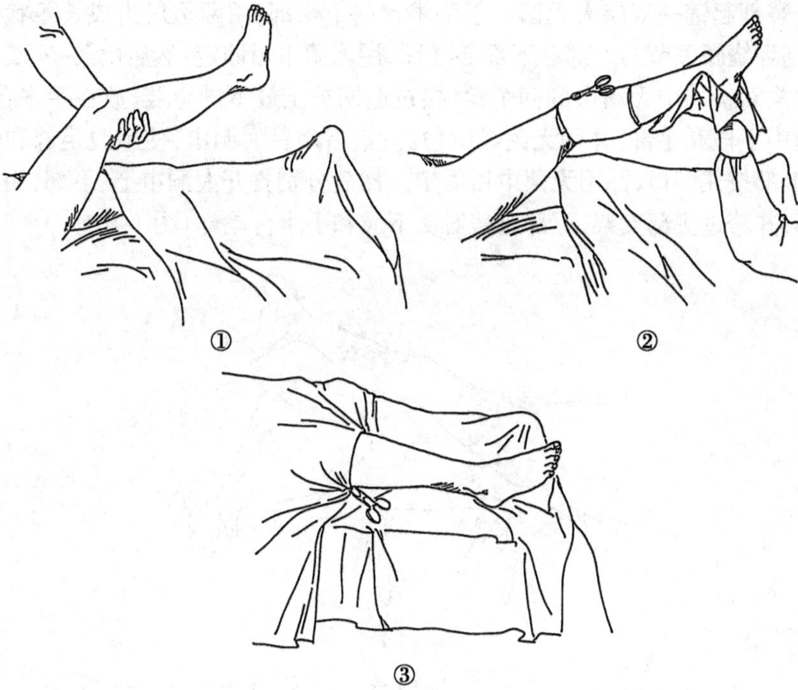

图 1-8　足踝部铺巾

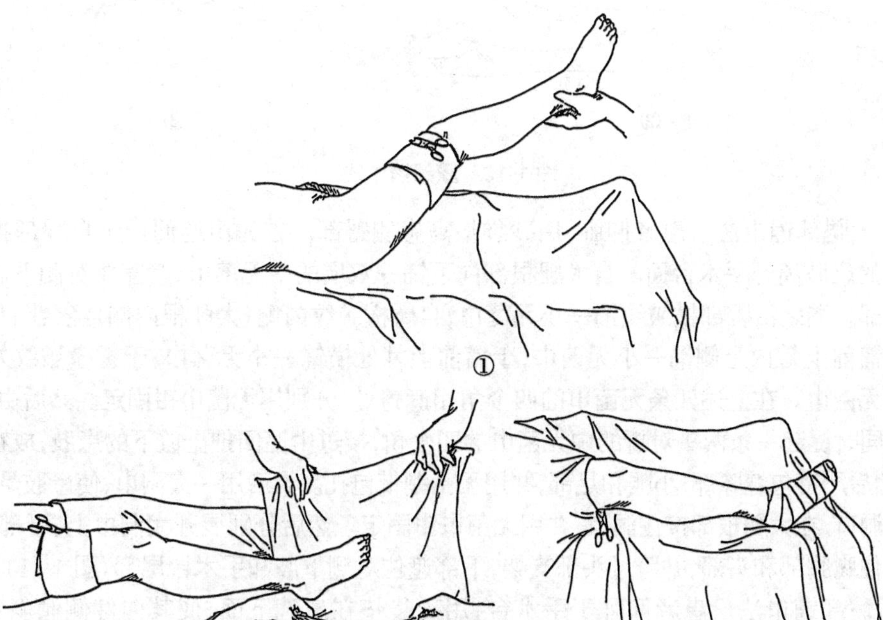

图 1-9　小腿部铺巾

6. 膝部铺巾法　患者仰卧位，由巡回护士自足跟部抬起患肢离开手术台面，消毒下肢。首先自臀部起铺一双层大无菌巾于手术台的下半部；用两边对折成长条状的小无菌巾两条，分别环绕膝关节的上部和下部 2~3 周，用无菌巾钳固定；然后由第一、二助手同时提起一条两头对折的中无菌巾的四个角，接过巡回护士放下的患肢，放在手术台面，严密包缠住小腿中下段和足部，并用无菌绷带包扎；最后用一大洞巾，使患肢足部和膝部穿出洞口，在膝上部按住洞口，并用无菌巾钳固定。然后分别打开大洞巾上、下部，用上部遮盖腹、胸、头部，并跨过头部支架，下部遮盖对侧下肢和手术台尾部（图 1-10）。

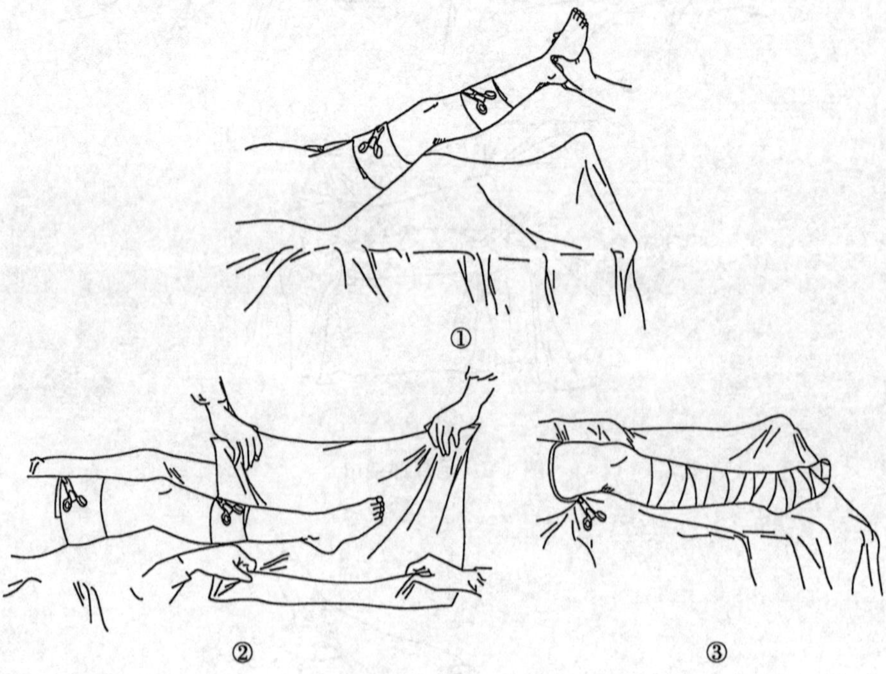

图 1-10　膝部铺巾法

7. 大腿部铺巾法　患者仰卧，用砂袋垫高患侧臀部。首先由巡回护士自踝部抬起伸直外展的患肢离开手术台面。自大腿根部向下铺一双层的中无菌巾，遮盖住对侧下肢和手术台尾部。继之沿臀部横皱纹铺一小无菌巾；自臀横皱纹内侧（大腿根内侧）经会阴和腹股沟部至髂前上棘内上侧铺一小无菌巾；于髂前上棘处横铺一小无菌巾；于臀横皱纹外侧纵铺一小无菌巾。在上述四条无菌巾的四个角相遮盖处，分别用无菌巾钳固定。然后由第一、二助手同时提起一条两头对折的中无菌巾的四个角，接过由巡回护士放下的患肢，放在手术台上，然后严密包缠膝部、小腿和足部，并用无菌绷带包扎。最后用一大洞巾，使患肢足部、膝部穿出洞口，在大腿根部按住洞口，并用无菌巾钳固定。然后分别展开大洞巾上、下部，用上部遮盖住腹胸部和头部，并跨过头部支架，下部遮住对侧下肢和手术台尾部（图 1-11）。

8. 髋部铺巾法　患者仰卧于手术台，用砂袋垫在患髋下面，使其向健侧倾斜约 30°角，便于手术操作。巡回护士站在患者的健侧，用手托住患肢踝部，抬高患肢，同时用力牵拉，使患侧臀部离开手术台面。然后进行皮肤消毒。首先用两块重叠在一起的中无菌巾铺在臀后侧，无菌巾的远侧缘平脊柱，上侧缘达肋弓，下侧缘至大腿中部，近侧缘下垂手术台。另用两块中无菌巾铺在手术台下半部并盖住健侧下肢。无菌巾上侧缘达臀下皱襞处，

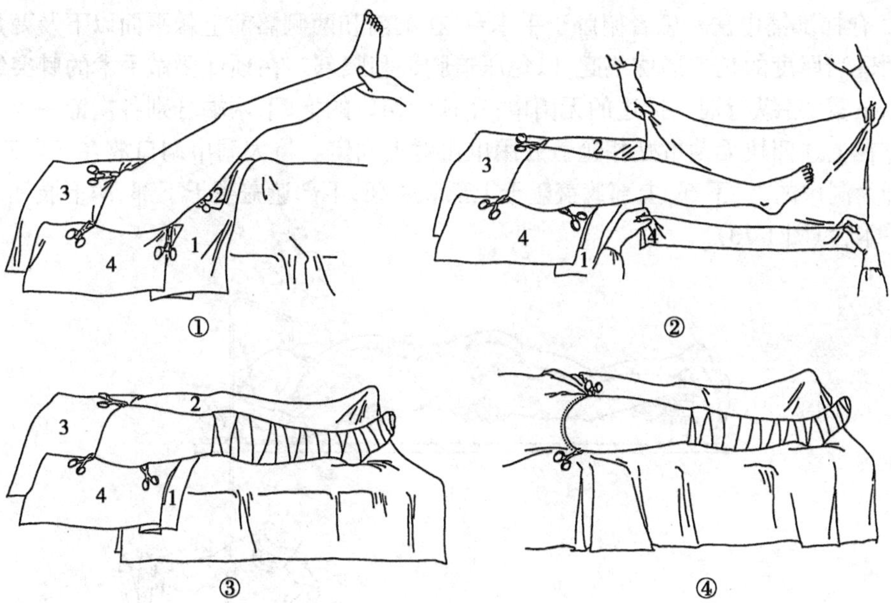

图 1-11　大腿部铺巾法

下侧缘须超过手术台尾部。继之用一小无菌巾折叠成双层，使其呈长条状兜在会阴部，无菌巾的两端在患侧髂脊上方相遇，用无菌巾钳钳夹固定。然后第一、二助手同时提起一条两头对折的中无菌巾，接过巡回护士放下的下肢放在手术台上，自大腿中、上 1/3 交界处向下包住整个下肢，并用无菌绷带严密包缠，最后用大洞巾，使足部、膝部穿出洞口，将洞口拉到臀部，在髂脊以上用手按着大洞巾的洞口上部，展开大洞巾的上、下部，上部遮盖腹、胸部和头架，下部遮盖健侧下肢和手术台下半部。收紧洞口，用无菌巾钳固定(图 1-12)。

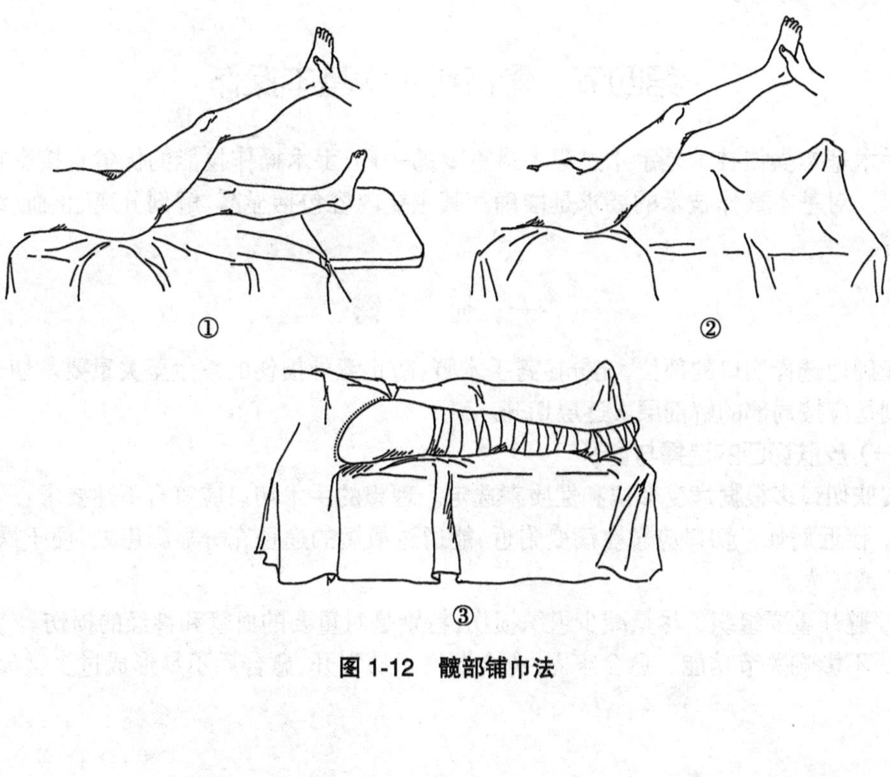

图 1-12　髋部铺巾法

9. 脊柱部铺巾法　患者俯卧于手术台，在胸前和两侧髂前上棘平面以下及两足跟前侧均用适当厚度的长方形枕垫起，以免压迫胸部和腹部。在预计要做手术的棘突纵线两侧 5~6cm 处，各纵行铺一折边的无菌巾；在预计切口的上、下两端分别各横铺一折边的无菌巾。在上述四块无菌巾互相遮盖处用巾钳对夹固定。将大洞巾洞口放在切口部位，然后展开大洞巾的上、下部，上部遮盖躯干上部和头架，下部遮盖躯干下部、两下肢和足部至下垂手术台（图 1-13）。

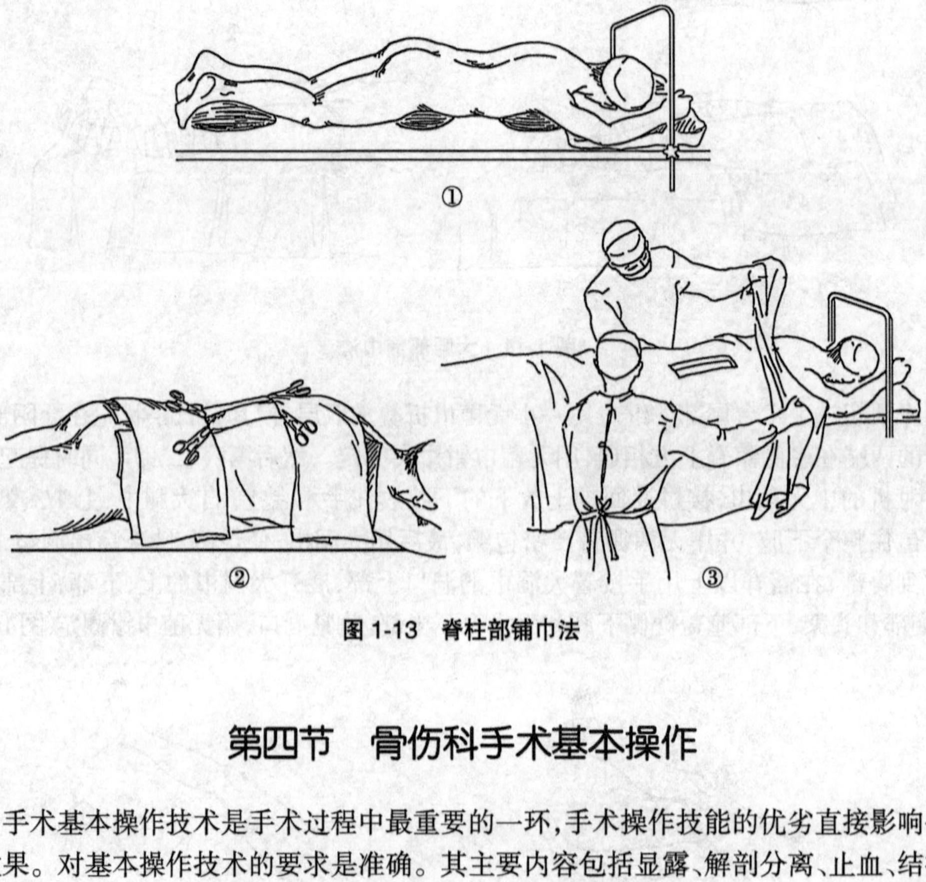

图 1-13　脊柱部铺巾法

第四节　骨伤科手术基本操作

手术基本操作技术是手术过程中最重要的一环，手术操作技能的优劣直接影响手术的效果。对基本操作技术的要求是准确。其主要内容包括显露、解剖分离、止血、结扎与缝合等。

一、显　露

正确地选择切口的部位，充分显露手术野，防止意外损伤的发生至关重要。切开的基本原则是应按局部的解剖层次逐层切开。

（一）皮肤切口的选择与切开

皮肤切口多根据病变部位和性质来选定。理想的手术切口应符合下述要求：

1. 接近病灶　切口应做在病变附近，能通过最短的途径充分显露患处，便于操作，容易延长或扩大。

2. 避开重要组织　尽量减少组织损伤，特别是对重要的血管和神经的损伤。

3. 不影响关节功能　愈合牢固，愈合期内不易裂开，愈合后不易形成过多瘢痕，影响该部位的功能。

4. 易于显露　切开皮肤和皮下组织时，应先用左手将局部皮肤固定，使其紧张。右手持手术刀，刀片要与皮肤表面垂直，刀柄与皮肤表面所成的角度大约45°，用力均匀、适当，一次切开皮肤及皮下脂肪（图1-14）。避免多次切割，以免切口边缘参差不齐，并应防止刺入过深，损伤深部组织。对皮下脂肪层较厚的患者，切开时注意避免将皮下脂肪向一侧牵拉，以免切口线偏斜，对深部组织应逐层切开，显露。

（二）筋膜和腱膜的切开

皮下组织下面筋膜和腱膜，可以用刀切开。也可以先用刀切一小口，然后用组织剪插入筋膜下面，使其与深层组织分离后再行剪开（图1-15）。

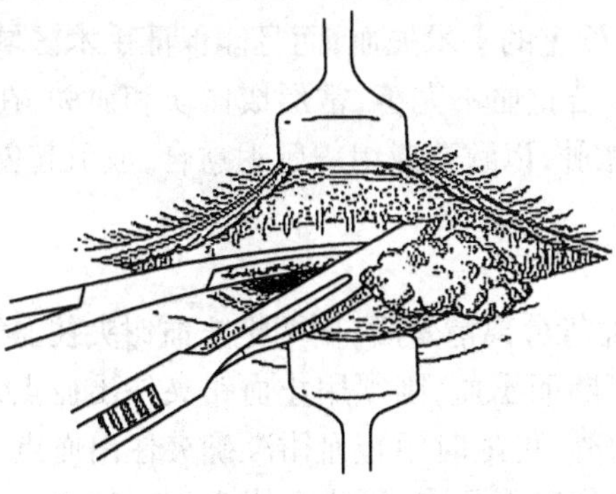

图1-14　切开皮肤及皮下脂肪

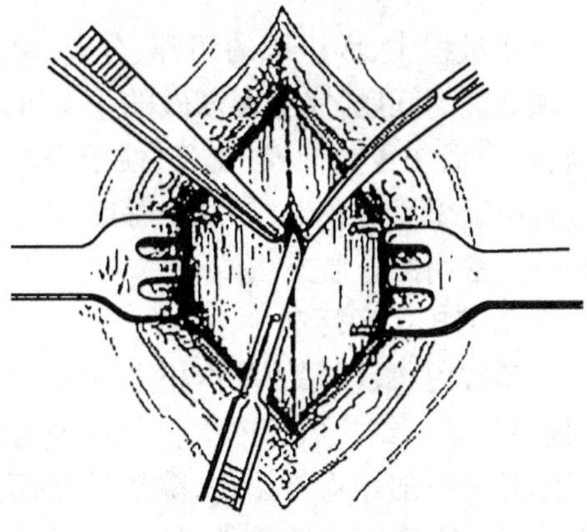

图1-15　筋膜和腱膜的切开

（三）肌肉的切开

肌肉的切开若是顺肌纤维方向，可先用刀柄或止血钳分开其中一处，用牵开器或拉钩向两侧分开。如果肌纤维交错，牵开困难，则需用刀或剪刀离断。

二、解剖分离

组织间的分离是显露深部组织、切除病变的重要步骤；术者应熟悉局部解剖，掌握血管、神经以及重要器官的部位，弄清左、右、前、后及周围关系。分离范围可按手术的需要，避免做过多的和不必要的分离，一般应按正常组织间隙剥离，这样不但操作容易，而且损伤出血较少。解剖分离操作方法可分为：

（一）锐性分离

主要是指用手术刀或手术剪刀做细致的切、剪。锐性分离时组织损伤程度小，但必须在直视下进行，动作要求准确精细。如用刀分离时，先将两侧组织拉开使其紧张，继之以刀刃沿组织间隙做垂直的、短距离的切割；如用剪刀分离时，先将剪尖伸入组织间隙，继之张开剪柄，然后将其剪开（图1-16）。

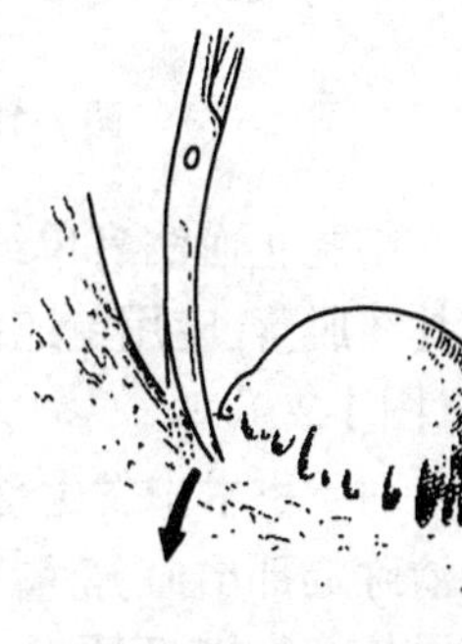

图1-16　锐性分离

（二）钝性分离

主要用手指、刀柄、止血钳、剥离子、骨膜剥离器等进行分离,方法是将这些钝性手术器械或手指插入组织间隙内,用适当的力量推开周围的组织(图 1-17)。钝性分离常用于正常肌肉、筋膜间隙、疏松结缔组织间与病灶的剥离。

在任何一种手术中,上述两种分离方法,常根据局部情况,交替运用。显露手术野是进行手术操作的必要条件,特别是对于深部手术操作尤为重要。

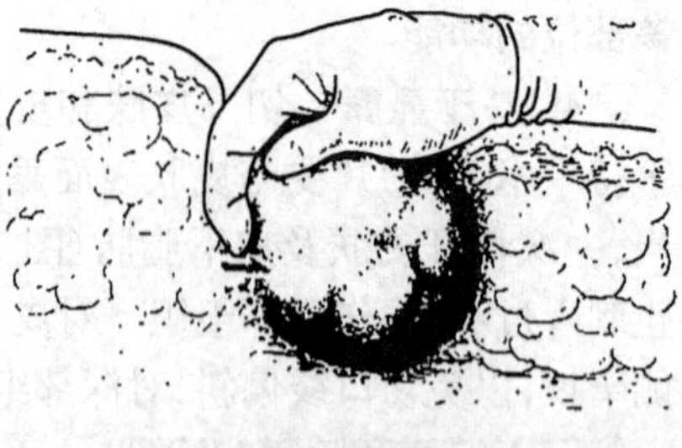

图 1-17 钝性分离

三、止 血

手术过程中,因组织的切开、分离、牵拉,均可导致不同程度的出血,止血是必然遇到和必须处理的问题,完善而彻底的止血可以防止严重的手术失血,而且能保证手术区域的清晰,避免损伤重要神经、血管,便于手术进行。若止血不完善,常形成血块和血肿,在愈合过程中组织反应较大,易发生感染,甚至形成脓肿,以致造成组织延迟愈合,或引起创口的裂开。常用的止血方法如下:

(一) 结扎止血方法

是最常用、最可靠的基本止血方法。对较大血管分离清楚后,用两把止血钳夹住血管,钳间切断,然后结扎血管断端。如果血管已被切断而出血,则须用止血钳夹住出血点,再予以结扎。一般小血管出血,除用纱布压迫止血外,可随时用止血钳准确夹住出血点(小血管断端),然后用细丝线予以结扎,操作时应注意以下几点:用止血钳尖端夹住出血点,尽量不钳夹周围组织(图 1-18)。助手持止血钳,先抬高钳柄,让术者绕过结扎线,然后抬高钳尖,以便术者结扎(图 1-19)。术者打好第一个结后撤去止血钳,继续紧线后再打第二个结,即可完成一个方结。

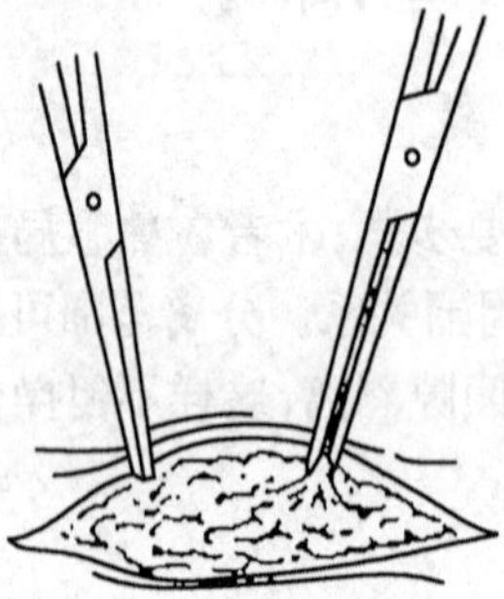

图 1-18 钳夹出血点

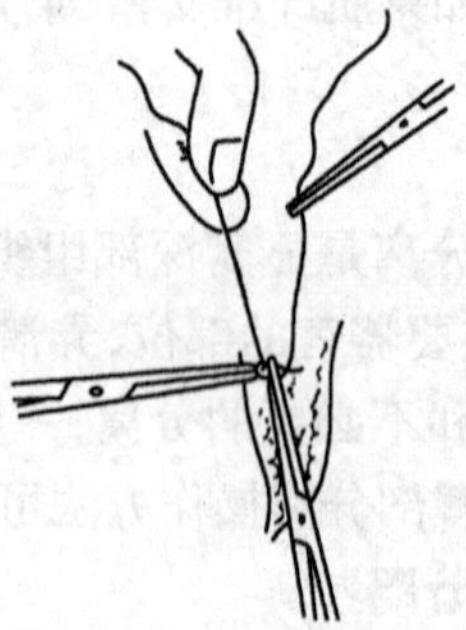

图 1-19 结扎出血点

结扎止血法有单纯结扎和缝合结扎两种方法,一般多采用单纯结扎法。有时为防止结扎线脱落、应用单纯结扎法有困难时或用于较大血管及重要部位止血,可采用缝合结扎法(图 1-20)。

对于手术中发生意外的大出血,其止血方法是先用纱布或手指暂时制止出血,用吸引器清除局部出血,待看清出血部位和性质后,再酌情选用单纯结扎法或缝合结扎法止血。切忌惊慌失措,盲目钳夹,以防止引起新的损伤,招致更多出血。有时还可用直接修补血

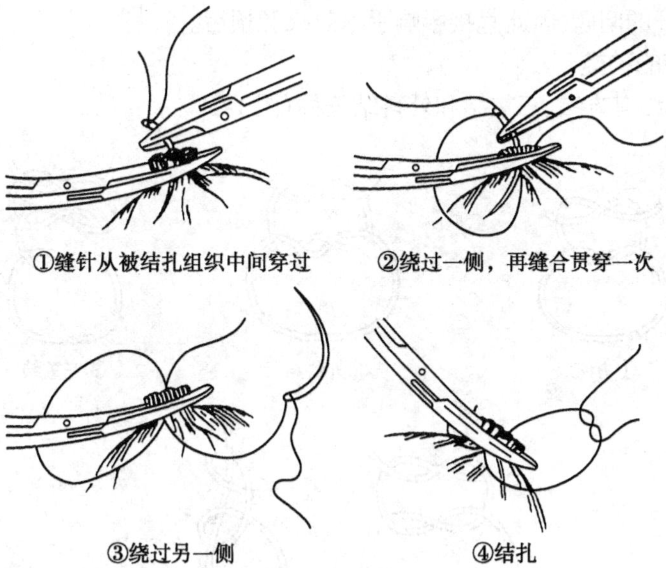

图 1-20　缝合结扎法

管壁的方法进行止血。总之,结扎止血的关键在于结扎的牢靠,结扎线结不松脱。

(二) 填塞压迫止血法

是手术中较常用的方法。止血原理是通过压力使血管破口缩小或闭合,使血小板、纤维蛋白、红细胞随之形成血栓,达到止血目的。此法适用于毛细血管出血,即渗血。较大血管的出血也可用此法暂时性止血,然后再结扎止血。对渗血,用纱布或纱布垫压迫几分钟后,即可达到止血的目的。

(三) 电凝止血法

用特殊设备通过高频电流,使组织接触点发热,血液凝固,达到止血的目的。常用于浅部较广泛的小出血点和不易结扎的出血点。如脊柱、关节的手术等。优点是止血迅速,节省时间,不留结扎线结于组织内。缺点是止血效果不完全可靠,凝固的组织易于脱落而再次出血,对较大血管的出血不能制止住,对有凝血功能障碍的患者止血效果更差。伤口有污染时,使用电凝止血易引起感染。

(四) 止血带止血法

可暂时阻断血流,创造出"无血"的手术野,可减少术中失血,有利于术中精细的操作。一般用于肢体手术,但须指出严格掌握阻断时间,以免引起组织缺氧坏死。

(五) 局部药物止血

一般方法难以止血的创面,骨质等伤口的渗血,可用局部止血剂。常用的有吸收性明胶海绵、止血粉、生物蛋白胶等,骨质渗血可用骨蜡,其作用原理是促进血液凝固和提供凝血块的支架。

四、结　扎

打结是手术最基本操作技术之一,主要用于血管结扎和创伤缝合时结扎。打结的速度影响手术时间的长短,打结方法的正确与否,可影响线结的牢固性,关系着术后是否发生出血、伤口裂开的问题，因此直接影响手术效果和预后。

（一）手术结的种类

常用的手术结有方结、三重结和外科结三种（图 1-21）。

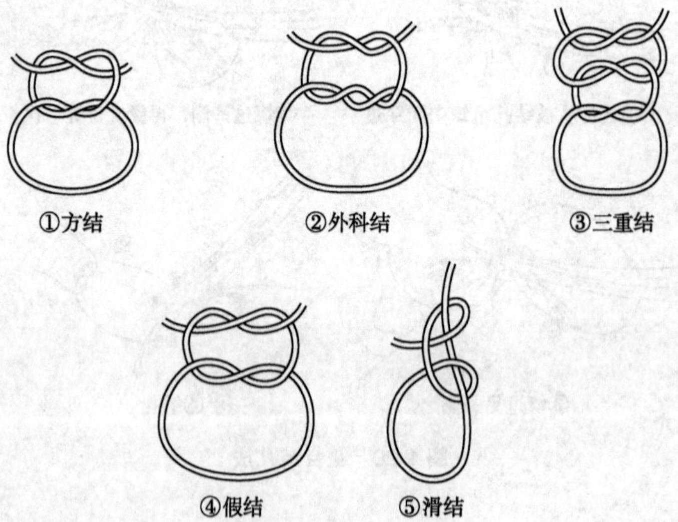

图 1-21 手术结的种类

1. 方结 又称平结，是由翻手、勾手法及拉线两个方向相反的单结所组成，是最常用的手术结。用于结扎小血管和各种组织缝合的打结法。

2. 三重结 是在方结的基础上，再加上一个结，共三个单结，第三个结和第一个结的拉线方向、打结方法相同。三重结最为牢固可靠，用于张力大的组织缝合打结，大血管的结扎或肠线、尼龙线的打结法。

3. 外科结 第一个单结的线，围绕两次做结，使摩擦面加大，因此打第二个单结时第一个结不易松脱，比较牢固可靠，可用于结扎大血管，缝合深筋膜等张力较大的组织。

（二）不宜在手术中使用的结

1. 假结 又称十字结，是由两个拉线方向相同的单结组成，结扎后易松散、滑脱。

2. 滑结 两个单结的形式与方结相同，但在打结过程中，由于牵拉线头和线尾的力量、方向不均所致，此结打后易滑脱。特殊情况下，可以先打一个滑结，再打一个单结。

（三）打结的方法

1. 单手打结法 此种打结法常用拇指、食指及中指进行操作。打结操作过程中要注意：用左手或右手打结时，打结的手所持线段长短要适当，使打结动作便利，敏捷；凡持线、挑线、勾线等动作必须运用手指末节近指尖处，做到迅速、灵活、有效；打结时拉线要注意线与成结的方向应一致，双手用力要适当、均匀、收紧线时要求三点（即两手用力点与结扎点）在同一水平线上，两手拉线方向相反，力量相等，不能成角向上提拉，以免结扎点撕脱或未收紧而形成滑结。

2. 双手打结法 又称张力结或紧张结。此打结法较单手打结法稍有难度，要求在打结过程中，两线段一直保持适当的拉力，不至于在打第二个单结时，第一个单结松动。此法为最可靠的打结法。常用于手术野深部组织的结扎和缝扎以及闭合有张力组织时缝合打结法。

3. 持针器打结法　常用于狭小手术野的中、小血管结扎，也可用于皮肤缝合。如手术线头过短时，用手打结有困难时或在深部组织不便用手打结时，均可用此方法打结。此法缺点是组织有张力时，结扎线易松动，打出的手术结不牢固，不如单手打结敏捷牢固。

五、缝合与断线

缝合是将已切开或外伤裂开的组织器官进行对合或重建，以提供良好的愈合条件。缝合技术是骨伤科手术操作基本技术之一。在愈合能力正常情况下，愈合是否正常取决于缝合方法是否适当，组织缝合的原则是自深而浅，按层次进行严密而正确的对合，以求达到一期愈合，浅而短的切口可按一层缝合，但缝合时必须也对合各层组织。

(一) 组织缝合的要求

1. 缝线选用　要根据手术部位、结扎组织的不同而选择不同粗细缝线，种类要适合。无论是可吸收或不可吸收的缝线，均为异物，因而手术时要尽可能减少缝线用量。

2. 垂直进针　缝合皮肤时，正确的方法是由创口的一侧垂直刺入，等距离的从另一侧垂直穿出，缝合以不割裂缝合部位的组织和不使结扎部位的组织发生缺血性坏死为原则，皮肤应用丝线间断缝合(图 1-22)。

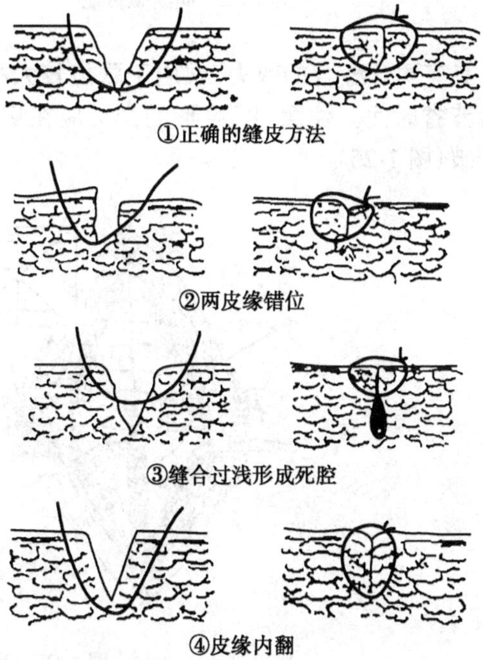

图 1-22　正确缝合皮肤法

3. 双侧对称　要注意针距、边距，缝合切口两侧的组织时，缝合线所包括的组织应是等量、对称、对合整齐，一般缝合边距是 0.5~0.6cm，针距是 1~1.2cm。结扎时将创缘对拢为度。

4. 消灭死腔　组织缝合后不能留有死腔，如仅缝合表层皮肤，深层组织留有空隙，该空隙称为死腔，会造成积血或积液，不但延迟愈合过程，还可导致感染。

(二) 组织缝合的方法

根据缝合后切口边缘的形态分为单纯缝合、内翻缝合和外翻缝合三种。

1. 单纯缝合法　缝合后切口边缘对合，常用的有以下几种：

(1) 间断缝合法：又称结节缝合法，每缝一针打一个线结，各线结之间互不相连，常用于皮肤、皮下组织、筋膜等组织的缝合(图 1-23)。

(2) 连续缝合法：先缝一针，打结后缝线不剪断，继续进行缝合直至切口的另一端再打结，打结前须将线尾反折部分留在切口一侧，用其与双缝线打结(图 1-24)。常用于硬脊膜、腹膜、胸膜等缝合。

(3) "8"字缝合法：缝针斜着交叉缝合，呈"8"字形，有内"8"字形和外"8"字形两种。

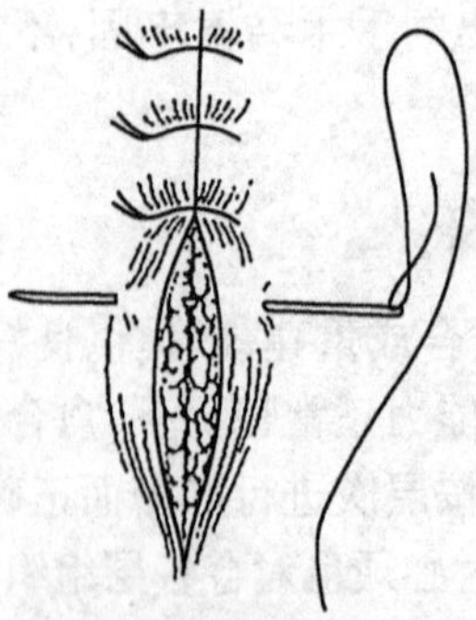

图 1-23　间断缝合法

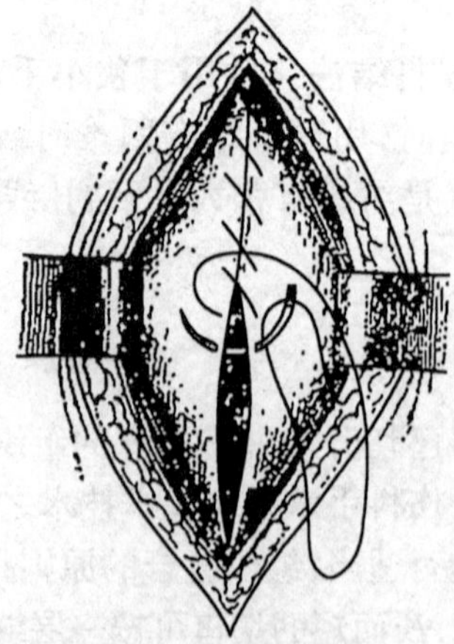

图 1-24　连续缝合法

具有两针缝合的效力，常用于张力较大的组织缝合（如肌腱、韧带）。结扎较牢固，而且节省时间。注意“8”字形的交叉应在切口深部，如果在浅面，拉紧线结扎时，切口易折皱（图 1-25）。

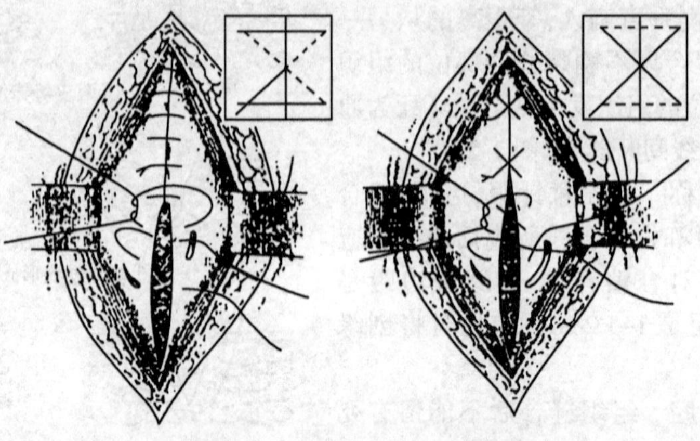

图 1-25　内、外“8”字缝合法

(4) 毯边缝合法：又称锁边缝合法。常用于游离皮片移植及硬脊膜的缝合等（图 1-26）。

(5) 减张缝合法：两创缘相距较远，张力较大，为了防止术后切口裂开，缝线一般采用 10 号线或钢丝。在远离切口缘处进针，缝线穿出皮肤后，套上一段细橡皮管，以防缝线切割组织，然后收紧缝线。此缝合法缓解了切口张力，有利于切口愈合（图 1-27）。

2. 外翻缝合法　缝合结果形成切口外翻，内面光滑。常用于血管吻合、腹膜缝合、减张缝合等。有时亦用于缝合松弛的皮肤，防止皮缘内翻影响愈合。外翻缝合的基本缝法是褥式缝合，包括下列几种：

(1) 间断垂直褥式外翻缝合法：常用于松弛皮肤的缝合，以保证边缘对合良好，皮肤不至于内翻或重叠（图 1-28）。

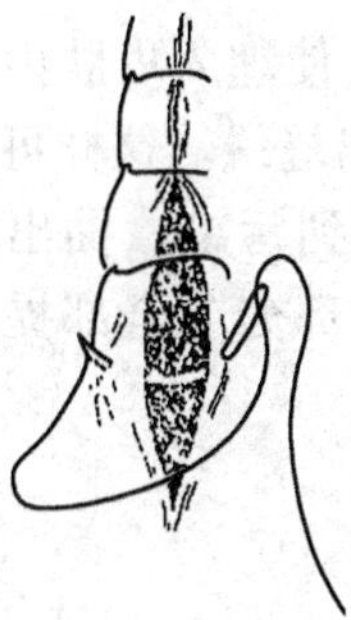

图 1-26 毯边缝合法

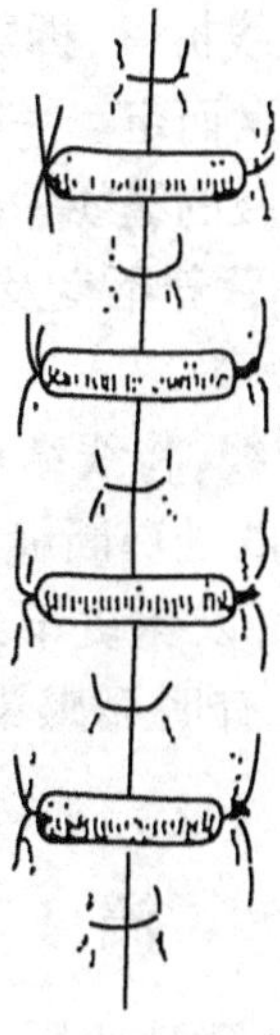

图 1-27 减张缝合法

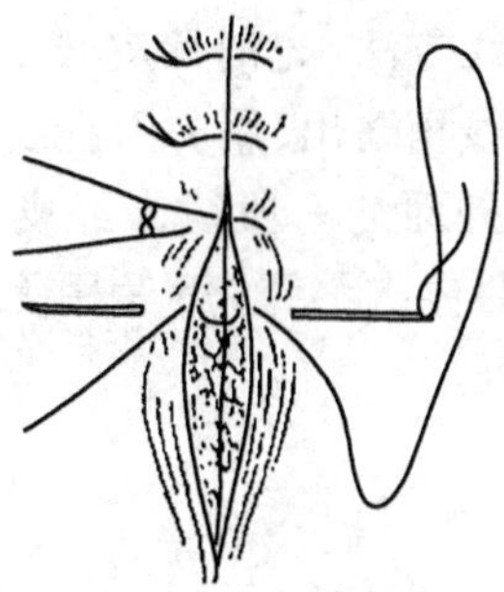

图 1-28 间断垂直褥式外翻缝合法

(2) 间断水平褥式外翻缝合法：又称 U 字形缝合法，用于血管、肌肉等组织的缝合（图 1-29）。

(3) 连续外翻缝合法：又称弓字形缝合法，多用于腹膜、血管吻合的缝合（图 1-30）。

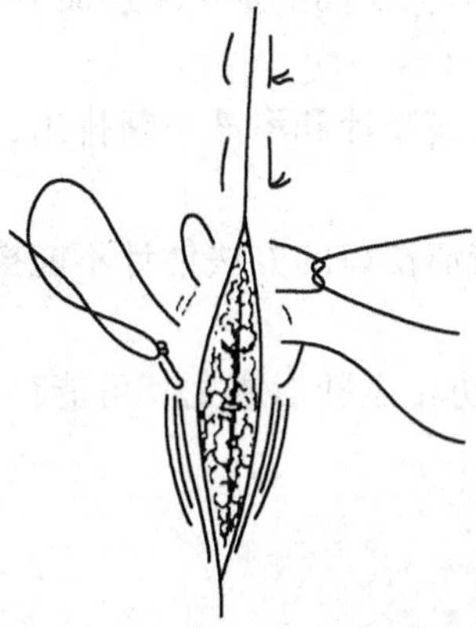

图 1-29 间断水平褥式外翻缝合法

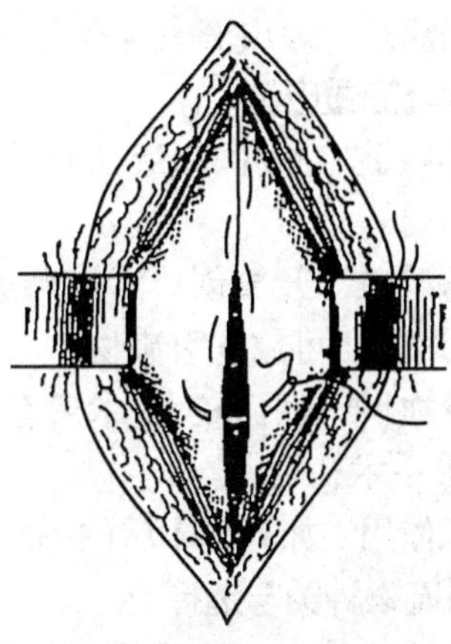

图 1-30 连续外翻缝合法

(三) 断线

无论结扎或缝合都需要断线。包括术中剪线及术后拆线。

1. 剪线　术者在完成打结后，将双线尾合拢提起，助手持剪线剪刀，用靠、滑、斜、剪四个动作完成剪线操作。首先手心朝下，剪刀稍张开，以剪刀的下面刃靠紧提起的线，沿手术线向下滑至线结处，再将线剪刀倾斜将线剪断，倾斜的角度取决于需要留下线头的长短。保留下的线头长短，常与用线型号及所用材料、缝合部位有关。一般来说，粗线可留长一些，细线可留短一些；可吸收线留长些，丝线留短些；重要部位留长些。通常剪线后，丝线保留线头 1~2mm，可吸收线保留线头 3~5mm，皮肤缝线的线头要保留 5~10mm，便于拆线时牵拉。

2. 拆线 当皮肤愈合后，即应尽早将缝线拆除，拆除缝线的时间，依据切口性质，缝合时张力、缝线的种类、组织愈合能力等诸因素而定。一般头颈部缝线可于术后4~5天拆除，躯干部的缝线可于术后7~10天拆除。四肢的缝线一般于术后12~14天拆除。减张缝线可延迟到术后14天以后拆除。老年患者，营养不良及恶病质患者可推迟拆线时间，或进行间断拆线。

拆线方法：先消毒皮肤切口及外露的缝线，将线结用镊子提起，使埋入皮肤内的一小段缝线稍露出，用剪刀在线结之下靠近皮肤处剪断缝线，随即抽出缝线。这样可使露在皮肤外面的一段线未经皮下组织而抽出，以免皮下组织孔道遭到污染。抽出缝线后，局部再次消毒，然后用无菌纱布覆盖。有明显感染的伤口，应部分或全部提早拆线、换药。

六、引 流

引流是骨伤科手术基本操作技术之一，正确地使用引流，可防止感染的发生和扩散。但是引流物又为组织内异物，刺激组织渗出液增多，可使伤口愈合时间推迟。如引流物放置时间过久，反而会促使组织继发感染、粘连、瘢痕组织增多等。

（一）引流的作用

1. 引出液体 将创口内或腔隙内的分泌物、血液、脓液、渗出物等引出体外。

2. 稀释毒素 刺激组织，使渗出液增多，用以中和及稀释毒素。

3. 限局病灶 渗出液中含有大量纤维蛋白原，促使局部发生粘连而限局病灶。

（二）引流的适应证

1. 减小空腔 脓肿、积液切开排脓、排液后，使脓汁和渗液不断排出，促使创腔逐渐缩小而愈合。

2. 预防感染 开放创口污染严重，用一般清洁伤口的方法估计不能控制感染发生，为使渗液及时排出可放置引流物。

3. 减少血肿 创面较大，术后有渗血可能，防止血肿形成尤其可能存有死腔者。如脊柱、关节等手术。

4. 减压作用 如开胸术后的胸腔闭式引流。

（三）引流物种类与选择

1. 橡皮条引流 一般可用医用胶皮手套或薄橡皮制品制成，主要用于表浅伤口的引流。

2. 烟卷式引流 常用于腹腔引流。

3. 胶管引流 用于体腔和深部组织的引流。

（四）引流注意事项

1. 时限 引流物为异物，因而在能达到引流目的的前提下，应尽量缩短放置时间。橡皮条引流1~2天，烟卷引流不超过3天；如分泌物多，可适当延长时间并逐日转动拔出1~2cm以利引流，如仍需继续引流，应更换新的或其他引流物，胶管引流时间可长可短。脓腔内的引流物则应放至脓腔缩小接近愈合时为止。

2. 位置 引流物放置的位置必须正确。引流液体应尽量放在腔隙的低位；引流气体则应放置在较高位置；体腔内的引流物，最好不经手术切口引出，可在切口旁另做一小戳口为宜。

3. 保持通畅　引流物必须保持通畅，出口处不宜太紧，引流物不要扭曲，引流管不能被堵塞。

4. 引流量　引流期间要注意观察引流液体的性质及数量，用以判断是否有出血、缝合口破裂、感染、引流不畅等情况，以便采取措施及时处理。

5. 引流物　必须妥为固定，并记录其数目，以防遗忘或滑入伤口中，引流袋及负压瓶要及时安装好，并要注意防止引流瓶内液体倒流入体腔内。

第五节　止血带和驱血带的应用

一、止血带应用意义与注意

四肢手术时，应用止血带，可使出血减至最低限度，手术野清晰，易于辨认各种组织，便于手术操作，缩短手术时间。但应用止血带时必须注意以下几点：

1. 绑扎部位　不要将止血带直接绑扎在皮肤上，绑扎止血带的部位必须用小单将肢体缠绕，小单必须平整、不皱褶。消毒时使用的消毒液不可流入止血带下方，以免造成皮肤的化学烧伤。

2. 充分的麻醉　使用止血带时患肢必须有充分的麻醉，充气气压要合适，否则将因患肢缺血及止血带压迫所引起的疼痛而不能忍受，影响手术者操作。

3. 使用时间　为了减少止血带的使用时间，止血带必须在手术开始前使用。使用止血带的时间应由手术室护士和麻醉师共同掌握，并应将止血带开始使用的时间记录在麻醉单上。止血带达 1 小时以后，应通知手术医师。一般不应超过 1.5 小时，如需延长时间，应先放松止血带 15 分钟，再将止血带重新充气加压。如果止血带中途松脱，造成静脉淤血时，必须重新充气或绑扎。

4. 止血带的松解　手术完毕时，必须将止血带完全松解，术野彻底止血后，方可缝合伤口及包扎。

5. 严格掌握禁忌证　对血栓闭塞性脉管炎、动脉血栓形成、幼儿和明显消瘦的患者禁用止血带。

二、止血带的应用

止血带有两种，即橡皮管止血带和气囊止血带。在应用止血带之前，抬高该肢体高于患者心脏平面 2~3 分钟，并用橡皮驱血带将肢体内的血液驱至止血带的近端。

(一) 橡皮管止血带

可将静脉穿刺时用的橡皮管在中点处折叠成双管做止血带用，也有较粗的橡皮管或橡皮带专为作止血带用。这种止血带只能用于大腿，不能用于上臂。因上臂肌肉不如大腿丰满，若将橡皮管止血带拉紧捆扎在上臂，容易造成血管神经损伤，即便是在大腿上为下肢止血用时，也要先用折叠好的纱垫或双层窄布单，围绕大腿一周，作为衬垫，然后再在其外捆扎橡皮管止血带。一般在麻醉以后，才上止血带。橡皮管止血带必须拉紧，环绕大腿两周后，用有齿钳两把，分两次(处)夹住两端，以免松脱。橡皮管止血带不允许应用于儿童。

(二) 气囊止血带

上下肢均可使用气囊止血带。在上肢应用气囊止血带,可以防止发生血管神经损伤等并发症。因为气囊止血带的压力是平均地加于该肢体一较大水平面积上的,所以它是一种比较安全的止血带。

为成年人行上肢手术时,其气囊经充气后的压力应维持在33.3~40kPa(250~300mmHg)。上肢应用止血带维持的时限应为1小时。下肢手术时,气囊的压力须维持在46.7~53.3kPa(350~400mmHg),维持的时限不得超过1.5小时。气囊止血带可用于儿童,但气囊的压力应适当减少。如因手术较复杂,需要时间较长,可在达到上述时限后,先用湿纱布垫填塞于切口内,并以手对创面维持一定压力以止血,然后放尽气囊内的气体并结扎止血。15分钟后,再充气至原有压力高度,开始第二个止血带时限。第二个止血带时间不应超过1小时。橡皮管止血带的应用时限与此相同,但均应尽量缩短使用止血带的时间,以免产生不良后果。

(三) 使用止血带的并发症

1. 止血带麻痹　主要原因有:止血带压力过大,造成神经干挤压伤;压力不足,造成神经干内静脉淤血及出血性浸润;使用止血带时间过长,使神经干长时间缺血、缺氧,发生功能障碍;靠近骨干走行的神经干,如桡神经绕肱骨干中1/3走行,如在此处使用止血带时要特别慎重,以免将神经挤压伤,出现桡神经麻痹的症状。

2. 一过性血压下降　多发生在松止血带之后。肢体血液循环停止后,组织因缺血缺氧后产生许多血管扩张物质。当止血带放松后,患肢的毛细血管呈反应性扩张,故患肢皮肤发红、发热,由于血管扩张,血液大量流入患肢内,加上手术切口出血或渗血,即可引起血压下降;如在松止血带之前,患者已有血容量不足,则血压下降更易于发生,此种情况常见于下肢手术时;如两个肢体同时手术,又同时松止血带,则也易发生。预防的办法是在放松止血带之前,适当地加快输血补液的速度,以增加患者的血容量;如有两个肢体同时使用止血带,不可同时放松。

3. 组织坏死　止血带的使用超过正常允许的时限很多,即可产生肢体组织坏死。如坏死只限于肌肉,则日后必然发生缺血性肌挛缩;如坏死累及整个肢体,则发生肢体坏死。预防的办法是对使用止血带的患者必须有醒目的标志,并注明绑扎止血带的开始时间。

三、驱血带的应用

驱血带是止血带应用的配套措施。在应用止血带之前,抬高该肢体,将静脉血自肢体的远端挤向近端去,可节约血液,使手术野更为清晰。

其方法是:为先将肢体抬高至患者心脏平面以上2~3分钟,然后用橡皮驱血带(约8cm宽,500cm长)自指或趾端开始,在肢体上像缠绷带一样,用力环行包扎,逐步向近端,至要上止血带的平面处,借以将该肢体内的血液驱赶到止血带平面以上,当扎好止血带后,再取下橡皮驱血带。对肢体有感染、肿瘤及血管病变的患者,禁止使用橡皮驱血带。

学习小结

1. 学习内容

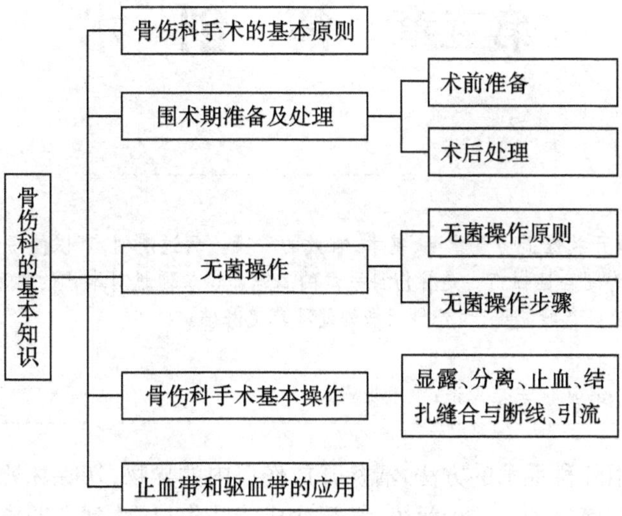

2. 学习方法　本章是骨伤科手术的基础，它涉及骨科手术基础的原则、术前准备、术后处理、无菌操作、操作注意要点，特别是配有图解说明了各种手术操作步骤要点，通过学习骨伤科手术学的基础理论知识，掌握基本技能操作。因此，作为骨伤科手术学基础理论学习后，还要通过实习去掌握。

（黄　枫）

复习思考题

1. 骨科高龄患者多合并有复杂的内科疾病，对此类患者应如何行围术期的准备？
2. 对止血带的使用有严格的适应证，如果应用止血带超时患者有何临床并发症？

第二章　清　创　术

学习目的

清创术是处理开放性损伤最重要、基本、有效的手段。通过清创，可以使污染创口变为清洁创口，开放性损伤变为闭合性损伤。是骨伤科手术的基础知识。通过对本章的学习，要求掌握清创术的步骤，了解其适应证与禁忌证，为外科损伤的处理奠定基础。

学习要点

清创术的定义；适应证与禁忌证；手术步骤。

清创术是指用外科手术的方法，清除开放伤口内的异物，切除坏死、失活或严重污染的组织、缝合伤口，使之尽量减少污染，甚至变成清洁伤口，达到一期愈合，有利受伤部位的功能和形态的恢复，并将断裂的肌腱、血管、神经等重要组织重新修补缝合以恢复其功能的一种手术。

清创术是一种外科基本手术操作。伤口初期处理的好坏，对伤口愈合、受伤部位组织的功能和形态的恢复起决定性作用，应予以重视。

【适应证】

急性开放性损伤。

【禁忌证】

开放性损伤存在危及生命的并发症：

1. 创伤并有休克。
2. 其他严重的合并伤，如颅脑损伤或胸腹部损伤。
3. 危及生命的大血管损伤的大出血。

【术前准备】

急性开放性损伤，清创术前必须做全身及局部的检查，做相应的准备。

1. 认真检查，明确诊断　做全身检查，无禁忌证后检查四肢主动活动、皮肤感觉、末梢血液循环，动脉搏动情况，了解神经是否损伤、较大血管是否损伤；对伤口的部位、大小、深度，组织损伤的性质、程度及污染程度做出初步判断。

2. 预防破伤风　术前应用破伤风抗毒素 1500~3000 单位，试敏阴性后肌内注射。

3. 备血　根据术前评估及术中的失血量备血、输血。

4. 手术器械的准备　根据伤情，准备相应的手术器械。如骨折者，备内外固定器材，较大的血管断裂，备血管修复器械等。

【麻醉】

上肢清创，选用臂丛神经阻滞麻醉（简称臂丛麻）；下肢清创，选用硬脊膜外腔麻醉（简称硬外麻）或腰段蛛网膜下腔阻滞麻醉（简称腰麻）；小儿或伤情复杂的患者多选用全身麻醉(简称全身麻醉);较小较浅的伤口可使用局部浸润麻醉(简称局麻,以下均用简称)。

【体位】

根据伤情采用不同的体位,原则上创口向上或向侧方为宜。

【止血带的应用】

一般情况下,清创避免采用止血带,因为上止血带后,往往不易识别有活力与坏死组织(特别是肌肉),影响清创的彻底性。但伤情严重,出血较多的患者,在清创过程中为减少出血量,可用止血带,待做好止血后去掉止血带,再行清创。

【手术步骤】

1. 清洁皮肤 先用无菌纱布覆盖伤口,剃去伤口周围的毛发,其范围应距离伤口边缘5cm以上。有油污者,用汽油或者乙醚擦除。

2. 刷洗伤周 手术者洗手、穿手术衣后戴无菌手套,用无菌纱布覆盖伤口。用肥皂水和无菌毛刷刷洗伤口周围的皮肤,继以无菌盐水冲洗,一般反复冲洗3次,严重污染伤口可刷洗多次,直至清洁为止,注意勿使冲洗肥皂水流入伤口内(图2-1)。

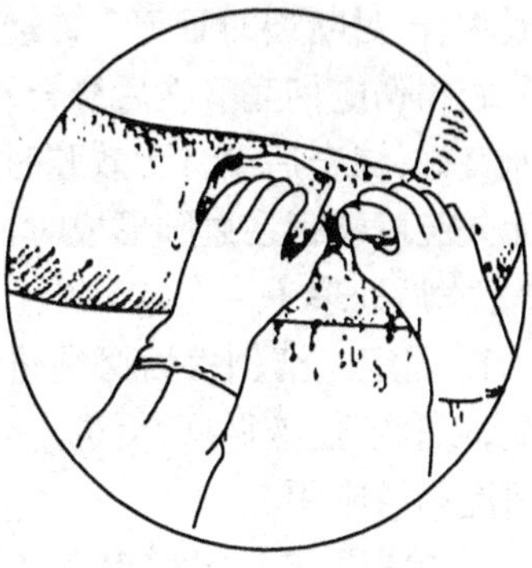

图2-1 开放伤口的刷洗及清创

3. 清检伤口 术者不摘无菌手套,去除覆盖伤口的无菌纱布。用无菌生理盐水冲洗伤口,并以夹持小纱布的海绵钳轻轻擦拭伤口内的组织。用3%的过氧化氢溶液冲洗,待创面呈现泡沫后,再用无菌生理盐水冲洗干净。擦干伤口内的冲洗液及伤口周围皮肤(图2-2),检查伤口内有无血凝块及异物,并检查伤口深度,有无合并神经、血管、肌腱与骨骼损伤,在此过程中若遇有较大的出血点,应予以止血。如四肢创面有大量出血,可用止血带,并记录止血带时间。此时,用无菌纱布覆盖伤口。

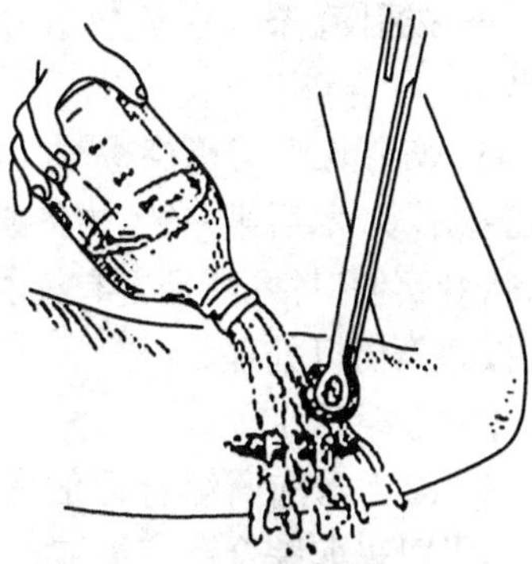

图2-2 无菌生理盐水冲洗伤口

4. 消毒铺巾 洗手、泡手后不戴无菌手套,以常规消毒皮肤,铺无菌巾。注意,勿使消毒液流入伤口内。

5. 清理创面 术者、助手再次消毒双手后戴无菌手套,用手术剪清除伤口周围不整齐的皮肤边缘1~2mm,已失去活力呈灰白色或不出血呈紫色的皮肤应予以去除。若切口过小,应扩大切口充分暴露。切除伤口内失去活力的组织,由浅入深仔细清除(图2-3)。脂肪组织易发生坏死、液化而致感染;失去活力的筋膜会影响伤口的愈合,均应尽量予以切除。凡夹捏不收缩,切开不出血或无颜色改变的肌肉组织,都要彻底切除。

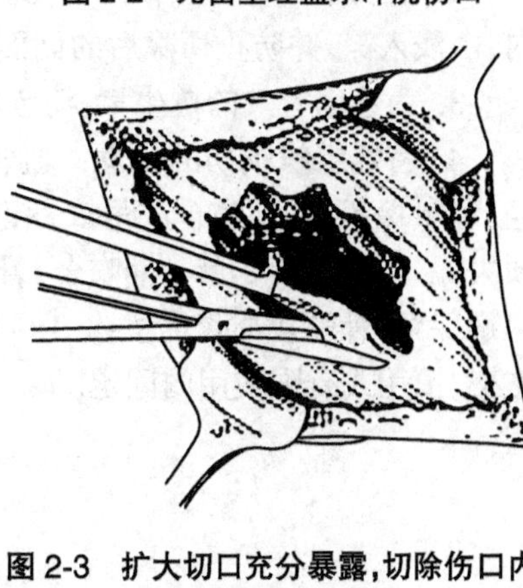

图2-3 扩大切口充分暴露,切除伤口内失去活力的组织

6. 血管处理 不影响伤口血液循环的断裂血管，可予结扎。若主要血管损伤，清创后需进行动、静脉吻合或修补。将损伤的血管近、远端剥离清楚，用无损伤血管夹夹住两端阻断血流，用小剪刀将血管外膜去除 2~5mm，将断端修剪整齐后对合两断端用无创尼龙线在两侧各做定点缝合用以牵引，用生理盐水放入少许肝素冲洗管腔，以防凝血块再凝固，将两缝线牵紧，用连续缝合法或间断缝合法缝合前壁，翻转血管按前法缝合后壁。放松远端血管夹，检查吻合口是否严密，如无缝隙，即去除近端血管夹，恢复血运。

7. 缝合引流 缝合伤口时，不应留有死腔，张力不能太大。对重要的血管损伤应修补或吻合；对断裂的肌腱和神经干应修整缝合。显露的神经和肌腱应以皮肤覆盖；开放性关节腔损伤应彻底清洗后缝合；开放性损伤彻底清创后，放置引流管或引流条。伤口表浅，止血良好，缝合后没有无效腔时，可不放置引流。伤口深，损伤范围大且重，污染重的伤口和无效腔可能存在血肿形成时，应放置引流。

【术后处理】

1. 固定 清创术后必须进行有效的外固定，以防骨折端移位，使受伤组织得到休息恢复，以利于血液循环，促进愈合。常用的外固定由石膏、骨牵引或外支架等固定，根据具体情况酌情应用。

2. 抬高患肢 术后抬高患肢有利于血液循环，减少肿胀。

3. 全身治疗 根据具体情况进行必要的输血、支持疗法，有效的抗感染措施。

4. 拔引流条 引流物放在体内一般在 24~48 小时后要拔除，负压引流可放时间长些。

5. 伤口观察与更换敷料 清创术后，创口分泌物渗出，凡外层敷料湿染，即予更换，分泌物不多，术后第一天，更换敷料一次，以祛除创口及敷料上和血迹。术后 4~5 天，更换敷料，观察创口情况，是否有红肿热痛的炎症表现，如炎症明显则行部分拆线，并放置引流条，按感染伤口处理。

【注意事项】

1. 清创术前需综合评估病情，如有颅脑伤或胸、腹严重损伤，或已有轻微休克迹象者，需及时采取综合治疗措施。

2. 清洗伤口时，应有专人扶持固定患肢，以免加重损伤。切除污染创面时，应由外向内、由浅入深，并防止切除后的创面再污染。

3. 为选用有效的抗生素，清创时可切除一块组织做细菌培养和药敏试验。

4. 特殊组织损伤的处理 血管：尽量保留，断裂的重要血管必须吻合或一期移植；神经：尽量保留，一期吻合或吊线标记，缺损者不宜一期行神经移植；肌腱：明显污染坏死者须去除，有条件者尽量一期吻合；骨与关节：已与骨膜游离的小骨片可予清除，大的骨块应尽量保留；骨端皮质仅需去除 0.5~1mm，松质骨则需去除 1cm 左右；骨折一般选用外固定支架，慎用或有限使用内固定。

学习小结

1. 学习内容

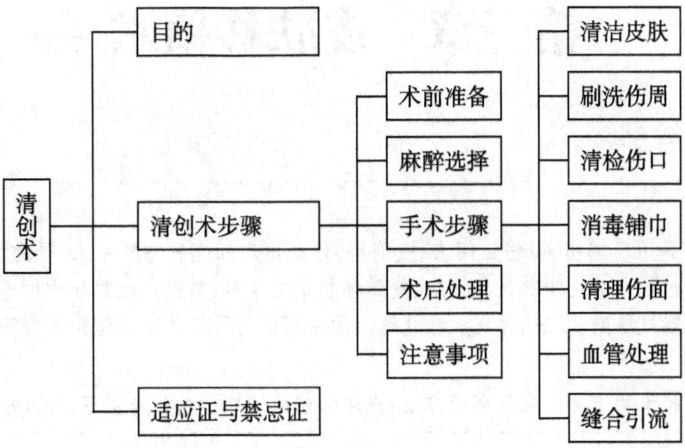

2. 学习方法　本章要结合临床实际操作，重点理解清创术的准备、创面处理步骤及术后观察等环节，有条件可安排见习加深理解。

（赵建勇）

复习思考题

1. 试述清创术术前准备的重要性。
2. 清创术手术步骤包含哪些内容？
3. 术后伤口引流量较大如何处理？

第三章 皮肤移植术

学习目的

皮肤移植术是用于创伤、烧伤封闭伤口、创面，修复体表的完整特殊手术，是身体表面修复重建的基本技术。通过本章对皮肤游离移植术、皮瓣移植术的学习，掌握皮肤移植术的意义，熟悉临床常用皮肤移植术的取皮原则、方法、并发症和处理。为临床实习及工作奠定理论和实践基础。

学习要点

皮肤游离移植术的皮片切取及移植方法；皮瓣移植术皮瓣的设计与应用，并发症的处理要点。

第一节 皮肤游离移植术

皮肤游离移植对封闭伤口、创面，修复体表的完整，恢复肢体的功能具有十分重要的临床意义，皮肤脱离本体后，由于代谢率较低，可以适应于较低的氧张力中。在短期内没有血液供应，可仍能维持其活力；在低温情况下尚可延长存活时间。临床常用皮肤游离移植术，对不同的创面要选用不同厚度的皮片，故对皮肤游离移植分类与作用要有一个了解。

一、皮肤游离移植分类与作用

游离植皮的皮片多按其厚度分类，其厚薄与其作用相关（图 3-1），分述如下：

1. 薄层皮片　又称刃厚皮片、表层皮片。包括表皮及部分真皮乳突层。由于皮片薄，无论移植在新鲜创面还是有感染的肉芽创面上，均易生长。供皮区不留瘢痕，仅有暂时性色素沉着。但耐磨性较差，愈合后收缩较多，常用于消灭创面，或暂时地消灭创面，以待进一步处理。只适用于非功能部位，不用于头、面、颈部、关节活动部位、肌腱肌肉等创面。

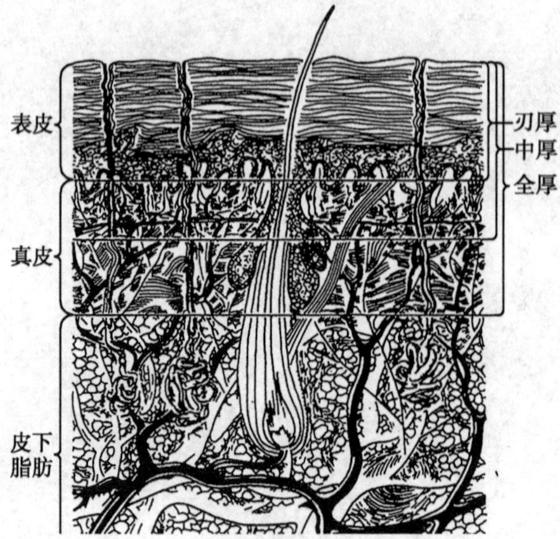

图 3-1　皮肤组织解剖和皮片分类

2. 中厚皮片（0.3~0.45mm）　包括表皮和 1/2~1/3 的真皮。兼有表皮皮片和全厚皮片的优点，是应用最广的一种皮片。由于含真皮稍多，愈合后耐磨性较薄皮片好，收缩较少，外观与功能均较薄皮片好。此类皮片常用于功能部位以及晚期瘢痕挛缩的修复。用于新鲜肉芽创面时,可减少挛缩畸形。而负重部位(手掌、足底等)和深部组织(肌腱、骨膜、神经、大血管等)裸露创面以及颌面部一般不采用中厚皮片移植。

3. 全厚皮片　包含皮肤的全层组织。是皮肤移植中效果最好的一种。由于皮片较厚,营养要求高,与前二者相比,较不易存活。特别是有感染、瘢痕较多或血液循环较差的部位。但愈合后皮肤收缩较前两种皮片均少,耐磨性也较好,色素沉着较少,肤色接近正常,但因供皮区创面已无上皮组织存留,取皮后必须进行直接缝合。多用于面颈五官、手掌、足底、眼睑等部位的较小面积皮肤全层烧伤或缺损。不适用于肉芽创面的移植。

4. 保留真皮下血管网皮片　包括表皮、真皮全层并含真皮下血管网,由于保留有真皮下血管网皮片较全厚皮片厚,借助真皮下血管网皮片易建立循环,术后弹性好,不收缩,柔软近于正常,色泽亦好。适用于面、颈、手掌、足底等部位瘢痕、肿瘤切除后的创面覆盖,耐磨性较好。不适用于肉芽创面的移植。

二、供皮区的选择原则

(一) 供皮区选择原则(图 3-2)

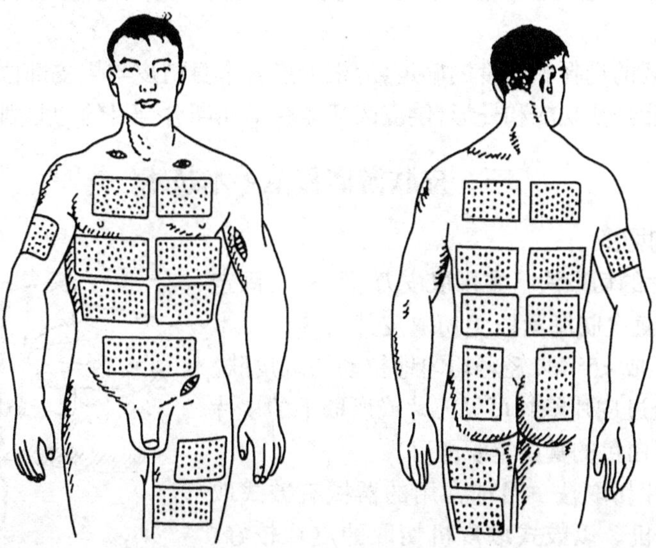

图 3-2　供皮区部位

1. 皮肤的质地及色泽　供皮区尽量选择与植皮区皮肤质地及色泽相似和容易被衣物遮盖的部位为宜。

2. 供皮区与植皮区的距离　若为肉芽创面,供区原则上尽可能地离开感染或有感染威胁的创面,以防交叉感染。

3. 面、颈部植皮　应选择皮肤细薄少毛、质地色泽接近的部位,如面积较小者,选择锁骨上、下窝部位皮肤;面积较大者,可选择上臂内侧或上胸部皮肤。

4. 大面积植皮　以选择大腿外侧和背部皮肤为佳,成人一侧大腿可取 200cm^2×4 皮片，背部皮肤较厚，可切取面积较大和较厚的皮片。移植成活后，不论在功能或色泽外形，都较大腿部皮肤为好，供皮区愈合快，不易产生增殖性瘢痕。但操作时的体位和术后包扎都较麻烦。

5. 特殊部位的选择　若自体供皮特别困难时，可选择头皮、足跖部位为供皮区。头皮血运丰富，愈合快，能重复切取表皮皮片以供植皮，多用于小儿及年轻女性需大面积植皮者，而面颊、颈项、关节、手足、会阴等部位不适宜选为供皮区。

(二) 皮片厚度的确定原则

1. 按植皮的部位确定

(1) 颜面、手掌、足跖及关节活动部位植皮，选择较厚的中厚皮片或全厚皮片，以使功能和外形都能获得较好的效果。

(2) 躯干及四肢非关节部位植皮，选择较薄的中厚皮片，甚至可采用表层皮片。因这些部位与活动或外形无关紧要，植皮只是为了消灭创面。

2. 按供皮区创面的性质及大小确定

(1) 除了根据植皮的目的、部位、创面性质和大小以外，还应考虑到供皮区取皮后创面的愈合。取皮过厚，往往使供皮创面愈合困难，愈合后还会遗留增殖性瘢痕。如背部皮肤较厚，可切取较厚皮片，而腹部皮肤较薄，则应切取较薄皮片。

(2) 在选用邻近感染创面皮肤移植时，皮片厚度要偏薄，以防止供皮区继发感染和减少愈合上的困难。

总之，供皮区的选择和厚度的确定，应根据患者本身植皮与供皮部位的不同而灵活运用，应以植皮区能恢复功能和外形，供皮区又能获得如期愈合目的为原则。

三、皮肤游离移植手术技术

(一) 皮片的切取

1. 薄片皮片的切取法　多用取皮刀(图 3-3)，固定好皮肤的两端，使皮肤绷紧以免切取皮片时滑动。术者使刀与皮肤约成 <5° 角，轻轻均匀地拉动切取皮肤。皮片的厚度以透过皮片隐约可见刀片或所取下的皮片的深面有一层薄白色的真皮组织即可。

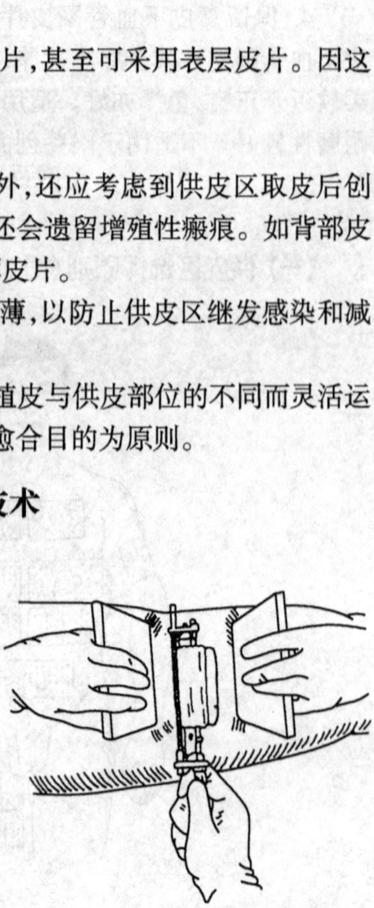

图 3-3　应用切皮刀徒手取皮法

2. 中厚皮片切取法　目前常用的器械有鼓式取皮机、电动取皮机。以鼓式取皮机切取的皮片较好。优点是厚薄均匀，面积较大。

(1) 鼓式取皮机操作方法(图 3-4)

1) 供皮区消毒、铺手术巾及麻醉成功后，用纱布蘸乙醚擦拭皮肤及鼓面，去除油垢。再用医用胶水(或市售补内胎胶水亦可)厚薄均匀地涂在供皮部位及鼓面上，鼓的前端亦应涂上少许胶水。

2) 待 2~3 分钟，胶水干后，手术者左手持鼓，右手持刀柄，将鼓的前端轻压在拟切取的皮肤一端，使鼓的前面、端面与皮肤密切接触 2~3 分钟。

3) 慢慢将鼓面向前上方转动，使在鼓的前端有少许皮肤翘起，再把刀落下，缓慢均匀地拉动刀柄，切入皮肤。在切取皮肤的同时，应将鼓面向前上方转动，最后将鼓的尾端略

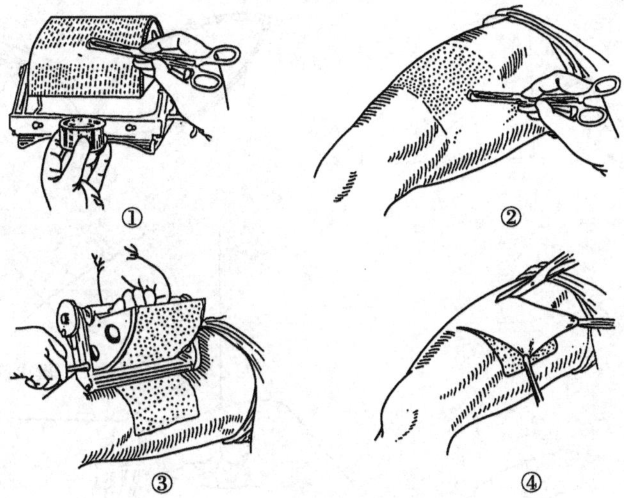

图 3-4　鼓式取皮机切皮方法

抬起切断。

4) 为了获得长条皮片，可以在取完一鼓后不切断皮片，把鼓取下，于皮肤远侧涂上胶水再连续切取即可获得 40cm 长的条形皮片。

(2) 电动取皮机操作方法：较为简便，切取迅速，可缩短手术时间。先在供皮区及切皮机上涂一层液状石蜡，手持切皮机压于供皮区上，当马达开动后，向前推进，即可切取宽约 7.5cm 的皮片，其长度依供皮区及需要而定。对大面积烧伤、不能耐受长期麻醉的伤员，较为适用(图 3-5)。

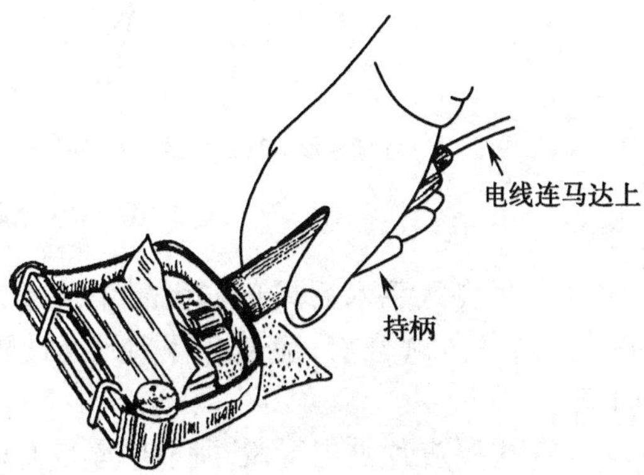

图 3-5　电动取皮机

(3) 取皮注意事项：供皮区皮肤凹陷部位可注射生理盐水充填平坦；切皮时用力要匀，压力要均衡，使皮片厚薄一致；若发现皮片不符合厚度要求，可随时调整刻度纠正；取下皮片，用冷生理盐水纱布衬托皮片，并将皮片及衬托的纱布一起卷成卷状，暂时存放，防止皱褶与干燥。

3. 全厚皮片切取方法　先以 1% 亚甲蓝将植皮区大小形状在供皮区画出。在划区外，依皮纹划一梭形线，皮片的长轴最好与皮纹平行。切取全厚皮片时，助手应将局部皮肤向外撑开，以增加其张力。依梭形线切开，深及真皮，但不切入皮下脂肪。然后用钩针(或穿过一缝线)牵引一端(图 3-6)，助手用两钩针将切口向外牵引，可见一层白色纤维粘连于皮下组织，以锐利刀片依此白色纤维层浅面剥离。

(二) 供皮区的处理

1. 薄或中厚皮片

(1) 皮片切取完后，忌对供皮区创面进行不必要的擦拭、止血或其他接触，以免损伤与污染，应立即用凡士林油纱覆盖，外加多层纱布以及棉垫加压包扎。

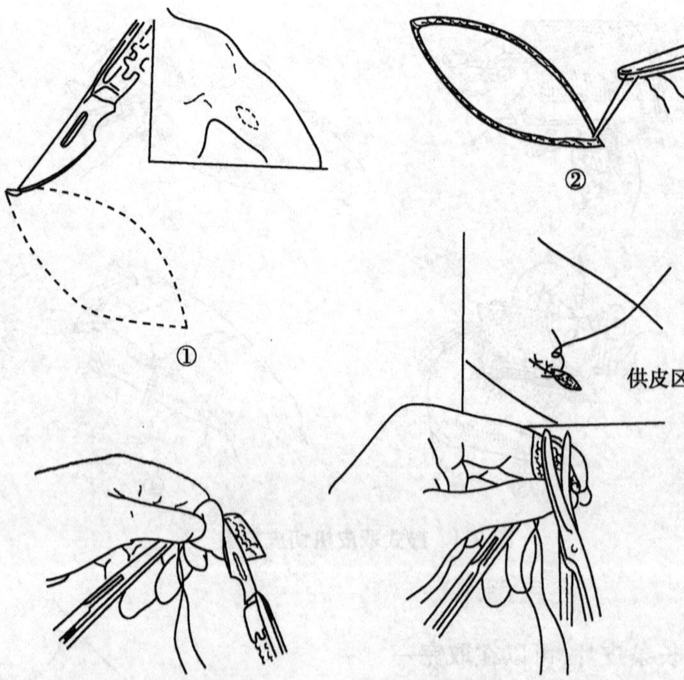

①依梭形滑行，切至真皮层以下；②从一端开始，穿入一线作为牵引

图 3-6 全厚皮片切取法

(2) 供皮区手术后局部如无感染迹象,一般在 2 周后多能一期愈合。在下肢的供皮区,未完全愈合前,应避免下地活动,防止局部肿胀、出血或损伤,以免延长愈合时间。

(3) 中厚皮片供皮区,若所取中厚皮片较厚时,为防止日后的破溃与瘢痕增生,可以考虑在术中用自体薄皮片覆盖。

2. 全厚皮片　设计供区以取皮后能直接缝合为佳。如果供皮区过大不能直接缝合时,可在其他部位切取薄皮片移植,以消除创面。

(三) 皮片的移植

1. 植皮区创面的准备

(1) 新鲜无菌创面或污染而行清创术后的创面:如手术切除病理组织后造成的皮肤缺损创面,或创口较干净而无感染征象,则可在 24 小时内进行彻底清创,然后进行中厚皮片移植。

(2) 肉芽创面:创面感染是植皮失败的主要原因,植皮创面应尽量控制感染;感染创面在清创后,伤口定期换药,待创面清洁和肉芽生长良好后可行植皮。

2. 植皮区创面处理与皮片安放

(1) 新鲜创面:皮片下血肿是植皮失败的重要因素,所以受区的创面必须止血完善,明显出血点应予结扎,一般渗血可用温热盐水纱布压迫止血,若有小出血点,可用止血钳钳夹片刻,尽量不结扎,以免线头引起异物反应。皮片应一整块敷盖在受皮区创面上,并在保持正常张力下与四周创缘缝合,缝合时先固定数针,修正后间断缝合。

(2) 肉芽创面：植皮前用大量生理盐水充分冲洗，若肉芽增殖过多或不平坦，可用手术刀削平或切去一层，继用温热生理盐水轻压止血后，将大块皮片敷植在受区创面。缝合后，可用小尖刀在皮片上做多处小切口，以利引流。

3. 皮片固定方法　良好的固定与适当的压迫是皮片愈合必须的条件。否则，皮片可能皱褶，新生的毛细血管可能被撕断，同时皮片下积液或积血的可能性增大。

(1) 加压包扎法：常用于较小创面及四肢易于包扎部位。无菌创面上的皮面，可先用凡士林油纱覆盖。外加干纱布、纱头和吸水力强的棉垫和无菌绷带包扎。肉芽创面的皮片，先用网眼纱布覆盖，外加生理盐水或抗生素溶液纱布，凡士林油纱覆盖，以防止液体蒸发，再用棉垫绷带加压包扎。加压力量要适当，以达到消灭死腔和固定的目的，一般 4~6.7kPa (30~50mmHg) 压力为宜。

(2) 打包加压固定法：适应于颜面、头项、腋窝、会阴等不易包扎固定的部位。植皮区边缘，每缝合 2~3 针留一长线头，用止血钳夹持，缝毕，盖上油纱、干纱，再放置松软小块碎纱布或棉球等。创面凹陷处，尚可进行皮片与创面间缝合固定。将长线相对打结，把敷料打成包状固定。优点是既能维持必要的压力，又不至于因敷料松脱滑移，皮片与创面间能紧密结合，有利于皮片成活（图 3-7）。

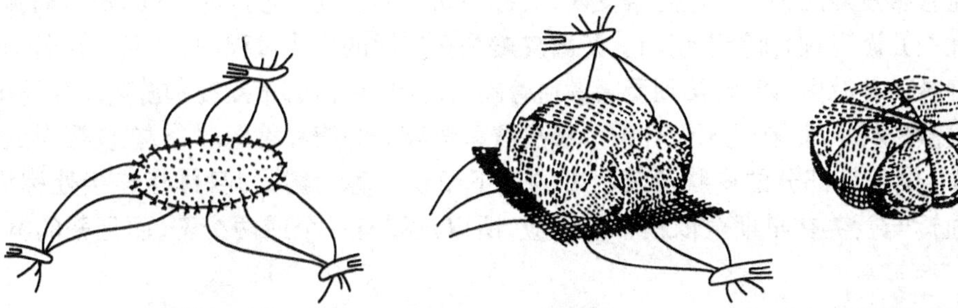

①缝合悬吊　②压紧　③打包加压

图 3-7　打包包扎法

4. 皮片移植后的处理　皮片移植术后，主要是维持皮片紧贴在创面上不发生感染，多能成活。合理更换敷料和观察皮片情况，是术后处理的关键。首次更换敷料时间，无菌创面，一般表层皮片移植需固定 4~5 天后，中厚皮片移植固定 6~8 天后，全厚皮片移植固定 8~10 天后；污染或肉芽创面，为 3~5 天。更换敷料时进行拆线，观察皮片生长情况。若皮色红润，皮片附着紧密，表示皮片已成活。若皮片呈现黯紫色，或有波动感，可能是血肿形成，应抽出或切开，清除凝血后加压包扎，皮片仍有可能成活，以后间日更换敷料一次。若皮片干性坏死时，应将坏死部分切除，可再行植皮。肉芽创面植皮后，应在手术后 3~4 天更换敷料。并根据皮片情况做相应处理后，重新加压包扎。以后，每日或间日更换敷料，直到创面愈合。

植皮区愈合后，可于 10~14 天拆除包扎敷料；但下肢则应继续包扎，直至伤员下地行走植皮片无颜色改变为止。如能继续用弹性绷带包扎 1~2 个月，则效果更好。在创面基本愈合后，即应及时进行物理疗法与功能练习，促使皮片软化，以恢复其功能。

知识拓展

皮肤移植替代物及其应用

对于大面积皮肤的缺损，自体皮源不足，必须采用皮肤替代物进行创面的临时或永久性的覆盖。理想的皮肤替代物应具有与皮肤相同的功能，并能长期存活。皮肤替代物根据其有无组织活性可分为活性皮肤替代物和机械性皮肤替代物。活性皮肤替代物根据其来源可分为天然和人工活性皮肤替代物，天然活性皮肤替代物有异体皮、异种皮、羊膜等；人工活性皮肤替代物是细胞工程或组织工程人工皮肤。机械性皮肤替代物又可分为纤维素敷料、合成敷料和生物敷料。

第二节 皮瓣移植术

皮瓣，是一具有血液供应的皮肤与皮下组织所组成的组织块，除其基部或蒂部与本体(供皮部位)相连接以保持血流供应外，其他三面及其深面均与本体分离。皮瓣移植术是把在患者身体上造成的皮瓣移植到伤病处，并做适当缝合固定，以修复邻近或较远处缺损的手术。

根据皮瓣的血供来源一般分带蒂皮瓣和游离皮瓣两类。带蒂皮瓣又分为带皮肤蒂皮瓣与带血管蒂皮瓣两种。带血管蒂皮瓣，又称岛状皮瓣。皮瓣形成时，连同知名动脉与伴行的静脉一并游离，但血管不切断。游离皮瓣是在皮瓣的形成过程中，连同一知名动脉及伴行的静脉一并游离、切断，移到受区做血管吻合。所以带血管蒂皮瓣和游离皮瓣移植术，实际是显微外科手术，在此不做介绍。带皮肤蒂皮瓣分为瓣和蒂两部分，在皮瓣形成和移植过程中，供移植部分的皮肤及其附着的皮下组织层称为瓣，与身体相连接处称为蒂。皮瓣的血运与营养在早期全依赖蒂部供应，所以皮瓣有一个或两个蒂，而且蒂的宽度必须保证。

一、带皮肤蒂皮瓣的设计原则

创面覆盖程度决定于皮瓣的设计，皮瓣的成活情况决定于合理的设计与形成过程的无创伤操作。皮瓣的设计一般需注意如下几点：

1. 局部条件与治疗的关系　设计皮瓣前，根据皮肤缺损的部位、形状、大小等具体情况，选择较为理想的供皮部位。同时对供皮区的皮肤色泽、厚薄、柔韧度、疗程时间和制动方法等，都需要详细周密的考虑。要考虑患者有较为舒适的固定体位，估计转移时手术后可能收缩的程度。

2. 皮瓣长宽比例　皮瓣的长与宽之比，一般以不超过 1.5∶1 为宜，在头颈部，由于血液循环较好，比例可增加至 2∶1。

3. 皮瓣的走向　皮瓣长轴须与血管走行方向一致，蒂部应设计在血管走行的近心端。

4. 皮瓣形成与操作要求　根据术前的设计，皮瓣形成要垂直于皮肤表面切开皮肤及皮下脂肪层，直达筋膜表面，用锐性器械把筋膜及皮下脂肪层分离至蒂部，形成皮瓣。皮瓣形成后，既要妥善止血，又要保证皮瓣的血供，以生理盐水纱布包敷，待血管痉挛消除后，观察血运情况，若皮瓣色泽红润，远端皮下出血活跃，则表示皮瓣活力良好。若色泽苍白，创缘血运欠佳，可能是动脉供血不足，或暂时性血管痉挛所致，应继续用温热盐水包敷片刻。若仍无好转，表示皮瓣血运不畅，应原位缝回，做"延迟"手术，避免损伤皮瓣血管。皮瓣移植到受区，必须与缺损部创面严密缝合，防止空隙，以利愈合，避免血肿形成。远端皮瓣移植后，应进行良好的制动和固定，保持皮瓣不受牵拉，达到顺利愈合的目的。

二、皮瓣手术移植手术技术

(一) 局部皮瓣

亦称邻近皮瓣，是指将皮肤缺损创面附近的正常皮肤连同皮下组织一起移植。因其皮瓣色泽、厚度、柔韧度都和创面部皮肤一致，修复后效果比较理想。皮瓣形成及移植时，患者较为舒适。

1. 滑行皮瓣　是利用缺损创面周围正常皮肤的弹性和可移动度，在损伤部位侧方设计皮瓣。切开皮瓣后，向缺损部位牵拉滑移，覆盖封闭创面，因滑行后在其蒂部两外侧各形成皮肤皱起，即所谓"猫耳朵"。在不影响皮瓣血液循环的原则下，此种褶皱可加以整修以使创缘对合齐整减少瘢痕。滑行皮瓣多为单蒂，供皮区大都能直接缝合封闭(图 3-8)。有时也可设计双蒂皮瓣，如小腿外侧双蒂皮瓣修复胫骨前缺损(图 3-9)。但滑行植皮后，供皮创面须用中厚皮片植入封闭之。

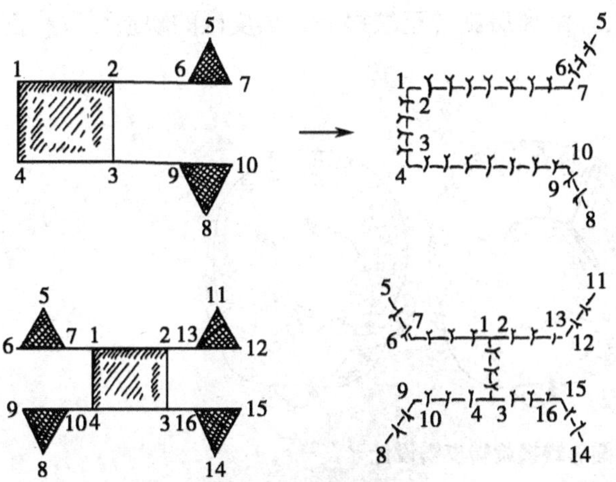

图 3-8　滑行皮瓣

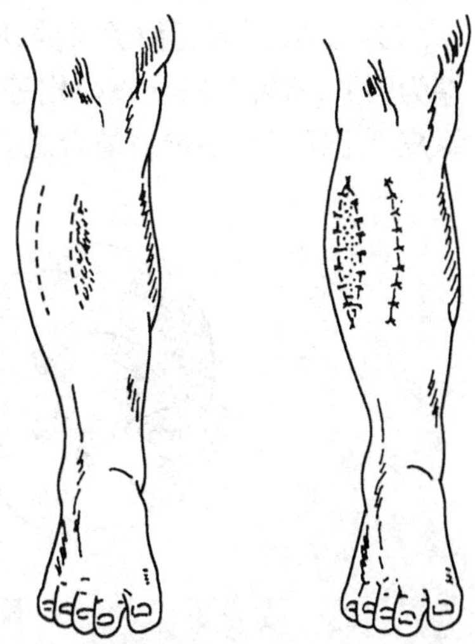
图 3-9　双蒂滑行皮瓣

"猫耳朵"的修整方法如下：先将折皱钩起并牵向一侧，用 1% 亚甲蓝画出一投影线(图 3-10)，然后依投影线做弧形切口；将折皱的皮肤摊开并切除多余的皮肤，伤口即可平整缝合。

2. 旋转皮瓣　自缺损的一侧或邻近的皮肤，经设计并剥离后使其依一定轴线旋转移植于缺损部位的，称之为旋转皮瓣。供皮区一般可以直接缝合，如有困难，可用游离植皮修复。

操作方法依情况而异。例如：

(1) 缺损的形状如近似三角形，则可以依三角形的底边做延长切口，并使成弧形。游

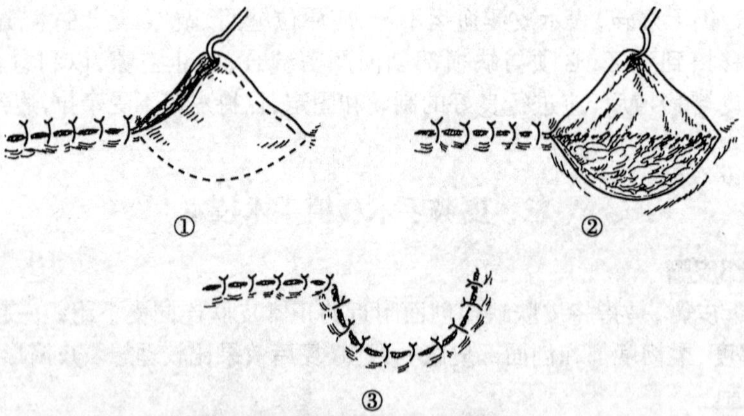

①用皮钩将突起的皮肤钩起，使其一侧倾倒，再用亚甲蓝做弧形投影线；
②依投影线切开，摊平切开的皮肤，并切除多余的部分；③缝合后

图 3-10 "猫耳朵"的修整方法

离此弧形切口所形成的皮瓣,使向缺损方向转移,以修复缝合缺损部分。

1、2、3 为一三角形缺损,依 2、3 做延长切口,皮下剥离后使 3 点旋转至 2 处缝合,4、5、6 为多余的皮肤突起成为"猫耳朵",可以切除缝合使成平整的缝合线。

(2) 如圆形或近似圆形的缺损,则可以在缺损的一侧做一长条形皮瓣(图 3-11),其末端为圆形,宽度与缺损直径相等或略小,经游离后旋转至缺损处。供皮区的缺损可以将创缘皮下组织进行游离后缝合之。

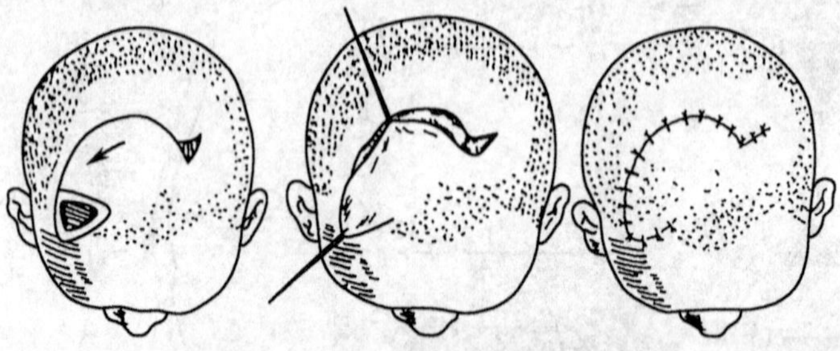

图 3-11 圆形缺损旋转皮瓣设计

3. 交错皮瓣 或称为"Z"字成形术或对偶三角皮瓣。较为常用。多应用于线形挛缩或蹼状瘢痕畸形的修整。这种方法可以改变瘢痕的方向,使之与皮纹相符合;同时可以增加局部的长度。其操作步骤如下:

(1) 依设计用 1% 亚甲蓝将切口绘出。

(2) 先将长轴甲乙切开或将长轴的瘢痕切除。再切开斜线"甲丙"及"乙丁"及游离长轴两侧的皮瓣。

(3) 相互转移皮瓣使"1"移至丙点,"2"移至丁点;主轴线"丙丁"与原瘢痕的方向成垂直;原来线形瘢痕两端的距离"甲乙"增长(图 3-12)。

(4) 交错皮瓣上不宜有深部瘢痕,最好是完全没有瘢痕。因为如果皮瓣有瘢痕,其血液供应多有缺陷,严重时可影响皮瓣成活。

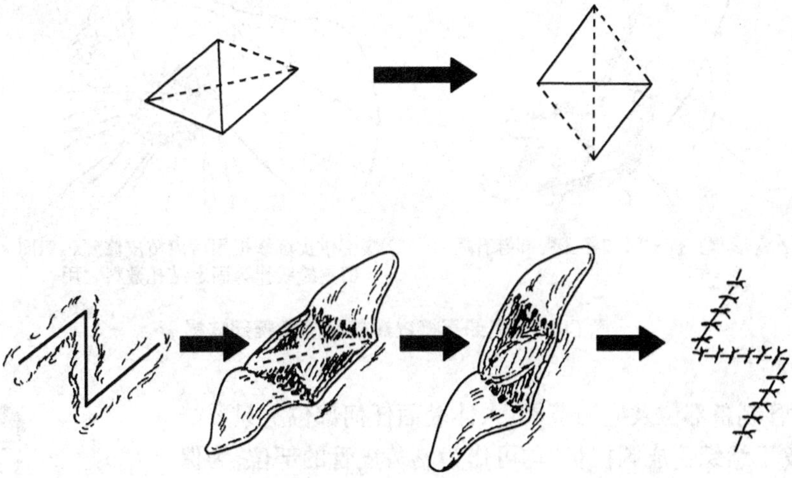

图 3-12 “Z”字成形术原理

(5) 预期增加的长度与下列两因素有关：与转移皮瓣的角度成正比。角度为 30° 时，约增长 25%；45° 时为 50%；60° 时为 75%。但一般以不超过 60° 为宜。虽然长度可因角度增大而增加，但转移时所造成的周围组织张力亦增加，常不能达到理想的位置。与交错皮瓣边缘长度有关，如果皮瓣角度不变，则皮瓣的边缘越长，所增加的长度也越多。因此一般多采用几个小型的 Z 形皮瓣，以分散张力，效果较单一大 Z 形皮瓣好。

(6) 采用“Z”字成形术修整瘢痕挛缩，常易发生皮瓣的尖端坏死。故皮瓣设计时应注意：基底要较宽；尖部形成钝圆形；皮瓣的基底或中央不应有瘢痕横过；缝合张力不可过大并减张缝合；手术止血应彻底，以免由于血肿而影响皮瓣的血运等。

(二) 带蒂皮瓣

1. 直接带蒂皮瓣(或称直接皮瓣)　即皮瓣自供皮区直接转移至较远处的缺损处，常用于四肢。利用此种方法修复缺损既快又好，手术较简便。

手或前臂的皮肤及组织缺损，可采用腹部皮瓣；肘附近的则可用躯干部的皮瓣、小腿皮肤缺损，可用下肢交叉皮瓣；手指端缺损，可用邻指皮瓣。因此，具体操作方法因缺损部位而异。兹以手腕缺损修复为例，介绍如下：

在设计时用逆行设计的方法，选用硬质纱布或硬纸片根据创面大小和形状剪成样片，样片应略比创面大 0.5cm，以补偿皮瓣的回缩，然后将样片贴于供皮瓣区，标出皮瓣大小及切口线，沿切口线切至皮下组织直到深筋膜，在深浅筋膜之间钝性分离至蒂部，即成扁平皮瓣，分离时操作要轻柔，尽量减少损伤。保护好真皮下血管网并将其同皮瓣一起分离。皮瓣形成后，立即进行移植。先将皮瓣覆盖于创面，沿皮瓣四周缝合数针固定后再逐层间断缝合，供皮创面的远侧可直接缝合，缝合有困难时予以皮片移植，并使皮片除覆盖供区创面外还可覆盖于皮瓣蒂根部，使蒂部封闭，减少局部感染(图 3-13)。

2. 管状皮瓣　管状皮瓣是一种密封式皮瓣，在移植过程中可无任何创面暴露，它是一块两侧边缘平行，在深筋膜上剥离后向内卷拢、缝制而成的圆柱状双蒂皮瓣，又称皮管。是目前修复缺损和畸形时的主要方法之一。

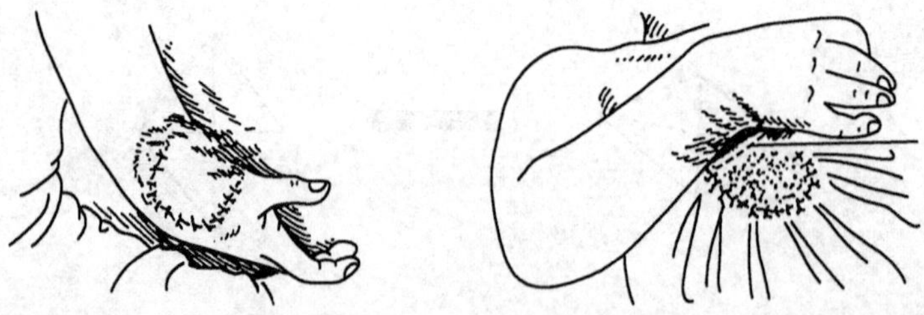

①腹部直接皮瓣转移至腕部缝合后　　②腹部供皮区缺损用游离植皮修复，四周留置缝线作为固定结扎敷料之用

图 3-13　腹部直接皮瓣转移修复腕部缺损

(1) 皮管制备部位及应用范围：人体表面任何部位上只要能将皮肤及皮下组织缝成圆柱状，均可作为制备皮管的部位，为保证皮管的血运，一般应顺主要血管走行方向制备皮管，皮管随人体的位置而命名(图 3-14)。如从肩峰向胸大肌方向的皮管，称胸肩峰皮管，在上臂内侧纵向制备皮管，称上臂皮管，沿大腿内侧纵行或按腹股沟韧带方向制大腿皮管等。

(2) 皮管形皮瓣的优点：身体上很多部位的皮肤及皮下脂肪都可用皮管的方法转移到需要的部位；皮瓣移植过程中，无创面暴露，引起感染的机会减少；皮管本身没有创面暴露，因而其中瘢痕组织少，将来挛缩的机会也较少；有充分的血液供应，使皮瓣的营养可以得到保证；不必时常更换敷料，可以节省时间与敷料；可以应用皮管携带移植较大的皮瓣。

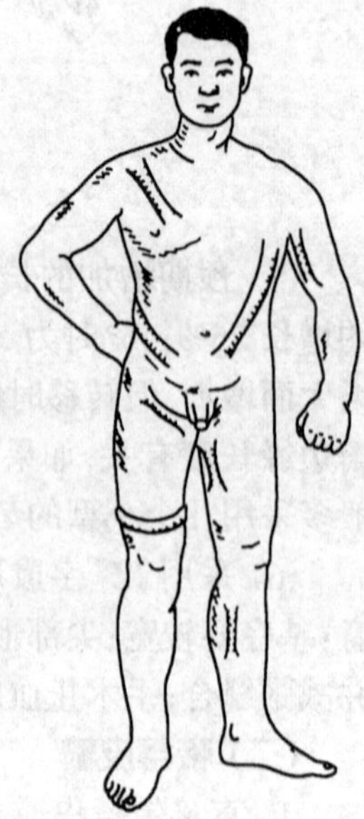

图 3-14　皮管制备的部位

3. 皮管的设计与制备方法　皮管制备部位，应视缺损部位的需要而定。皮肤的色泽、厚薄、弹性、毛发及缺损面积的大小等条件，应与移植部位基本相近。如面部缺损以颈部皮管为宜，而手部缺损则需较薄皮管。

(1) 确定皮管制备位置后，用亚甲蓝液在皮肤上划出两条平行切口线，切口线之间组织即为皮管组织。一般长宽比例应为(2.5~3)：1。皮管制备后，在转移过程中有收缩和消耗，因而皮管面积长宽应增加 1/4，这样才能大小相符。

(2) 沿切口线依次切开皮肤、皮下组织至深筋膜，顺自然分界仔细分离与修整，并认真止血，防止皮管内血肿形成，影响皮管愈合，然后用湿纱布垫衬于皮瓣下保护创面。

(3) 缝合皮管：先在皮管两端各缝一针，作为牵引之用。采用间断缝合法缝合全层皮肤，间距 3mm，创缘距离 3mm，皮管两端留有 2.5cm 不缝合，缝合过近易引起血运受阻(图 3-15)。

(4) 缝合皮管下供皮创面：缝合前先将两侧皮下沿深筋膜进行较广泛的潜行分离，便于闭合切口。先缝合皮下层固定，并以纽扣式胶管进行 2~3 个减张缝合，间断缝合皮肤创缘，若皮管下创面较宽而不能拉拢时，可采用中厚皮片移植封闭创面(图 3-16)。

4. 皮管形成术后处理　皮管形成后，应在术后 6 小时进行检查，观察皮管颜色、水肿

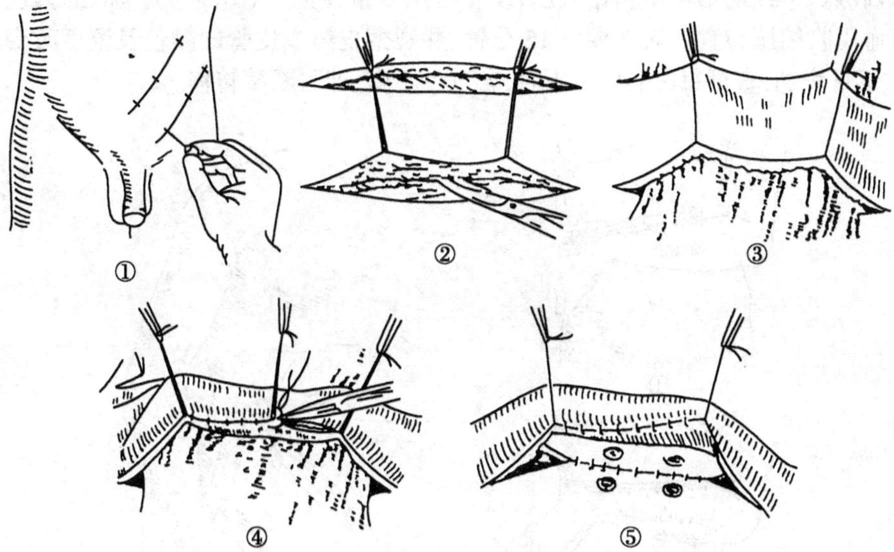

图 3-15　皮管成形术

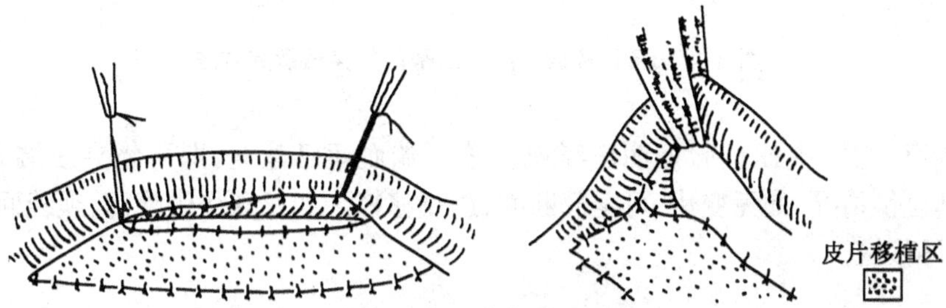

图 3-16　皮管下供皮区采用皮片移植覆盖

程度、指压反应等。皮管和供皮区应给予适当压力，避免水肿和死腔形成。要注意患者肢体体位和制动情况。术后 12 天，可间隔拆线，局部张力过大时可推迟拆线时间。

5. 皮管转移　皮管形成后，往缺损部位移植的过程，称为皮管转移。皮管形成后 3 周，经过阻断或其他试验，如果无血液循环障碍时，其一端即可以切断并在所需要的长度处剖开，切除皮管中心的纤维束，铺平皮管，然后移植到缺损处，分层缝合，完全覆盖缺损处创面。但如果皮管一次不能移植到拟修复的缺损处，可以先移植到中心站。等到新移植的一端与接受区（缺损区或中间站）建立足够的血液循环之后（约 3 周），经过阻断试验，即可切断其另一端，使皮管完全与供皮区脱离。其断端可依缺损部位的需要，进行适当的修整缝合。如果皮管原已移植到中间站，则断端可按原定计划转移到所需要的部位。

6. 皮瓣和皮管的断蒂

(1) 断蒂时间：无论是单纯皮瓣或皮管，移植到一个部位后，一般 3 周左右，就可建立新的血液循环，此时即可断蒂，进行下一步手术。具体断蒂时间还应根据皮瓣大小、部位、血运情况、有无感染等，适当提前或延长。

(2) 断蒂准备：为使皮瓣或皮管断蒂后不致因血运障碍产生组织坏死，断蒂前可施行夹压训练。单纯皮瓣可用肠钳夹压，皮管可用断蒂夹夹压(图 3-17)。加压力量以略超过患者血压收缩压为宜。初次夹压 15 分钟，并观察皮瓣或皮管的颜色及温度改变，每日 1~2 次，逐日增加，直至每次夹压 1 小时，若皮色不变，即可断蒂转移。

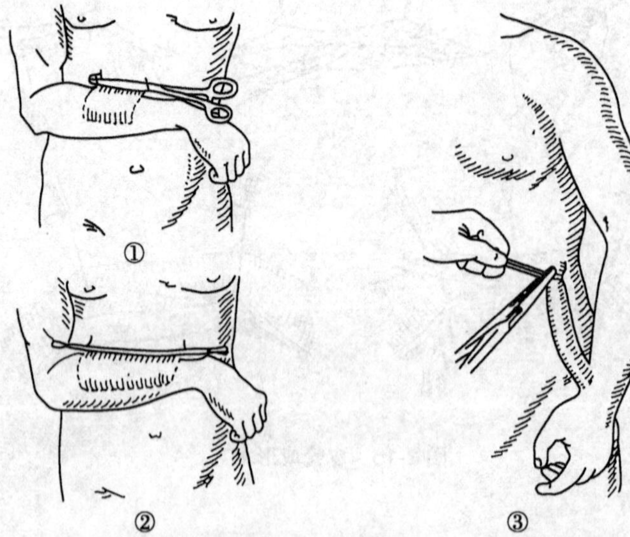

图 3-17 各种皮瓣和皮管断蒂前的夹压锻炼方法

(3) 断蒂方法：夹压试验证明皮瓣或皮管一端血运已建立，即可将夹压端先断蒂一半，观察其血供情况，如无变化，可全部断蒂，进行移植。如发现血供障碍，须缝回原处，以备数日后再移植。

三、皮瓣移植的并发症及处理

(一) 血运障碍

血运障碍是皮瓣或皮管移植最常见的并发症，严重者可造成大块组织坏死，影响治疗效果，多出现在首次转移过程中。

1. 血运障碍的原因　引起皮瓣血运障碍的原因有全身性和局部两类。吸烟及糖尿病即为常见的全身性因素。局部原因主要有三类：

(1) 皮瓣设计错误：如设计皮瓣未遵循原则，长宽比例过大。旋转皮瓣的旋转轴心点选定不当；误选有病变部位为供区等。

(2) 手术操作失误：如手术操作粗暴，导致组织创伤反应剧烈；剥离层次不当，以致血供受损；缝合过紧，特别在皮管形成术中缝合过紧，术后组织反应性水肿，影响静脉回流；止血不仔细，术后发生血肿，压迫血管和诱发血管痉挛；未按层次缝合，遗留死腔等。

(3) 术后处理不当：如包扎过紧或过松，前者影响动脉供血，后者则不利静脉回流，且易发生皮瓣下血肿或积液；固定不确实，特别在皮管转移过程中，易发生蒂部撕脱、扭曲；术后疼痛导致血管痉挛以及血容量降低，未予及时处理等。

2. 血运障碍的症状　皮瓣的动脉供血不足，则表现组织呈白色，多由于暂时性反应性血管痉挛所致，不久即可恢复。若手术中损伤了皮瓣的动脉，可产生动脉缺血现象，皮瓣苍白,变色范围内可发生组织坏死。静脉回流迟缓时,皮瓣呈青紫色,皮瓣内血管扩张,血液淤积,组织缺氧,血管栓塞,组织坏死。一般在术后2~3天出现,5天后稳定。

3. 血运障碍的预防 主要措施是严格掌握皮瓣和皮管的设计、形成、转移、断蒂时间以及术后妥善处理等各个环节。手术开始前对皮瓣或皮管的正确设计,和掌握长宽比例至为重要;手术操作中,严格掌握无菌操作及无创技术原则,保护好主要供应血管和严密止血;术后良好的包扎和肢体可靠的固定制动,都是预防血运障碍的重要措施。

4. 血运障碍的处理 在皮瓣形成过程中,如发现皮瓣远端呈苍白或青紫色、指压反应迟钝、创缘和皮瓣下无出血,应给予按摩和生理盐水热敷,无效时就应重新将皮瓣缝回原处。皮瓣移植后一旦发生血运障碍,治疗极为困难,应及时对症处理,如纠正患者的体位和固定,检查包扎敷料情况,观察蒂部是否扭转,也可拆除部分缝线以减张,促使静脉回流,抬高皮瓣位置或局部按摩,局部冷敷物理降温,降低代谢,促使组织恢复生机;24~28小时内高压氧舱治疗有效;中药活血祛瘀药物对促进局部血运有一定的改善作用。

(二) 血肿

皮瓣下发生血肿,可妨碍皮瓣与受区血液循环的建立,对皮瓣组织产生压迫作用和刺激血管诱发痉挛,导致皮瓣血供障碍。血肿还是极好的细菌培养基,血液循环中的抗生素无法渗入血肿内,因而容易继发感染。

1. 发生原因 术中止血不彻底。包括止血不仔细,忽略出血点;止血技术不正确,术后结扎线松脱;局部浸润麻醉液内加入肾上腺素较多,术中血管收缩,未发现出血点,术后血管扩张,引起出血,形成血肿;或为电凝止血,术后因血管内压增高而出血。病人有出血倾向,术前未查出。

2. 预防 应重视预防措施。有出血倾向的病人,应术前予以纠正。女病人应避免在经期施行手术。术中止血要彻底,较粗血管出血,应用结扎法止血。缝合时注意解剖层次,防止遗留死腔。视情况放置引流,术后正确加压包扎。

3. 处理 术后皮瓣部位有剧烈疼痛,局限性肿胀及皮下淤血,即应考虑到有血肿形成,应在无菌条件下,拆除部分缝线,掀起皮瓣仔细检查。如有血肿应仔细清除,用等渗盐水冲洗,缝合结扎出血点。放引流后,缝合伤口。

(三) 感染

1. 发生原因 手术未遵循无创技术,操作不精细以致组织创伤剧烈,炎症反应严重,组织抵抗能力下降;或未严格遵守无菌技术。皮瓣血供障碍或血肿、血清肿形成后,又未重视采取抗感染措施。局部有潜在感染灶存在,且术后皮瓣下遗留有死腔。病人一般情况差,或有糖尿病等全身性疾病存在。

2. 预防 术前严格改善全身情况,控制全身性疾病,以提高抵抗力。严格遵守无菌操作和无创操作,爱护组织,止血彻底,伤口内正确放置引流,防止遗留死腔。术后正确包扎和适当使用抗生素。

3. 处理 一般术后体温均有所增高,如是正常的手术创伤反应,术后48小时内即开始下降。如48小时后体温仍继续升高,应警惕伤口感染。若同时还发现皮瓣与受区间缝合的创口潮红范围超过缝线区域,疼痛增剧,血常规检验白细胞计数增多,即可诊断为创口感染,应加强全身抗生素的应用,加强换药,密切观察皮瓣局部,必要时拆除部分缝线以利引流。

(四) 皮瓣撕脱

见于远位皮瓣移植中，特别是采用间接转移法的扁平皮瓣和皮管易于发生，一般都是由于固定不可靠，肢体活动剧烈所致。一旦发生应立即清创缝合，正确有效固定。

学习小结

1. 学习内容

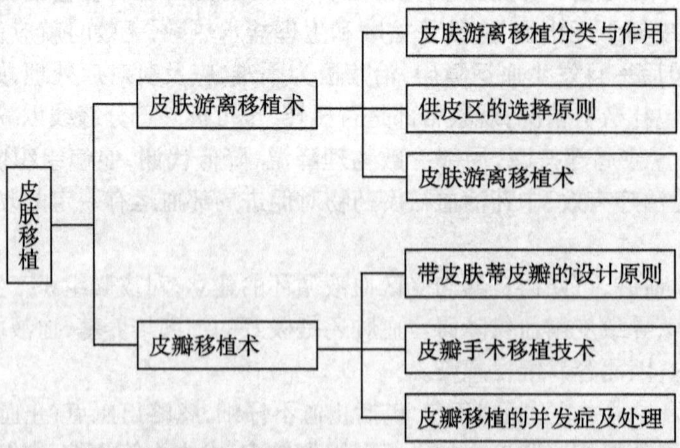

2. 学习方法　对皮肤移植的学习首先应该熟练掌握皮片、皮瓣的概念，分类和临床应用，明确其适用范围，重点理解皮片皮瓣的各种采取方法和手术操作要点，了解供皮区的选择和皮片厚度的确定原则。皮瓣移植术的手术操作及术后处理。要熟练掌握相关的解剖结构，积累临床经验，才能在长期的临床实践中提高自己的心得体会。

（赵建勇）

复习思考题

1. 不同皮片类型切取要点有哪些？
2. 为什么皮片没有血供植进受区仍能存活生长？
3. 皮片移植术后并发症的处理原则有哪些？
4. 皮瓣分类及切取方法的不同点有哪些？

第四章　骨移植术及移植骨的采取法

学习目的

骨移植术是将健康的骨组织移植到患处以填充缺损、加强固定和促进愈合的一种手术。通过本章对骨移植的相关知识的学习，掌握植骨方法和移植骨的采取法，熟悉骨移植的适应证、禁忌证，了解骨移植过程中的注意事项。为临床实习与工作奠定理论和实践基础。

学习要点

骨移植的适应证和禁忌证、植骨方法及移植骨的采取法等。

第一节　骨移植术

骨移植术是将健康的骨组织移植到患处以填充缺损、加强固定和促进愈合的一种手术。在骨伤科领域中主要用于充填骨缺损的腔，修复由于肿瘤切除后造成的骨段缺损，治疗骨不愈合或迟延愈合，融合关节等。

根据患者的具体病情可采用皮质骨和松质骨移植。移植骨可取自患者本人或其他健康人。骨移植的种类有传统骨移植、带肌蒂骨（瓣）移植及带血管的骨移植。

一、适应证与禁忌证

（一）适应证

1. 骨折不愈合或迟缓愈合　由于骨折后固定不够充分、过度牵引，断端间夹有软组织或局部血液循环不良以及感染等因素造成骨折的迟缓愈合、不愈合。

2. 骨缺损　开放性粉碎骨折，碎骨块缺失，或清创时，错误地摘除碎骨片，造成骨缺损。良性肿瘤手术切除或行搔刮术后所遗留的骨缺损。结核等病灶清除后，遗留的骨缺损。先天性骨缺损。

3. 关节融合　可行植骨方法融合关节，达到稳固关节、减轻症状、治疗疾病的目的。如四肢关节及脊柱融合等。

4. 骨阻挡　用骨移植来加强关节的稳定性以防再脱位，如先天性髋关节脱位的髋臼造盖术或习惯性肩关节脱位的骨块阻挡术等。

（二）禁忌证

1. 凡取骨部位或者手术部位有炎症病灶存在，须待炎症完全消除后，方能行骨移植术，以防感染。

2. 凡有开放性创口存在时，须待创口愈合 0.5~1 年后，方能行骨移植术。但在特殊情况下，如伴有窦道形成之慢性骨髓炎或骨结核在彻底病灶清除术后所遗留的骨缺损，辅以有效的抗生素治疗,可行松质骨移植术。

3. 植骨处广泛瘢痕形成、血运较差,须先行整形手术改善血运,方考虑植骨。

二、植骨方法

(一) 术前准备

1. 一般准备　仔细检查病人,确定无感染病灶,是植骨术的成败关键,要求患者本人密切配合。若术前有贫血、营养不良以及因长期外固定所造成的骨质疏松、关节挛缩畸形等均应及时纠正。

2. 供骨区准备　自体取骨时应于取骨部位做好皮肤准备,术前3天开始,每天用肥皂水清洗取骨部位及周围皮肤,清洗后消毒一次,然后用无菌敷料严密包扎。术前一天清洗后备皮,并重复上述步骤。手术当日晨起再次消毒,更换无菌敷料包扎,送进手术室。于髂骨或胫骨取骨时,因出血较多,应准备好骨蜡,必要时做好输血准备。

3. 受骨区准备　除供骨区准备外,若肢体有广泛的瘢痕组织并与骨质粘连时须先行植皮,待软组织血供良好时(约3个月后)方可行骨移植术。

(二) 手术步骤

1. 上盖植骨法　切开软组织,显露骨折不愈合之部位,清除瘢痕组织,去除缺乏血供之硬化骨,保存骨折端软组织的附着点。然后凿开两骨折端已闭锁的髓腔,直至正常的髓腔组织。再将上下两折段的骨皮质凿去一层,但不要到骨髓腔,造成粗糙面,使在两骨折端上形成一可以连续的平面,其长度与宽度应与移植骨块相符,然后把一块较大的移植骨片,放置在粗糙面上,并使其紧密接触,用螺丝钉将骨片固定在受骨区上,同时在其周围植入松质骨块,以促进骨愈合。如缺损较多,则可在两骨端的空隙中植入多量的松质骨。有时在胫骨骨缺损区为了加强固定作用,可用两块坚质骨片放在该骨的两侧皮质粗糙面上,然后用螺丝钉由两侧拧入固定,缺损填以松质骨。最后按层缝合切口。

2. 嵌入植骨法　切开软组织显露骨折不愈合部位,纵行切开骨外膜,将骨外膜向两侧剥离,切除瘢痕组织,使两骨折端准确对位。根据骨的粗细,在一侧骨面上,设计切取一长12~15cm跨越骨折线的长方形骨块。如胫骨,以折线为基点,若骨折线靠近膝关节时,长方形的骨块在骨折远段占2/3;若骨折线靠近踝关节时,则长方形的骨块在骨折近段占2/3。先刻凿出需切取长方形骨块的周边,再在周边上钻孔,然后,逐渐凿开或锯开,把长方形的骨块取下,旋转180°,放回骨槽中,用螺丝钉将长方形骨块固定稳妥,逐层缝合切口。

3. 滑动植骨法　切开软组织,显露骨折不愈合之部位,纵行切开骨外膜,将骨外膜向两侧剥离。将长的一侧骨折段锯下一宽为周径的1/2、长为移植骨块的2/3的骨块。再将另一折段相应部位锯下长为移植骨块的1/3的骨块,使之成为较短的骨片,然后把长骨片滑动到跨越骨折线上,用螺丝钉固定于两骨折段上。若两骨折端间有距离,不必设法使之靠拢,可依靠此植骨片达到愈合,将短的骨片补入空余的槽中,依层缝合切口(图4-1)。

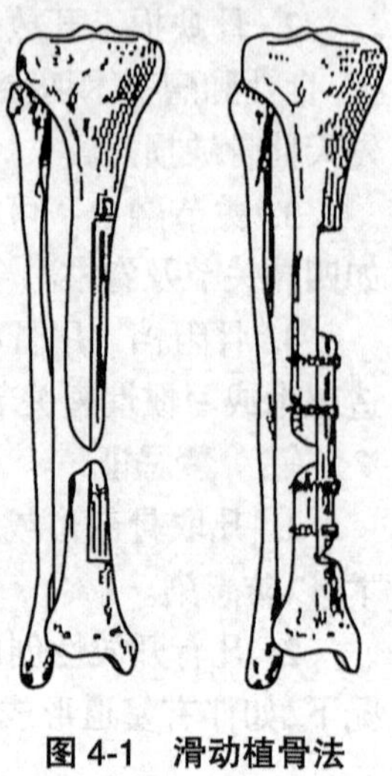

图4-1　滑动植骨法

4. 髓腔植骨法　切开软组织,显露骨折不愈合之部位,将骨折端撬出至切口外，凿通髓腔，取自髂骨带有骨皮质之小骨片，使大半插入骨髓腔中，松紧适度，然后再将其另一端插入另一折段的骨髓腔中，骨折端间一般可消除距离，若因骨质缺损而产生一定距离时需在断端植入松质骨，逐层缝合切口。

5. 松质骨植骨法　根据手术需要，做适当长度的切口。如为骨囊肿或骨巨细胞瘤等，在彻底刮除瘤组织后，用生理盐水冲洗骨髓腔，将由髂骨取来之松质骨切成大小适当的松质骨块紧填于空腔中，以利愈合。如用于椎板融合时，可将取来的松质骨剪成若干细条状骨条，摆在椎板已造成的粗糙面上，安放好移植骨后，彻底止血，逐层缝合切口。

（三）术后处理

1. 石膏固定与保护　术后应密切观察露于石膏外面的肢端情况，如有循环、感觉和运动的改变，应及时将石膏两侧破开，再用绷带固定。石膏固定时间的长短，应视病情决定，一般需 3~4 个月，但主要以 X 线照片为准。负重肢体的固定时间应适当延长。即使拆除石膏后，也还需 2~3 个月对患肢加以保护，以防发生移植骨骨折。若骨折再次发生，应早期行松质骨再植，常可在较短时间内出现骨性愈合。

2. 预防感染　术后应常规应用效抗生素，若发生轻度感染，所移植之骨块不必急于取出，有时感染被控制后，移植骨仍有成活可能，如感染严重，切口经久不愈，移植骨确已成为死骨时，须手术取出。

3. 预防关节僵硬　骨移植术后，应积极鼓励患者尽早主动地进行功能锻炼。拆除石膏后，即开始患肢各关节的主动锻炼。此外，还应辅以物理疗法及按摩或中药熏洗等方法配合治疗。

三、骨移植术的注意事项

1. 切口与缝合　最好在有肌肉覆盖处的皮肤上行弧形切口。缝合皮肤时，要求没有张力，以免发生皮缘坏死，切口裂开或感染，导致植骨失败。

2. 严格无菌操作　感染常造成骨移植术的失败，因移植骨片本身缺乏血运、抗感染能力差，因此术中要求严格遵循无菌操作。对移植骨要用器械夹持并用生理盐水纱布包裹存放。

3. 局部条件　术中应切除骨折部位的瘢痕组织，直到有渗血为止。有良好血液循环的软组织，能促进移植骨的愈合，骨折端的硬化缺血区，术中必须切除，对闭塞之骨髓腔应给予打通，这样有利于髓腔内营养血管的新生和骨内细胞的成骨作用发挥。

4. 移植骨与受区骨接触更紧密　做骨移植时，要使移植骨与受区骨之间均紧密接触，因此在上下两折段制作粗糙面时，要平坦，以便使移植骨与受区骨的骨面完全对应，移植松质骨时也要注意紧密接触，以利愈合。

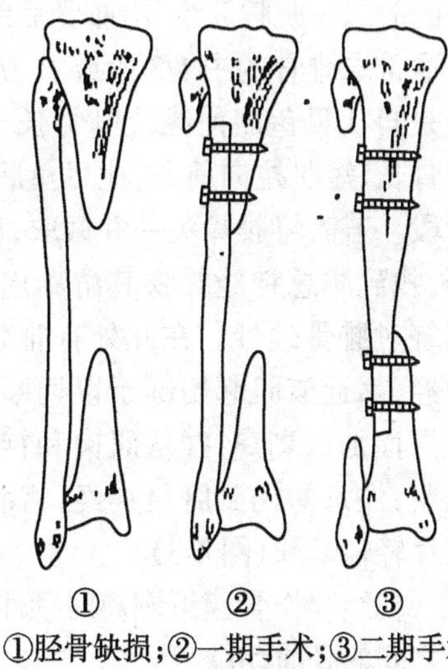

①胫骨缺损；②一期手术；③二期手术

图 4-2　胫腓融合术

5. 骨缺损的处理　因骨缺损，所造成肢体短缩，骨移植时，原则上应尽量恢复肢体的长度。在上肢，术时可将其上下骨端靠拢，允许缩短 3~4cm，这样有利骨愈合，对上肢的连接及杠杆作用无明显影响。而在下肢，应在尽量恢复其长度的基础上进行骨移植。在胫骨应考虑做巨大滑动植骨法，另加松质骨移植，以尽量恢复胫骨原有长度，也可行胫腓融合术(图 4-2)。

6. 要有坚强的内、外固定　固定不够充分，易造成骨移植的失败，一般移植骨片在骨折端两侧至少要有两个螺丝钉做牢靠的内固定。术毕，用合适石膏外固定，在包扎石膏过程中易造成移植骨折断或松动，为此要特别注意由专人把持患肢，不使其扭动。

第二节　移植骨的采取方法

移植骨的采取主要是根据植骨区的需要来定，如做坚强支撑作用者，应选择皮质骨为主的胫骨、腓骨和肋骨；若以促进生长，填充缺损为主者，应选择松质骨为主之髂骨；须兼顾两方面者，亦可选用带皮质骨和松质骨之髂骨。

由于自体骨移植时骨来源有限，取骨可造成供骨处某种程度的缺损，因此应尽量做到爱护骨源，精密设计，取骨的部位、移植骨的形态及质和量都要适度，不应浪费，对供骨处的缺损及日后对功能的影响尽量减少到最低限度。

一、腓骨采取法

用腓骨作为移植骨，多用于肱骨或胫骨的骨缺损，也可用于骨端缺损的关节再造。

【术前准备】

除一般准备外，另准备线锯、骨刀和骨钻以便取骨之用。

【麻醉】

采用腰麻或硬膜外麻，若植骨区在上肢，可加用臂丛麻或用全身麻醉。

【体位】

采用侧卧位，取骨肢体在上。

【手术步骤】

1. 切口与暴露　切口一般起自腓骨头上方 10cm 处的股二头肌腱后缘，沿腓骨后缘至小腿中、下 1/3 交界处通常取腓骨的中 1/3 段或上 1/2 段做骨移植。手术途径是自比目鱼肌前缘及腓骨长、短肌后缘之间进入，把腓骨长、短肌拉向前方，比目鱼肌拉向后方，即可显露腓骨段。若需将腓骨头一并截取，应先在股二头肌腱后内面，找到腓总神经并将其游离出来，然后向远端追踪至其绕过腓骨颈处。在此处有腓骨长肌起始部覆盖腓总神经，靠近该肌起始部予以切断，此时先用止血钳在该肌深面加以剥离，并从肌肉和神经之间分开，切断腓骨长肌，注意勿伤到腓总神经，将腓总神经游离并用橡胶皮片轻轻牵开(图 4-3)。

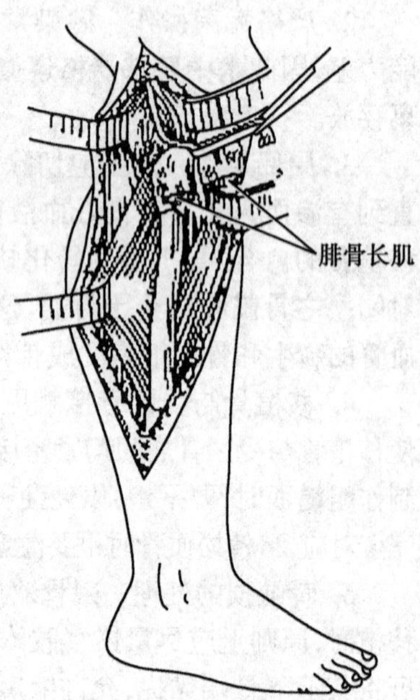

图 4-3　显露腓骨上段

在继续作骨膜下剥离时须小心，勿伤及腓骨颈及胫骨之间的胫前动脉。

2. 截骨　自下向上进行骨膜下剥离，在骨膜下截骨，截下之腓骨段用生理盐水纱布包裹用。彻底止血之后，依层缝合切口，放置负压引流。

【术后处理】

术后应将患肢放置于支架上以抬高肢体，术后24~48小时拔出引流管。拆线后可离床活动。

【注意事项】

由于附着在腓骨上的腓骨短肌纤维方向是斜向下方，故在骨膜下剥离时，应自下向上进行；若将腓骨头一并截取时，须注意勿损伤腓总神经，在切开胫腓近侧关节后部关节囊时，往往有困难，为此，应切断腓骨远端并向外牵开，才容易把深部软组织逐步切断。

二、髂骨翼松质骨采取法

髂骨翼前、后1/3部较厚，且富有松质骨，而中1/3很薄，故自骨翼采取松质骨时，多在前1/3或后1/3范围内进行。

【术前准备】

见腓骨采取法。

【麻醉】

与受区的麻醉统一，如不统一时，可用局部麻醉。

【体位】

取髂骨嵴前段时，采用仰卧位，取髂嵴后段时，取俯卧位。

【手术步骤】

1. 切口与暴露 由髂前上棘向后上，沿髂嵴方向切开皮肤长8~12cm的切口，同时切开皮下组织及筋膜，沿髂嵴外缘（臀肌起点与腹外斜肌和腰背肌止点之间）切开骨膜，沿髂嵴外板骨膜下剥离臀肌，并在臀肌与髂骨之间填塞干纱布压迫止血。再将附着于髂嵴上的腹外斜肌和腰背肌止点及附于髂骨内侧的髂肌一并向内侧剥离，暴露髂骨内板填干纱布压迫止血，此时髂骨翼上部即可完全暴露。

2. 切取骨片 切取所需各种形状和大小的骨片，常用的有以下几种。

(1) 薄层骨片：常用于骨折内固定术及脊椎融合术的植骨。在已显露之髂骨嵴及内外板，沿髂嵴方向平行凿取包括两侧皮质的薄层骨片。其厚度为2~3mm，长6~7cm，用生理盐水纱布包裹备用，修整骨面之棱角，骨髓出血可用热盐水纱布压迫止血，无效时可涂抹骨蜡。

(2) 楔形全厚骨片：常用于先天性髋关节脱位的造盖术。可在髂骨前上棘和后上棘之间的髂嵴上采取，但须保留前、后两棘部。先在髂骨外板凿出所拟取骨片的界线，再按此线切取全层骨板。

(3) 一侧骨皮质的骨片：这种骨片常用于脊椎融合术（“H”形植骨），在已显露的髂骨外板上，先凿出取骨四周界线，再沿此线凿开髂骨外板，并用撬的动作分开内、外板之间的松质骨部分，外板即可取下。清点手术用品，如数取出止血用的纱布块，彻底止血，将剥开的骨膜及肌肉复位对准，依层缝合切口。

【术后处理】

术后不需外固定，注意切口渗血或血肿形成，必要时可加压包扎，应用抗生素预防感染。

【注意事项】

在两侧骨膜下剥离时，要使剥离器紧贴骨面，防止滑入肌层增加出血；在内板剥离时防止损伤内脏；切除薄层骨片时，要用锐利的骨刀，在切取过程中始终保持一定方向，防止骨片厚薄不均。

学习小结

1. 学习内容

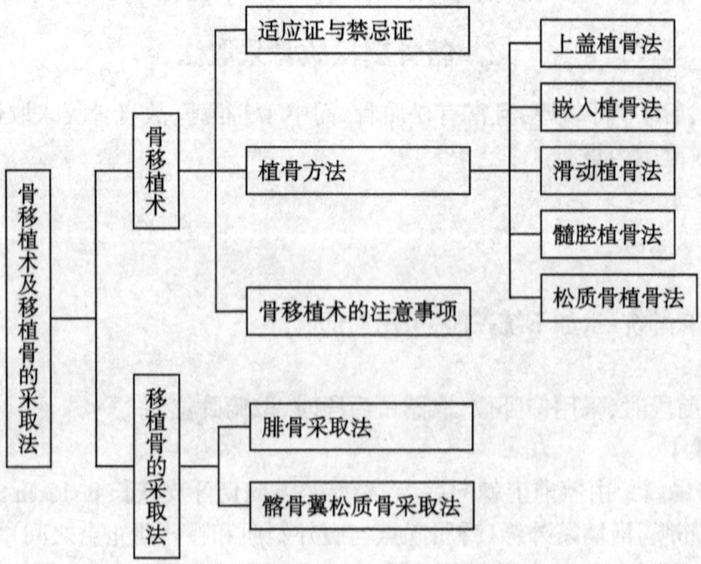

2. 学习方法　对骨移植术的学习首先应该明确其适应证和禁忌证，熟练掌握骨移植术的植骨方法，重点掌握植骨的各种采取方法和手术操作要点，了解骨移植术的注意事项，在骨移植术的手术操作及术后处理过程中，要熟练掌握相关的解剖结构，积累大量的临床经验，才能在长期的临床实践中提高自己的心得体会。

（齐万里）

复习思考题

1. 在骨移植术中松质骨与皮质骨的应用有何区别？
2. 髂骨供骨区发生疼痛的常见原因与处理方法有哪些？
3. 人体中还有哪些部位可以作为供骨区？

第五章　肌腱缝合术

学习目的

肌腱缝合术是处理四肢开放损伤及某些骨科伤疾病后期功能重建的基本技术，本章通过对肌腱缝合术学习，学习该项技术的步骤与方式，为临床打下基础。

学习要点

肌腱缝合术的适应证与禁忌证，常用几种肌腱缝合方法。

【适应证】

肌腱断裂者，均予以修复，修复手术时机的选择，则需根据伤口污染情况、受伤时间、伤情而定。

1. 一期缝合　开放性肌腱断裂，凡在伤后8小时以内，污染不重，清创彻底，有完整健康皮肤覆盖，可一期缝合肌腱。屈肌腱鞘内的深浅肌腱同时断裂时，早期可切除浅肌腱，缝合深肌腱。

2. 二期缝合　创口无污染，但患者就诊过晚者，将肌腱两端用丝线固定在附近软组织上，防止回缩，可在伤后观察5~7日后，如发现无感染迹象再缝合肌腱。

3. 晚期修补　若创口已感染者，应在创口愈合3个月后进行肌腱修补。

【禁忌证】

开放性肌腱断裂，在清创的同时做肌腱一期缝合，但有下列情况者不宜一期缝合：肌腱挫裂伤，创口污染较重者；肌腱断裂，合并有明显软组织血运障碍者；在某些损伤中，如肉食加工、皮毛加工、污水中作业等工作中受伤，虽然伤口外观尚清洁，肌腱断端比较整齐，但实践证明，这类损伤，术后容易感染。因此，在受技术条件限制的情况下，若勉强缝合，反易增加感染机会，或造成广泛粘连，失去晚期修复的良好条件。

【术前准备】

术前确定肌腱断裂部位有无神经损伤、骨折；根据肌腱的部位、种类、大小的不同，准备各种骨钻、骨凿、纽扣、不锈钢丝、各种规格的丝线和圆针等；肢体和病区的水肿、炎症，即使是轻度的，也应积极治疗，使之完全消退后手术；局部较大和较硬的瘢痕应先切除与皮瓣修复，保证肌腱周围有良好的血运和柔软的疏松组织床；在肌腱缝合前，对其支配活动的关节僵硬应先治疗，给予理疗和主、被动锻炼，使之恢复有较大的活动度，才能手术和收到肌腱缝合的效果。

【麻醉】

做肌腱修复术，需有良好的麻醉，以使肌肉松弛，减少被修复肌腱的张力。上肢多采用臂丛麻醉，或高位持续硬膜外麻；下肢多选用腰麻或持续硬膜外麻，手术简单者可选用局部麻醉。

【体位】

上肢:患者仰卧于手术台上,将患肢肘关节稍屈曲置于胸前,或置于上肢手术台上(即手术台旁的小桌,又称侧台)。下肢:患者平卧、俯卧或侧卧于手术台上。上臂或大腿缚气囊止血带。

【手术步骤】

1. 切口　肌腱手术的皮肤切口应选择与肌腱垂直或斜行切口,尽量避免与肌腱的纵轴平行,以免整个切口与肌腱纵行粘连。切口垂直或斜行跨越肌腱,这样切口与肌腱只有一个平面接触,粘连的机会、面积可以大为减少。

2. 肌腱的寻找　肌腱断裂后,远近两端都有不同程度的回缩,造成寻找肌腱困难,肌腱回缩程度与肌腱滑动范围的长短、肌肉收缩力的大小、断裂程度、关节屈伸位置等有关。手术时从伤口寻找肌腱断端,不宜用血管钳探入伤口盲目探找钳夹肌腱断端,这样不但增加组织创伤,扩散创面污染范围,而且也达不到目的。

在寻找断肌腱远端时,被动屈或伸患指(趾)后,肌腱断端多可自行突出到伤口内,即可找到;寻找断端近端时,除被动极度屈(伸)关节外,可用弹性橡皮带从肢体近端向远端进行螺旋状缠绕,肌腱断端多被挤入伤口内,如仍不见突出,可在肢体近端另做一切口,直至找到断腱的近段,夹稳肌腱两端以免回缩。

3. 肌腱缝合法　找到肌腱断端后,根据损伤肌腱种类不同,采用不同缝合方法加以缝合。

(1) Bunnell 缝合法:先夹住肌腱断端拉紧,在距断端 1.5cm 处横贯肌腱进针,抽出使两侧线等长,然后紧靠出针点旁侧进针,斜向断端交叉而对称的穿过肌腱,如此交叉进针 2~3 次,最后在近侧 3mm 处穿出。继之沿近侧大部切开肌腱,翻转断面,同上法进针,自腱断面内两侧对称引出,切除肌腱残端,拉紧缝线后结扎,使线结陷入腱表面。线结是缝合的弱点,应该使之陷入腱内而受最低张力(图 5-1)。

(2) "8"字缝合法:①肌腱近端缝合:先用止血钳夹住肌腱断端拉紧,根据肌腱的粗细,选用 0/3~1 号丝线,取 30cm 长,两头穿细长直针。在距断端 1~1.5cm 处横贯肌腱进针,抽出使两侧线等长,然后紧靠出针点旁侧进针,斜向断端交叉而对称的穿过肌腱,如此交叉进针 2~3 次,最后在止血钳近侧 3mm 处穿出。继之沿近侧大部切开肌腱,翻转断面,同上法进针,自腱断面内两侧对称引出,切除肌腱残端,拉紧缝线。②肌腱远端缝合:同上法。收紧缝线,使两断端准确对合后打结(图 5-2)。

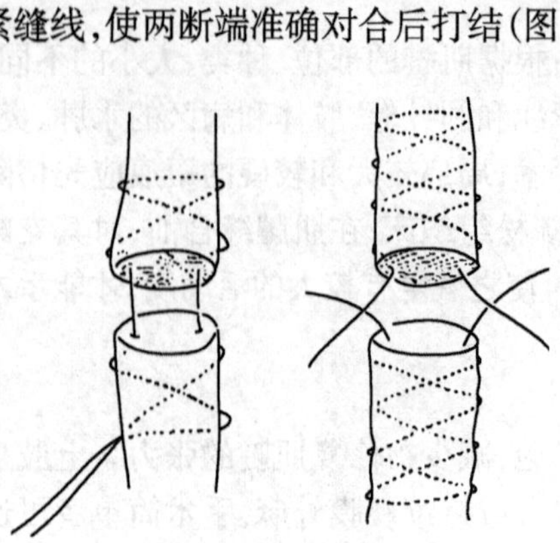

图 5-1　bunnell 缝合法

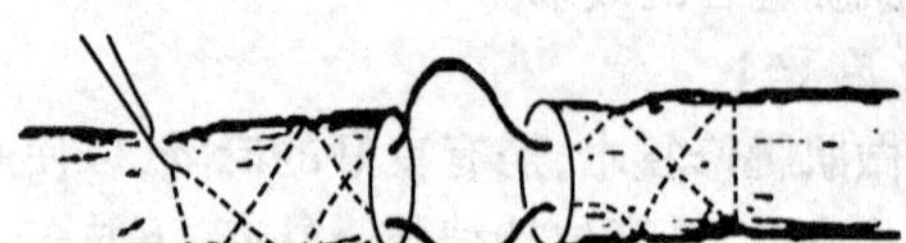

图 5-2　"8"字缝合法

(3) 改良 Kessler 缝合法：自肌腱一侧断端的断面进针，从肌腱表面出针。再带上一小部分表面的肌腱后横穿肌腱，从对侧穿出。然后自断面出针入另一侧断端断面，再从肌腱表面出针，以交锁缝合法横穿至肌腱对侧，再从断面出针，收线对合断面，打结(图 5-3)。

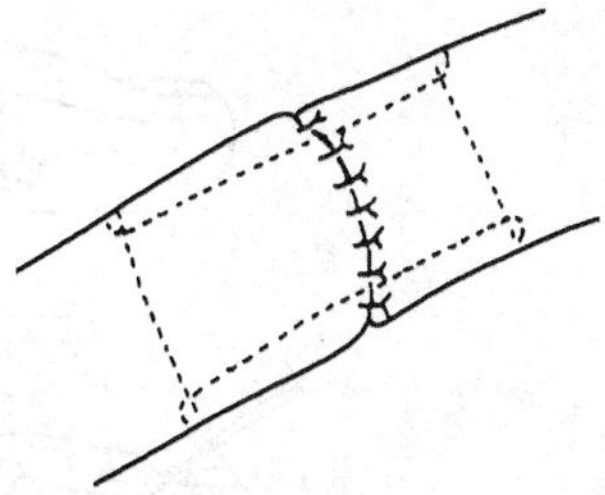

图 5-3　改良 Kessler 缝合法

(4) 鱼口式缝合法：此法适用于肌腱两侧断端直径相差较大的缝合，或两断端粗细相等，但要求拉力较大的肌腱缝合，肌腱必须有足够的长度，适用于肌腱鞘外的肌腱缝合。①粗细不等的肌腱编织缝合法(图 5-4)：将粗腱断端做一约 1cm 长的纵行楔形切口，分成两瓣(呈鱼口状 V 形)，在两瓣的中间，在粗腱 V 形切口中央斜刺一个瓣的侧壁穿出，形成一切口，再分开扩大形成隧道适能容纳细腱。然后，夹住细腱的断端经此小切口拉出，在距小切口 5cm 处的近心侧壁另做一小切口，通向对侧，然后将细肌腱经此切口拉向对侧，用细线缝合，切除多余残端，最后，将鱼口上下两片缝在细腱上。②粗细相等的肌腱编织缝合法(图 5-5)：于一条肌腱的一侧断端做 1cm 长之纵行切口，将肌腱的切开处呈扇形分开，在切口之对侧壁根部斜行刺穿一小口，经此小切口，将另一条腱拉出，用甲腱的扇形部包绕乙腱，用细丝线间断缝合。接着，将乙腱断端对着甲腱的那一面也按切开甲腱的方法切开，然后用乙腱切开部包绕甲腱，并行间断缝合。

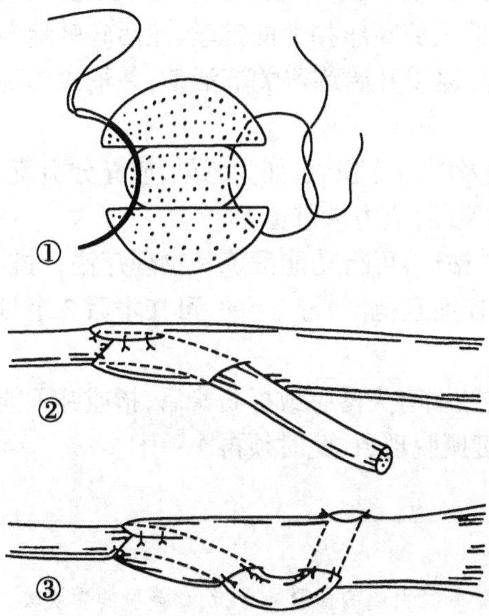

图 5-4　粗细不等的肌腱编织缝合法

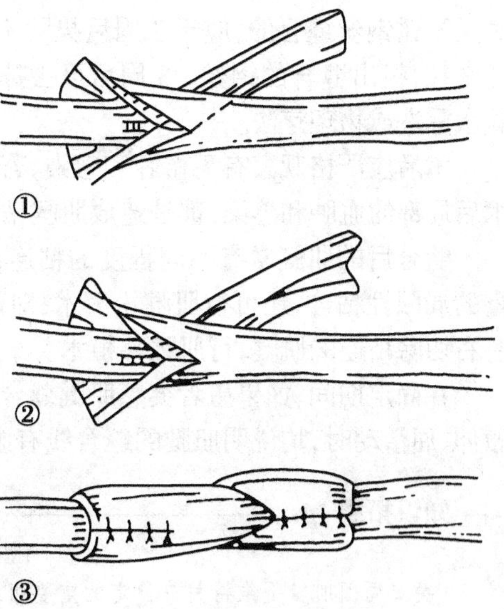

图 5-5　粗细相等的肌腱编织缝合法

(5) 肌腱与骨固定法(图 5-6)：将肌腱固定在骨骼上一般要用抽出式缝合技术。常用方法是 Bunnell 十字交叉缝合的改良法，将抽出钢丝套在一直针上，直针在距肌腱断面 10mm 处横穿肌腱。这样在将要向远侧穿入骨骼的肌腱内形成一个缝线环，使抽出钢丝与近侧的缝线环相连接。此种改良 Bunnell 方法要求在肌腱内缝线至少交叉一次。缝针从肌腱断面穿出，通过骨孔穿到骨对侧再穿出皮肤。缝针再穿过毛毡衬垫和纽扣，在纽扣

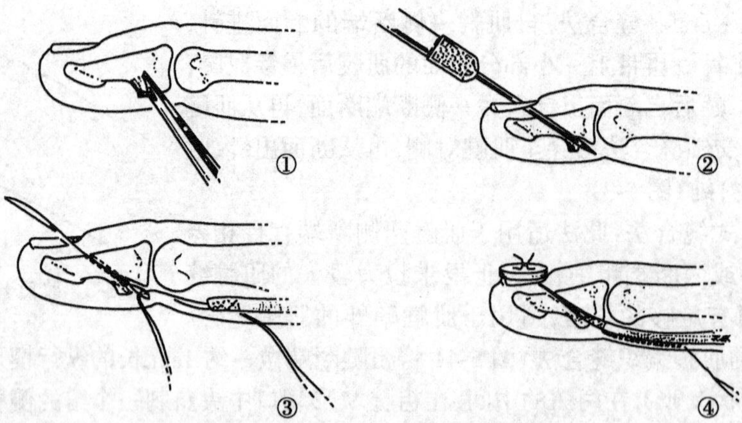

图 5-6 将肌腱与骨固定的一种方法

表面抽紧钢丝打结，用针带着抽出钢丝逆向穿出皮肤，3~4 周后，取出钢丝，将纽扣自缝合钢丝上剪去，逆向（向近侧）牵拉抽出钢丝即可取出钢丝。

【术后处理】

为了避免肌腱受牵拉致缝线被拉脱，要将邻近关节固定于肌腱松弛的位置，以利于肌腱愈合。多用石膏托固定 3 周，若用不锈钢丝缝合时，在 1 周后可做轻微的主动活动，这样可减少肌腱的粘连和增加其滑动性。切忌粗暴的被动活动，以免将缝合后的肌腱撕脱。对用不锈钢丝缝合的，应于 3 周后拔除不锈钢丝，即先剪断纽扣上的钢丝，然后轻轻地向外牵拉，拔出缝合的钢丝。3 周后可去掉石膏固定，逐步开始练习关节活动，并辅以中药煎水熏洗或物理疗法。

术后应严格观察有无血肿和感染，若有血肿应及时清除积血，如为感染，应充分引流。术后局部的血肿和感染，都是造成肌腱粘连的重要原因，应力求避免。

缝合后的肌腱常有不同程度的粘连，对轻度的粘连，可行功能锻炼和物理疗法；对较重的局限性粘连，还可行肌腱松解术；对严重的粘连而且范围较广泛的，可在术后 3 个月左右切除粘连的肌腱，行肌腱移植术。

在固定期间，如果患者突感肌腱缝合处松弛或肢端有失落感或拆石膏后，指或趾不能做伸、屈活动时，均说明肌腱的缝合线有脱落或肌腱撕脱现象，此时须再次手术。

知识拓展

缝合锚钉技术

关节周围肌腱是维持关节稳定的重要组织，由于肌腱牵拉引起的撕脱性骨折，如撕脱的骨块较小，采用单纯缝合方法难以达到有效地固定。缝合锚钉作为一种新兴的内固定器材，对关节周围撕脱性骨折及韧带损伤进行重建固定效果可靠，近年来在骨科领域得以应用，具有微创、较好恢复骨与韧带解剖连续性的优点。缝合锚钉是一种非常小的植入物，材料为钛合金或高分子聚乙烯，用于将缝线固定于骨中，通过缝线将线穿过软组织，并打结将软组织固定于锚钉上，即骨表面，从而快速稳定的将软组织和骨重新连接。

学习小结

1. 学习内容

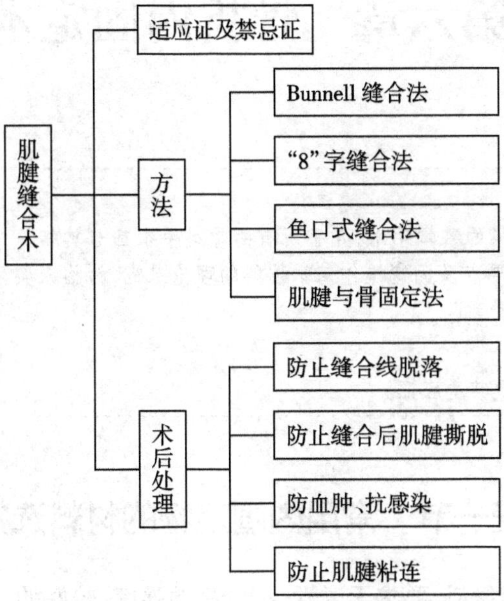

2. 学习方法　对肌腱缝合术的学习首先应该明确其适应证和禁忌证，在肌腱缝合术的手术操作及术后处理过程中，要熟练掌握相关的解剖结构，积累大量的临床经验，才能在长期的临床实践中提高自己的心得体会。

（曾展鹏）

复习思考题

1. 肌腱缝合术后为什么能够生长？
2. 除课本介绍外的肌腱缝合方法有哪几种？

第六章　骨折内固定术

学习目的

骨折内固定术是骨科的基本手术，几乎所有的骨科手术都与其相关，通过对本章的学习，学会骨折内固定术手术操作要点及固定操作基本技能的理论基础，为临床实习及从事骨伤科专业奠定基础。

学习要点

常用骨折固定方法及其适应证。

第一节　常用内固定物的材料选择

内固定所用的金属材料，要求无磁性，有较高的强度，较好的生物相容性，并有抗腐蚀性能，在人体内不生锈，不起电解作用，目前常用的有三种金属材料。

1. 铬镍不锈钢　其缺点是机械强度较弱，对弱酸弱碱的抗腐蚀性能较差，有微弱磁性，少有患者对铬镍过敏。

2. 钴基合金　其优点是组织相容性极好，机械强度高，但价格昂贵。内含钴、铬，极少数患者有过敏反应。

3. 钛基合金　常用的有工业纯钛和钛铝钒合金，其优点同钴基合金，并且质量轻，国内广泛应用。

近年来，塑料、人工橡胶和人工纤维等高分子材料应用于临床日趋增多，如超高分子聚乙烯的人工髋臼、硅橡胶人工指关节等。

第二节　常用内固定技术

1. 接骨板内固定术　接骨板多用于骨干骨折，根据骨折的解剖部位和骨折的特点可选用不同类型的接骨板。常见的接骨板种类有：

(1) 管状接骨板(图 6-1)：半圆周管状接骨板一般使用钛金属或不锈钢材料，因为这种接骨板通常只有1.0mm 的厚度，所以它的稳定性和坚固性不强。但是这种接骨板可以适用于一些有软组织包覆的部位，例如外踝、鹰嘴以及尺骨远端。椭圆形接骨板的螺孔可以使螺钉的位置产生角度的偏移，从而产生对骨折的

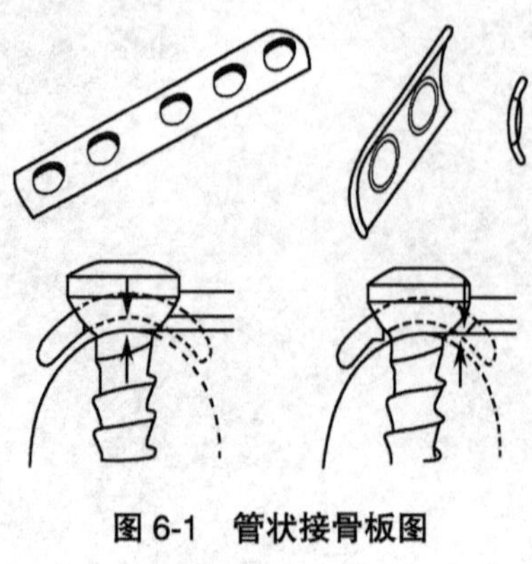

图 6-1　管状接骨板图

加压(图 6-2)。

(2) 重建接骨板(图 6-3):重建接骨板的特征是在接骨板的螺孔之间有很深的沟槽,这样可以将接骨板在平面上准确地改变形状,或者使接骨板弯曲,以利于符合骨骼的解剖形态。这种接骨板在强度上比前面所述的加压接骨板要弱,在强迫塑形之后其强度会更加减弱。接骨板孔是椭圆形的,可以允许动力加压。这种接骨板尤其适用于三维几何形状复杂的骨折,如骨盆、髋臼、肱骨上端以及锁骨骨折等。在实际应用时可以用特殊设计的接骨板塑形工具对这些接骨板进行塑形和预弯。

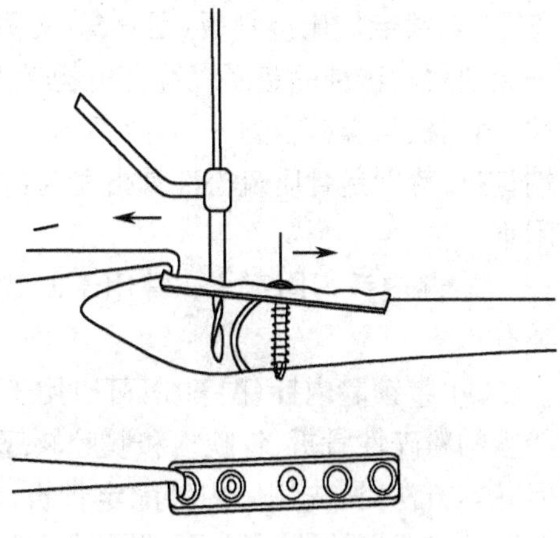

图 6-2　管状接骨板的加压应用

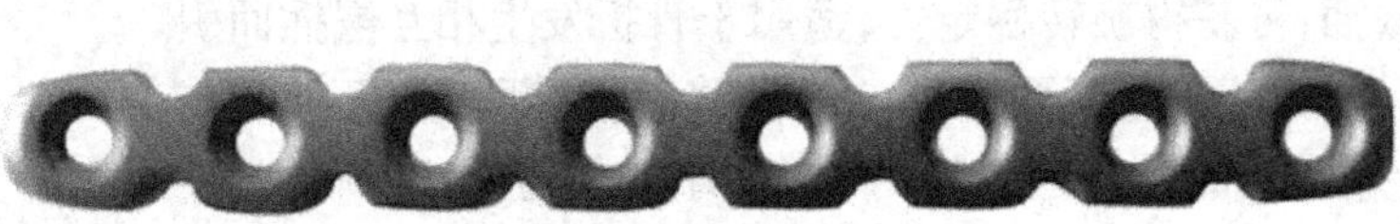

图 6-3　重建接骨板图

(3) 动力加压接骨板(图 6-4):动力加压接骨板设计的螺孔可以使偏心螺钉拧入时产生轴向加压。按照不同的功能,接骨板可以分为加压、中和、张力带支持等几种使用形式。这种接骨板孔的形状可以用一个斜向的有角度的圆筒来形容,螺丝钉帽像一个球沿斜的圆筒肩角滑下(图 6-5)。在实际使用中,拧入螺钉的过程导致骨折断端沿接骨板方向移动,从而产生对骨折断端的加压。接骨板孔的设计允许骨折段有 1mm 的位移,一个加压螺钉拧入后,在锁定这个螺钉之前,再加一个偏心加压螺钉,仍可以继续产生骨折断端的加压。

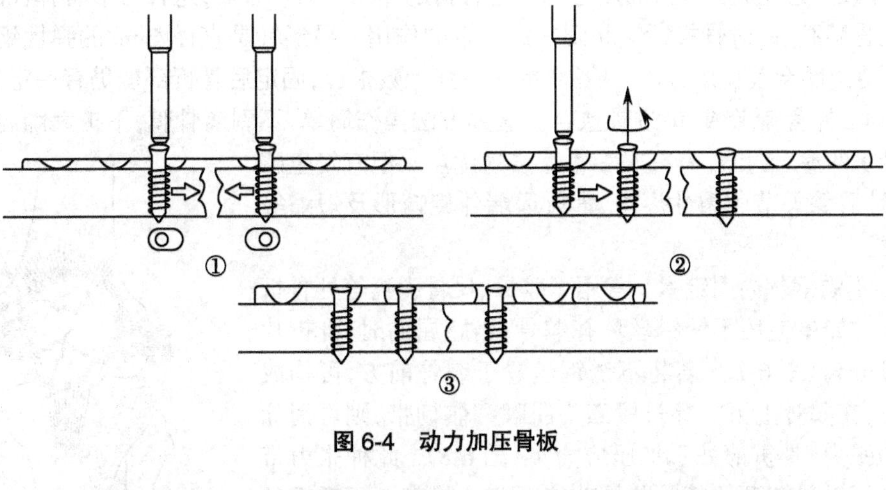

图 6-4　动力加压骨板

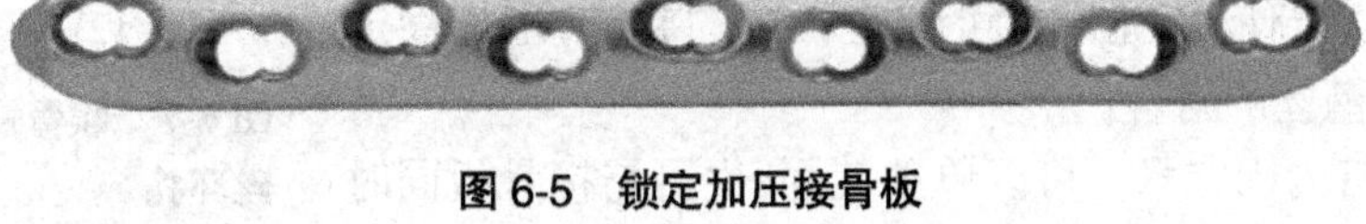

图 6-5　锁定加压接骨板

(4) 锁定加压接骨板(图 6-5):又称锁定钢板,将锁定与加压融为一体,常与锁定螺钉一起使用。这种固定系统符合生物学内固定的特点,可以微创操作,不需要对钢板进行塑性,因钢板与螺钉合为一体,故不容易发生螺钉松动及复位丢失。可用于长骨骨干及干骺端骨折,特别是骨质疏松性骨折尤为适用。因螺钉与钢板螺纹咬合紧密,钢板取出时偶有困难。

2. 髓内针内固定术　常用于四肢长骨骨干骨折,在力学上属于中心固定,常见的种类有:

(1) 带锁髓内针(图 6-6):可以用于不适合常规髓内针治疗的某些股骨和胫骨骨折,如严重的粉碎性骨折、骨缺损和髓腔峡部以外的骨折。尽管类型很多,但基本方法是,先用髓内针固定骨折,然后经皮穿入螺钉,穿过髓内针近端或远端的孔,通常两端同时用插销螺钉固定。

在长骨的两端用螺钉行带锁髓内针固定,阻止了两断端针滑动造成的互相嵌插,可获得旋转稳定性,适用于骨折发生相互嵌插而引起肢体短缩者。由于阻止了两断端的纵向移动,两断端间无加压作用,因而骨折愈合可能被延迟。然而,一旦骨愈合充分,达到暂时性稳定时,就可从近端或远端去除一枚(或两枚)螺钉,从静力性固定转变为动力性固定。去除插销螺钉一般在 6~12 周左右实施。当带锁螺钉仅插入一端髓内针孔时,仅将一侧主要骨折段固定,未固定的一段则可顺髓内针产生纵向移动,形成骨折端的相嵌,因而称之为动力性固定。这种动力性固定主要用于骨髓腔峡部以外的横行、短斜行以及螺旋形骨折,也可用于骨折迟缓愈合,骨折不愈合的治疗。

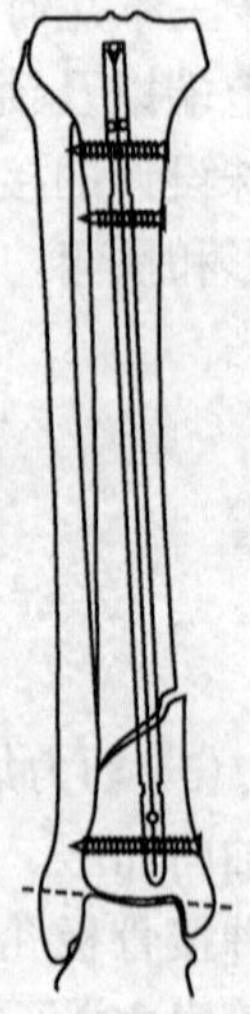

图 6-6　带锁髓内针固定示意图

(2) 弹性髓内针:这种固定是利用肌肉收缩和早期负重使两骨折断端轴向运动,造成相互嵌插而达到稳定骨折的作用。另一方面,这种弓形有弹性的髓内针插入骨髓腔后,对骨折断端起到三点固定的作用。弓形针是直径 4mm 的弹性钢针,一般采用骨折闭合复位的方法,从长骨的一端穿入数根针,固定后骨折部位仍有一定的活动度,能刺激外骨痂形成,促进骨愈合。这种方法操作简单,不剥离骨膜,不扩大髓腔,故不影响骨折的愈合过程,具有非手术疗法的优点。但有发生感染、穿针后膝关节刺激性疼痛、骨折远端外旋畸形及短缩等并发症。

3. 不锈钢丝内固定术　常用于髌骨、尺骨鹰嘴等处骨折的固定。如单纯用不锈钢丝环扎髌骨,当膝屈曲时,骨折片前部可分离(图 6-7)。若将不锈钢丝置于髌骨前方,可构成张力带,在髌骨上下方穿过股四头肌腱和髌韧带,则可消除所有的张力,骨折部处于加压应力下(图 6-8)。此种张力带缝合法可以早期开始膝关节的功能锻炼。临床上不锈钢丝常与克氏针联合使用,克氏针可防止骨折的旋转,增加稳定性,利于不锈钢丝的附着。

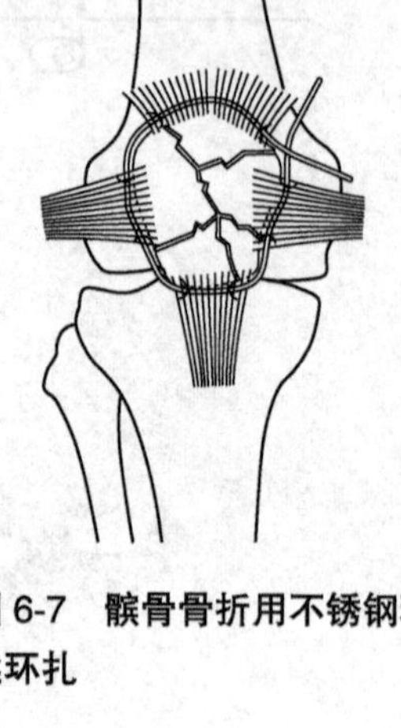

图 6-7　髌骨骨折用不锈钢环丝环扎

4. 螺丝钉内固定术　可以单独使用,也可与接骨板同时

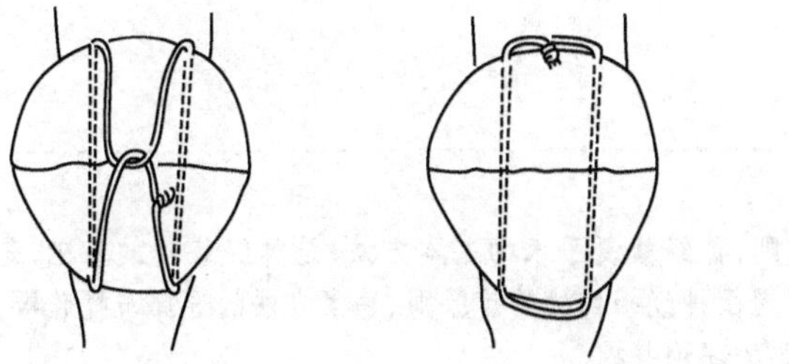

图 6-8　髌骨骨折用不锈钢丝做张力带缝合

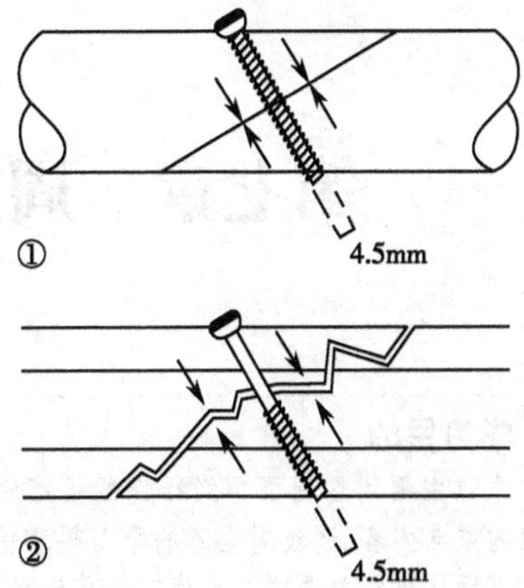

图 6-9　拉力螺钉

应用。螺丝钉可以分为皮质骨螺丝钉和松质骨螺丝钉；普通丝钉和锁定丝钉；全螺纹钉和半螺纹钉；自攻丝螺丝钉及预攻丝螺丝钉。根据用法的不同还可以分为加压螺钉和拉力螺钉(图 6-9)。一种螺钉根据不同的分类方法可以进行不同的归类，不同使用方法下所起到的作用也不一样。例如普通的皮质骨螺钉属于非锁定，预攻丝全螺纹螺钉，可以与钢板联合使用，也可以单独作为加压螺钉使用，还可以用做拉力螺钉，特殊情况下可以与钢丝一起用做张力带。

学习小结

1. 学习内容

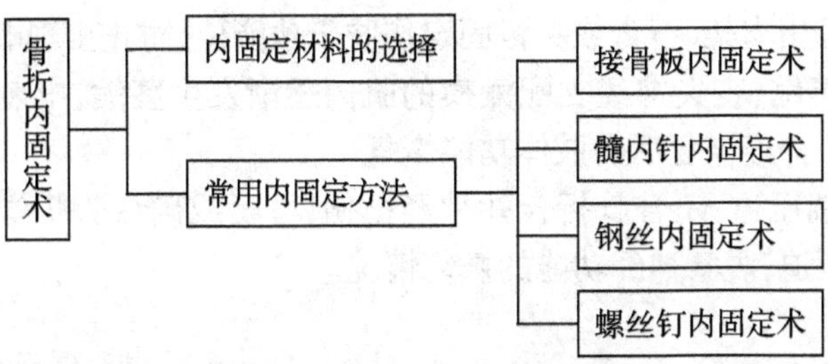

2. 学习方法　掌握固定物材料选择及各种固定法优缺点，在骨折内固定术的手术操作及术后处理过程中，要合理选择及运用各种内固定，积累大量的临床经验，才能在长期的临床实践中提高自己的心得体会。

(曾展鹏)

复习思考题

1. 锁定加压钢板与普通接骨板有何本质的区别？
2. 在骨干骨折中选用髓内针内固定与选用接骨板固定在力学上有何区别？
3. 张力带的生物力学原理是什么？

第七章 周围神经损伤的手术

学习目的

本章主要讲述周围神经损伤的治疗原则，神经修复手术的基本方法，是神经修复的基础，是本课程的重点内容。通过对全章的学习要掌握周围神经损伤的治疗原则、手术方法的选择与操作要点。对于日后从事相关领域的治疗工作奠定必要的理论基础。

学习要点

周围神经损伤治疗原则、神经修复分类、各手术操作要点。

第一节 周围神经损伤治疗原则

神经损伤的治疗目的在于尽早恢复神经的传导功能和后期肢体功能的重建，因此在治疗时需要从这两方面考虑。

1. 非手术疗法 指防止肌肉挛缩产生畸形，防止失神经支配瘫痪的肌肉萎缩，防止神经继续受压而采取的措施。

(1) 防止肌肉挛缩畸形：由于神经损伤所支配的肌肉逐渐发生萎缩，致使肌力不平衡而发生畸形，早期可用支架、石膏或夹板固定伤肢于功能位，防止出现畸形。

(2) 防止肌肉萎缩：丧失神经支配瘫痪的肌肉逐渐发生萎缩，电刺激、按摩等方法可防止肌肉萎缩，利于神经恢复后的肢体功能恢复。

(3) 解除骨折端压迫：闭合骨折合并神经损伤，可疑或确认骨折端压迫者，应尽快复位，解除对神经的压迫，观察神经功能的恢复情况。

2. 手术疗法

(1) 开放性神经损伤：如神经断裂，伤口整齐，污染不重，时间在 8 小时以内者，在清创的同时可行神经缝合术。如超过 8 小时，尚未超过 24 小时者，伤口污染轻，可酌情予以一期缝合，如污染严重，可清创后待二期进行处理。如伴有神经缺损时，需行神经移植术。

(2) 闭合性神经损伤：发生断裂的机会较少，一般不主张早期探查。骨折端压迫神经时，骨折复位后观察 6 周，无神经恢复迹象可考虑手术探查，据情况行神经缝合或松解术。外伤后出现神经损伤进行性加重时，多为瘢痕组织或骨痂压迫神经所致，需行神经探查松解术，必要时行神经移位术。

第二节 神经损伤的修复手术

一、神经松解术

神经松解术是将神经由神经外、内的瘢痕中松解出来的手术,其分神经外松解术和神经内松解术两种。

在神经受到外来压迫、牵拉、缺血或注射药物等所致的损伤时,神经干未断裂,仍保持外观上的连续性。此类神经损伤的病理变化差异很大,它可以表现为神经传导阻滞,也可表现为轴索中断或神经断裂。

在充分显露神经干后,可通过电刺激检查神经的传导功能,结合临床检查,全面估计神经损伤的程度。若神经对电刺激反应为阳性,则应行神经外松解术;若对电刺激反应为阴性或弱阳性,应先行神经内松解术。

(一) 神经外松解术

【适应证】

受到外来压迫、牵拉、缺血或注射药物等所致的未断裂的神经损伤,经保守治疗效果不明显者。

【麻醉】

根据神经位置的不同选择合适的麻醉。

【体位】

根据神经位置的不同选择合适的体位。

【手术步骤】

1. 神经显露　按照神经解剖结构,在显露损伤的神经干时,应从正常的神经近、远端开始,向神经损伤的部位将神经从瘢痕中分离出来。游离时注意正常神经分支的保护,可用橡皮条轻轻提起近端神经干,轻轻分离神经分支,以免损伤。

2. 清除压迫组织　神经损伤部位的瘢痕组织粘连,可用小尖刀切开或尖嘴蚊式钳剥离,仔细地沿神经纵轴方向将神经干完全游离。瘢痕与神经外膜紧密粘连时,可将外膜切开连同瘢痕一并切除。若神经外膜增厚也可切除增厚的神经外膜,并注意切除神经损伤处基底部的瘢痕或骨痂。必要时可将神经移位到健康组织的包围之中。

(二) 神经内松解术

神经内松解术是神经外松解术的延续,除在神经上的手术操作外,其他和神经外松解术相同。当探查术中发现神经受压或绞窄的程度过重,神经外膜上的营养血管在受压或绞窄部位中断,外膜增厚,神经干发硬,但不变窄,此时除需将神经外膜上的瘢痕切除外,尚需行神经内松解术。神经外松解术彻底后,先纵行切开硬结上、下邻近的神经外膜,外膜下潜行剥离后,向两侧牵开。用微型蚊式钳沿硬结上、下分开健康的神经束,逐渐向硬结区剥离。神经内无粘连时,束间很容易分开,但有瘢痕时则分离较难,可在显微镜下用显微外科手术剪刀剪开束间瘢痕,直到所有神经束完全分离为止。也可用平头细针头刺入束间注射生理盐水,无粘连处则膨胀开,有粘连处则不膨开,然后再在未膨开处仔细分离。由于神经束并非完全直线排列,往往有斜行神经束相连,松解时应避免损伤斜行神经纤维,同时要注意保护神经营养血管。若神经束表面有环行瘢痕环绕,应将其切开。除特殊情况外,一般不要切开神经束膜,以免损伤神经束内的神经纤维。如其中有神经束的纤维断裂,断端形成神经瘤或瘢痕连于断端之间,切除神经瘤和瘢痕后缝合神经或做神经移植。束间松解完毕后,也可将此段外膜切除,彻底冲洗、止血后,将神经置于正常软组织床上,逐层缝合。术后用石膏托固定于功能位 2 周。如松解术后 6 周仍未见恢复征象,应考虑神经缝合术。

二、神经缝合术

外伤性周围神经断裂者,或周围神经局限性病灶,做部分或全病灶切除后,造成人为的神经部分或全断裂者,可行神经缝合术。分为神经外膜缝合术和神经束膜缝合术。

神经外膜缝合术适用于早期神经修复,并适用于神经干内的神经束数目多、束较小、间质组织少、运动神经或感觉神经混合在一起不易分辨清楚的部位或单纯的感觉或运动神经的损伤。神经束膜缝合适用于神经干内的神经束比较粗、间质组织比较多、神经束的数目比较少、运动与感觉神经束能分辨清楚的部位。

(一) 神经外膜缝合

【适应证】

神经断裂损伤。

【麻醉】

根据神经位置的不同选择合适的麻醉。

【体位】

根据神经位置的不同选择合适的体位。

【手术步骤】

1. 神经显露　按神经的损伤部位需要切开显露损伤的神经,将神经断端从瘢痕中游离出来后,触摸神经瘤的范围,以利正确估计切除范围和缺损长度,便于使神经断端在无张力下缝合。

2. 神经断端的处理　对损伤的神经断端的处理,分新鲜和陈旧性损伤两类不同。新鲜神经断裂,用尖刀修齐,把断端对合后即可进行缝合。缝合时,在神经两断端同一轴线上各缝一标志线,以防缝合时神经扭转。陈旧性神经断裂,应先切除神经瘤,外露正常的神经束才能缝合。神经为半侧断裂,切除神经瘤后,应行半侧对端缝合,而另一半神经任其弯曲(图 7-1)。

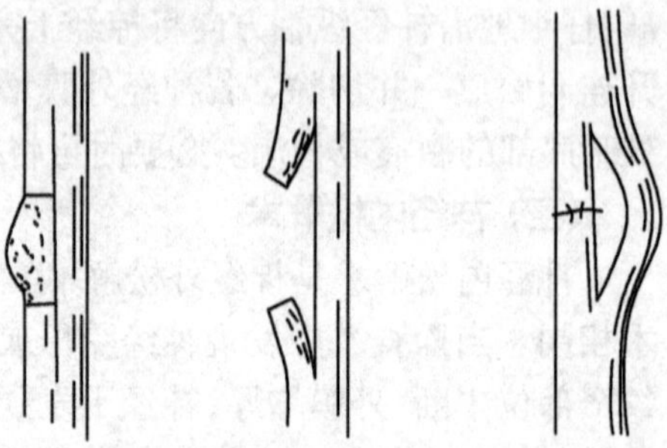

图 7-1　切除神经瘤行对端缝合

神经断端缝合:缝合神经时,先根据两断端神经乳头的解剖位置,准确对合,然后在神经干两侧的神经外膜距切线 1mm 处,用小圆针和 3/0 的丝线或 6/0 尼龙线做两定点缝合,保留缝线作为牵引线。再在两牵引线之间间断缝合,针距为 1~2mm。如果前面缝合后,翻转神经干,再按同法缝合后面(图 7-2)。缝合完毕后,剪除牵引线,摆正神经,置于健康的组织床上,逐层缝合。

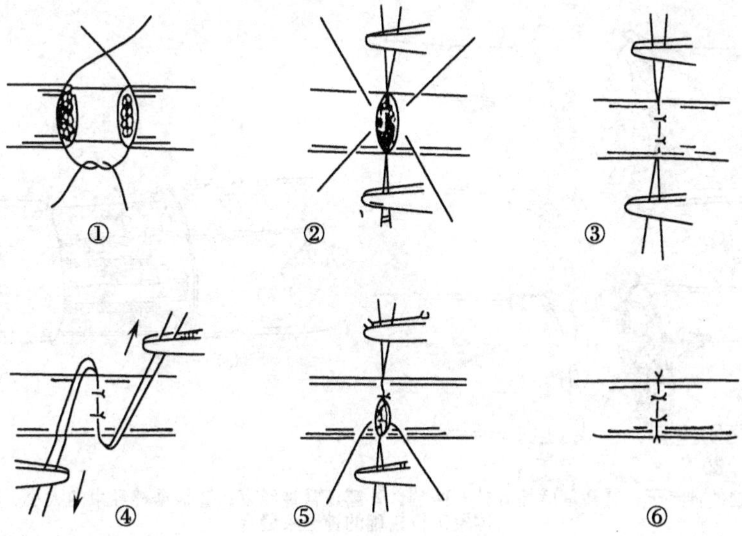

图 7-2　神经断端缝合

【术后处理】

为减少缝合神经的张力，应将肢体置于适当的屈曲位置，石膏托固定。

(二) 神经束膜缝合术

【适应证】

神经断裂损伤，特别是混合神经。

【体位】

根据神经位置的不同选择合适的体位。

【麻醉】

根据神经位置的不同选择合适的麻醉。

【手术步骤】

1. 神经显露　同神经束膜缝合术。

2. 神经断端的处理　先在神经两断端上各切除一小段神经外膜，然后从神经束间隙向断端做分离解剖，直至神经断端或神经断端的瘢痕处。分离时，相邻比较邻近的小神经束不必单独解剖，而使之成为神经束组，较大的神经束则单独分离。各神经束或神经束组最好不在同一水平切断。

3. 神经断端缝合　止血后用 9-0 或 10-0 无创线每束缝合 1~2 针，神经束对合良好即可，缝合不必过密，缝合神经束应无张力，如有张力应做神经束间移植(图 7-3)。

【术后处理】

为减少缝合神经的张力，应将肢体置于适当的屈曲位置，石膏托固定。

三、神经移位术

神经移位术是将神经从原解剖位置移到一个新位置的手术。为达到松弛神经减除张力或弥补缺损的目的，该手术常单独进行，但亦可与其他修复神经的手术合并应用。

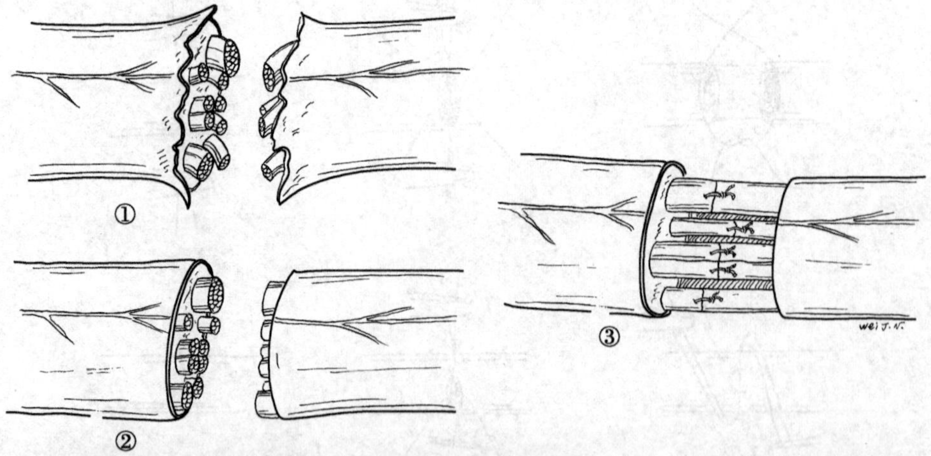

①断裂的神经干；②清创后切齐神经两端，外露正常神经束；③根据神经束的大小、形状、位置进行精确的神经束缝合

图 7-3 神经束膜缝合

【适应证】

各种原因导致的原始神经损伤或神经缝合后导致张力过大。

【体位】

根据神经位置的不同选择合适的体位。

【麻醉】

根据神经位置的不同选择合适的麻醉。

【手术步骤】

临床上的尺神经损伤并做移位术治疗的较多见,故以尺神经肘段前移位为例叙述。此术又称尺神经前置术。

1. 神经显露 该手术按尺神经肘部结构,切开皮肤、皮下组织,向两侧牵开皮瓣。在肱骨内上髁的后上方,确认条索状的尺神经后,沿神经干方向切开深筋膜,便可显露肘内后的尺神经段。

2. 尺神经段游离与前移 将尺神经由上而下游离到尺神经沟的稍下方。如见有进入关节的小分支影响游离时,可将其切断。而当尺神经以下的运动支妨碍游离神经时,应尽量分离保留。为使游离范围扩大,有时可切断尺神经前方的尺侧腕屈肌的肌纤维。用橡皮条提起尺神经,将其轻轻拉向肱骨内上髁前方。如游离的尺神经上端移位后较紧张时,或弯曲角度较小产生压迫时,还可以纵行切开内侧肌间隔上的尺神经裂孔,以进一步使神经干游离。然后按尺神经的移位位置,在屈肌处切开筋膜,分开邻近的肌肉,使其形成约 0.5cm 深的肌沟,该肌沟边缘应尽量整齐,然后将尺神经置于其中。彻底止血,冲洗伤口,依层缝合。在缝合屈肌筋膜时,应留一约 1.5cm 的筋膜孔,以防尺神经受压。如为损伤性断裂,应先将尺神经移位后,再做神经缝合术。

四、神经移植术

神经移植术是切取患者自身其他部位次要神经的一段,移置主要神经的缺损处,以填补缺损，进行对端缝合，恢复神经的连续性的一种手术。手术移植的神经成活后，可使受损伤的主要神经恢复传导功能。移植神经的方式有神经干游离移植术、电缆式游离神经移植术、神经束移植术。

（一）可供游离移植的神经

可供游离移植的神经被取出后，其功能则完全丧失。因此它在人体上是次要的，切除后不致影响患者肢体主要功能的发挥；切除时较容易，对其他组织损伤小；其直径一般不宜超过 2~3mm。临床上常用做移植的神经是四肢的皮神经。

1. 前臂内侧皮神经，可取用的长度为 20~27cm。
2. 桡神经的皮神经（肘到腕之间），可取用的长度为 20~25cm。
3. 腓肠神经（腘窝到外踝），可取用的长度为 25~40cm。
4. 隐神经（大腿部分），可取用的长度为 35~40cm。

其中最常采用的是腓肠神经，因该神经容易显露，可取用的长度最长，后遗感觉丧失区域范围小，不在重要位置，也不会引起跟部溃疡。而桡神经皮支取用后，易发生神经性疼痛。隐神经和前臂内侧皮神经取用后，所遗留的麻木范围较大，故少采用。

（二）神经游离移植术

【适应证】

各种原因导致的神经缺损，通过神经移位手术不能成功。

【麻醉】

根据神经位置的不同选择合适的麻醉。

【体位】

根据神经位置的不同选择合适的体位。

【手术步骤】

1. 神经干游离移植法　按神经段的显露法在损伤部位做切口，显露出损伤的神经。游离并切除神经瘤及其周围的瘢痕组织，量度其缺损的长度及神经的直径。另在供区切取一段神经干，移置损伤神经的缺损处，做端端缝合。自体神经干移植的操作与神经缝合术相似（参考缝合术）。须注意的是切取游离的神经时，因切取的游离神经段自然收缩，切取的长度要比损伤的长度多 15%，以防止移植后张力过大，不易成活。神经移植的长度一般不超过 6cm，过长则不易成活。

2. 电缆式游离神经移植法　是将几条较细的神经并排在一起如电缆状，用来修复较粗大的神经缺损。临床上选用皮神经作为移植材料，最常用做移植的是腓肠神经。该移植术的优点是移植后发生坏死的机会较少，皮神经容易切取，又较细。具体操作：

(1) 切取移植用神经，应首先测定神经缺损的长度和直径，再测定所移植神经的直径，计算出所移植神经的股数，然后再将每股移植神经长出 15%，计算出移植神经的总长度，切取移植的皮神经。将此段神经截成所需的股数，合并在一起形成一束。其总的直径不能小于远侧神经断端的直径，以保证多一些的神经纤维通过。

(2) 缝合神经应该用 8/0 的缝线，将数股神经断端外膜吊缝数针，合并在一起。再将移植了的神经置于缺损处，与神经断端吻合。每条神经的外膜用 8/0 的尼龙线缝合 1~2 针。由于皮神经细而柔软，难以与断面精确吻合，应耐心细致操作。除上述缝合法外，也可采用血浆黏合法。

3. 神经束移植法　神经束间缝合移植术是将移植的各段神经束与相应的神经束进行吻合。由于缝合神经束膜,操作较难,但神经束对合较精确。手术最好在6~10倍手术显微镜下及气囊止血带下进行,具体操作:

(1) 神经断端的处理,同神经束膜缝合术神经断端处理。

(2) 切取做移植的神经时,计算方法同电缆式神经缝合法。切取后应除掉皮神经周围的结缔组织备用。

(3) 移植神经缝合法,一般用9/0无创伤缝线缝断端神经束组的束膜及移植神经的外膜和束膜。缝束膜时,缝针切勿缝入神经束内。因移植神经的外膜有弹性,缝合时易被拉长,应同时缝合神经外膜及束膜(图7-4),结扎要适宜。束膜缝合一般1~2针即可,对合不佳时可再加缝1~2针。当移植神经一端缝合后,按照比神经的缺损稍长一些的长度切断移植神经,与远侧断端进行缝合(图7-5)。不要预先将神经截成数段,以便节省使用移植的神经。

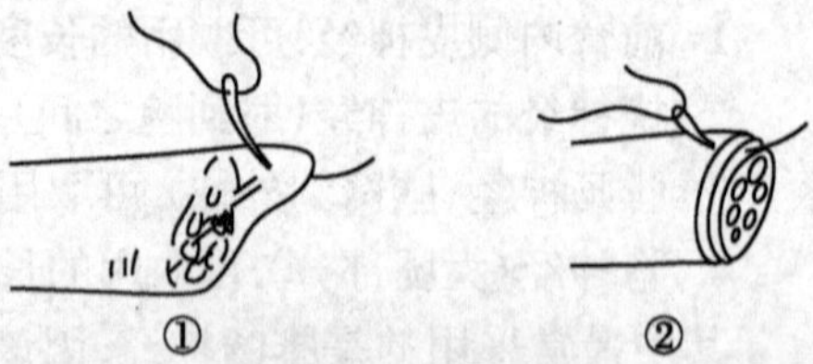

①只缝外膜,外膜拉长,不利神经对合　②同时缝合神经外膜及束膜

图7-4　移植神经的缝合法

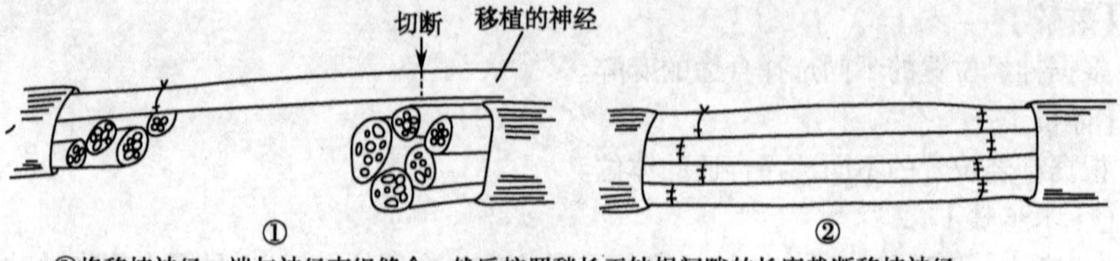

①将移植神经一端与神经束组缝合,然后按照稍长于缺损间隙的长度裁断移植神经,即箭头所示　②进行束间移植完毕

图7-5　移植神经缝合

(4) 缝合伤口应在神经吻合后并理顺,再稍等10~15分钟,断端与束间血凝块将神经黏合在一起,不用生理盐水冲洗,然后逐层缝合手术切口。

【术后处理】

1. 石膏外固定　术后即用石膏托把患处相邻的两个关节固定在使缝合神经于松弛状态的体位3~4周。在固定期间,患者做主动肌肉收缩运动,术后10天可开始逐渐活动患肢。

2. 预防感染　应用抗菌药物。

3. 功能锻炼　解除外固定后,逐渐练习伸展活动,切忌急躁,避免造成新的损伤。

学习小结

1. 学习内容

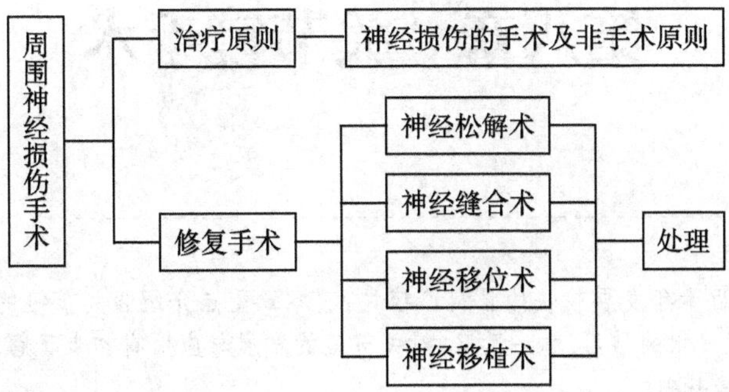

2. 学习方法　本章与人体解剖学的相关知识联系紧密，因此，对于上述课程的学习，及时复习人体解剖十分必要。对于修复各类神经损伤，掌握手术操作的方法是关键。此外，在学习过程中，要勤于观察和思考，努力培养动手实践能力。

（孟　凯）

复习思考题

1. 周围神经损伤的治疗原则与中枢神经损伤有何不同？
2. 尺神经损伤的常见原因有哪些？如何处理？
3. 臂丛神经的根性撕脱损伤如何处理？

第八章　关节镜手术

学习目的

关节镜手术是近十年发展较快的骨科诊疗技术，本章重点介绍膝关节镜的基本知识与手术操作，通过对膝关节镜技术的学习，举一反三，对关节镜的发展与应用有初步了解掌握，为临床实习与工作奠定理论与实践基础。

学习要点

膝关节镜的基础知识，手术操作方法和注意事项。

第一节　关节镜的发展概述

关节镜检查是应用于关节腔内部检查的一种内镜，借助它可以直接观察滑膜、软骨、半月板与韧带，特别是通过关节镜技术采取滑膜更为诊断各种关节炎提供了病理依据。它在各种滑膜炎的诊断、治疗及科研工作中起着其他手段不能代替的作用。它不只为关节病提供直观的信息，同时可在非开放性手术条件下进行关节内病变组织的切除和修复，具有痛苦少，恢复快，减少术后并发症等优点。

目前，关节镜设备与技术的研究和应用在国际上进入新阶段，关节镜的作用与功能发生重大变化，由最初简单的目视检查工具发展到现在具有摄像系统能在电视监视器下清晰观看、直视进行手术操作，并配备了先进的手术动力系统、图像储存与处理系统，用以完成各种不同的检查和高难手术配套的现代专用关节外科手术系统。随着激光、超声和视频技术的开发与应用，使关节镜手术更加趋于完善，能够完成许多关节内精细与复杂的手术。现代关节镜设备与技术的发展彻底改变了传统关节镜术的概念，关节镜手术已经成为现代微创外科的一个重要组成部分，在骨科与运动创伤领域成为一个不可或缺的技术。

第二节　关节镜的基本知识

一、关节镜器械和设备

所有关节镜的器械和设备均大同小异，主要包括：关节镜与冷光源、灌注部分、摄像监视系统、动力系统、专用手术器械与设备。

（一）关节内镜

关节镜主要由光学系统、附属部件和照明三部分组成。

1. 光学系统　光学系统包括光镜和光导纤维。光镜近端为接目镜，远端为接物镜，根据镜系统结构的不同有三种类型：①薄镜片型：由多片薄透镜系列构成；由于空气部分空隙较多，而影响光线的通透；②块状镜型：由大块状透镜构成，空气部分空隙极少，因而光线通透性能良好，影像失真也较少；③细棒镜型（分级指数 Grin）系统：由直径 1mm，长 134mm 的细小光学玻璃棒构成是制造应用于小关节检查的微型关节内镜的光学系统基础（图 8-1）。

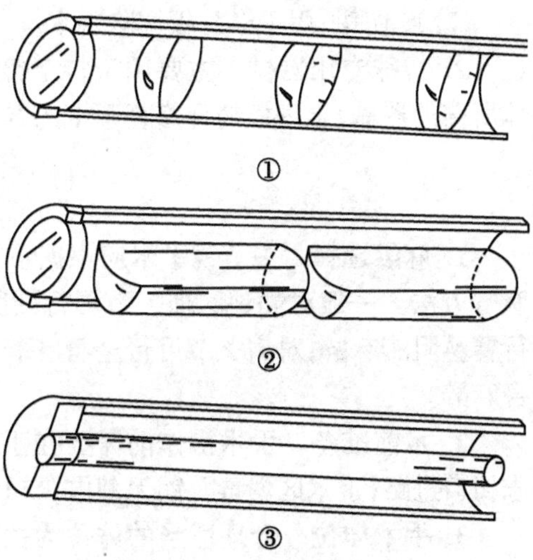

①薄镜片型；②块状镜型；③细棒镜型

图 8-1　三种不同类型透镜的结构

2. 附属部分（工作套管）和穿戳器

(1) 金属鞘套：用于置入和保护镜管，其大小和直径与镜管准确配合，恰能容纳和包住镜管，并可通过光导纤维。

(2) 桥管：用于连接和固定鞘套内的镜管及有关部件。

(3) 穿戳器：分为锐性和钝性两种。用以将鞘套自皮下穿戳至关节囊及关节腔。

(4) 灌注穿刺针：属于关节镜的专用机械部件，外径 3.7~4mm 的粗穿刺针，附有特制开关，可连通输液装置进行关节灌注。

3. 光源系统　光源系统除包括大量经过涂层处理的光学玻璃光导纤维外，还由强光灯及反射镜等构成。光导纤维围绕关节镜，光缆一端连接关节镜，另一端连接远离手术野的光源。

(二) 关节镜的附属设备

1. 灌注、冲洗及吸引系统　用于向关节内灌注液体，以达充填和扩充关节腔便于进行镜检及治疗的目的。目前使用的灌注液有生理盐水和复方氯化钠注射液。

2. 摄像监视系统　基本由摄像接驳器、摄像主机和监视器三部分组成。完整的摄像监视系统及图像处理系统能保证完成关节内镜检查与手术。

(三) 电动刨削系统

电动刨削系统是关节镜手术最重要的组成部分。它通过固定不动的外套管与旋转的内芯在其尖端部的窗口而起到对组织的切削、打磨作用，并通过吸引装置将软组织（如滑膜）吸入刀口内利于切削，同时可将切削打磨的组织碎屑由内向外吸出。电动刨削系统由主机、脚踏控制器、操作手柄、刨削或打磨头（具可替换使用）并附以吸引装置组成。

(四) 手术器械

1. 关节镜手术常用的基本器械

(1) 关节探针：用于探查和拨动关节内的组织结构、病灶、游离体或异物等。

(2) 关节手术刀：用于切断关节内粘连或切除（削）损伤半月板的碎裂部分及其他病损组织结构。

(3) 关节手术剪：用于剪断关节内软组织，直径为 3mm、3.4mm、4.5mm。

(4) 关节手术钳：用于钳夹关节病变组织及进行活检。一般分为直式或弯式两种。

(5) 关节镜活检钳：活检钳连接关节镜可在直接观察下钳取活检组织。

(6) 游离体套取器：用于套取关节内游离体或异物等。

(7) 咬切钳:用于半月板切除手术。

2. 特殊专用器械　主要用于特定镜下手术时所必需的器械。例如关节交叉韧带重建所需的器械、半月板缝合修复手术的专用器械等。

二、关节镜基本技术

1. 麻醉选择　关节镜手术应根据不同对象的具体情况、条件和手术需要选择适当的麻醉方法。一般对髋、膝、踝关节可行硬膜外麻醉、蛛网膜下腔阻滞麻醉,对肘、腕关节可行臂丛阻滞麻醉,对肩关节可行全身麻醉,对儿童或精神特殊紧张的成人患者也可选择全身麻醉。

2. 术前准备　手术操作前需要在手术部位先行标志。特别是在皮肤灭菌前准确标志切口进路;手术区消毒及铺无菌巾(单)的原则和方法与其他关节手术相同。

3. 手术体位　合理适当的体位为关节镜术的顺利进行提供有利条件。手术时适当体位的选择,可根据以下因素考虑:①提供理想的进路,同时在术中易于改变。②便于关节内镜插入关节内。同时,也可使检查和治疗的技术操作顺利进行。③不增加病人痛苦,并能使其较长时间地耐受和配合手术的进行。

4. 切口入路　根据不同的关节及其解剖结构的特点和便于操作的要求进行选择应用,其基本原则如下:①切口及进路均须避开或远离重要的血管、神经;②覆盖关节软骨最少的部位;③邻近关节间隙处;④能与手术体位相适应。

第三节　膝关节镜手术

膝关节镜手术是关节镜中研发最早、应用最广泛、效果最佳的一种,近年来,相继应用于临床的其他关节镜手术,无论是在器械、设备,还是技术操作和手法等方面均与膝关节镜手术基本相同。因此,膝关节镜手术是所有关节镜术的基础和模式。

【适应证】

1. 膝关节损伤的检查诊断和治疗　①关节软骨损伤;②韧带的损伤;③骨软骨损伤;④半月板损伤;⑤关节内游离体;⑥关节粘连;⑦关节内异物存留;⑧创伤后不明原因的持续性疼痛;治疗与辅助治疗膝关节骨折。

2. 各类膝关节炎症及肿瘤等。

【禁忌证】

1. 膝关节或全身有炎症或感染病灶,可能并发关节感染者(单关节本身已发生炎症或已有感染者除外)。

2. 关节完全僵硬、强直,关节内镜和器械难以进入关节内,或在关节内移动及操作困难者。

3. 凝血功能障碍,如血友病等可引起严重出血者。

4. 全身状况不允许手术者。

【并发症】

关节镜手术是一项微创手术,其术中和术后并发症较低,但随着手术例数的不断增加,术中或术后并发症也越来越多。

1. 关节内损伤　常见的关节内组织结构损伤为关节软骨、半月板、脂肪垫及十字韧带损伤等。

2. 关节外损伤　最常见的关节外周围组织结构损伤为关节邻近部位的血管、神经、韧带和肌腱等。

3. 关节内血肿　关节内血肿是最常见的术后并发症，常发生于治疗性关节内镜术，主要是双侧支持带和外侧半月板全切除术后。

4. 血栓性静脉炎　在关节镜术后虽然不常见，但它是潜在最危险的并发症。特别是使用止血带和肢体外固定器等可增加其发病率。

5. 关节感染　由于关节镜术手术切口小，而且手术时间相对较短，特别是在整个手术过程中持续用大量液体灌注和清洗关节腔，使致病菌浓度稀释等原因，在一般的情况下，术后感染率极低，但仍时有发生。

6. 滑膜疝　少数情况下，脂肪小球和滑膜组织可经过关节镜或手术器械的进路向外突出形成滑膜疝。

7. 器械损坏或断裂　关节镜术的器械较一般手术器械相比较为精细，具有长、细、尖、锐等特点，容易在术中损坏或折断，折断留下的碎片往往能通过 X 线检查发现，器械一旦折断损毁，必须立即取出。

【注意事项】

1. 选用适当的麻醉　治疗性膝关节镜手术对麻醉的要求较诊断性膝关节镜术者高。最好选用安全而又能保证效果的硬脊膜外阻滞麻醉，必要时，如患者高度敏感，精神紧张，或对手术非常恐惧而不能配合时，可考虑选用全身麻醉。

2. 充分了解膝关节解剖结构和关系　根据镜下手术的需要和术者个人的习惯、经验，选用适当的切口及合理的手术入路等。

3. 手术操作必须简洁、迅速和准确；禁忌粗暴，避免损伤关节的结构。

4. 严格掌握镜下手术指征　除与关节镜检的要求完全相同外，还需充分考虑有无施行镜下手术的条件及可行性。首先要求术者必须有熟练的诊断性膝关节镜技术和实践经验。特别是要通过一定的训练，熟练掌握“三点进路”的方法和“三角操作”技术（图 8-2）。

5. 如果镜下手术确实有困难，则不应勉强施行。可在诊断性膝关节镜术后，切开关节进行手术。

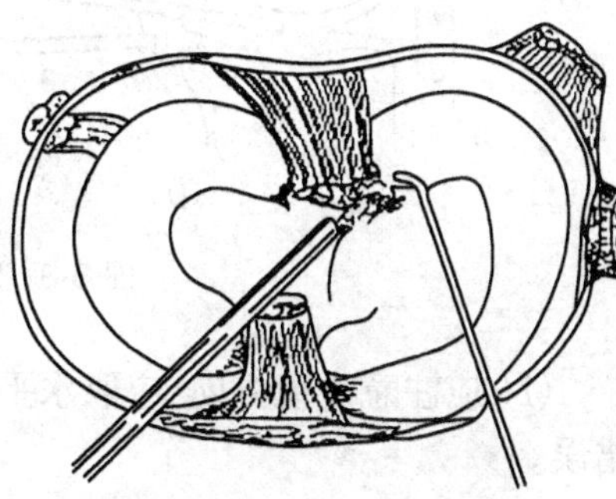

图 8-2　三角操作技术

6. 合理选择手术方法　根据不同的手术切口和入路，关节镜和手术器械的配合方式分三种：①关节镜与手术器械在同一切口和入路，并在同一鞘套内进入关节腔。器械的前端出现在内镜的视野内，容易达到手术部位，且便于在镜下直接准确地进行操作。适用于关节间隙狭窄或镜下活检术。②器械由另一鞘套插入，从鞘套前端穿出，并出现在镜的视野内，器械的进出虽然比较方便，但是移动受限。③通过小切口，手术器械直接进入关节，并显示在视野内，不经过鞘套，该法虽活动范围较大，操作方便，但对正常组织和结构有一定损伤。

【手术入路】

膝关节镜手术入口较多,根据其功能特点和使用频率分为标准入口(常用入口)和可选入口两类。前者包括前外侧、前内侧、后内侧,上外侧4种入口;后者包括后外侧、髌内或外侧中部、远内侧或外侧、经髌腱正中6种入口。入路的选择应根据镜检的最佳选择和操作需要,同时考虑术者的习惯和经验。选用2~3个标准入口基本可满足一般膝关节镜检查及手术需要。某些特殊部位的检查和特殊术式仍需附加个别可选入口。另外,膝关节镜手术入口的选择还由不同手术的要求和术者的习惯而定。

【操作要点】

1. 诊断性膝关节镜手术　膝关节镜检查的手术台上准备与一般膝关节切开手术相似。备气囊止血带先不充气。常规消毒和铺单后,可取出并连接好与关节镜相关的设备,连通冷光源,做好术中摄影和录像准备。关节灌注液一般选用复方氯化钠注射液2500~3000ml;也可用生理盐水,但不如前者符合滑膜的生理特点。一般通过将灌洗液瓶放置到高于病人1.5~2.0米处,后通过使用灌洗液吸引泵来维持关节内的灌注压。可通过关节镜的金属鞘或灌洗液套管进水。镜检前常规进行关节腔穿刺,化验检查滑液的性状。

初学者在插入关节镜时,应注意方向和角度。一般应使镜尖端倾斜25°~30°左右,以避免脂肪垫的干扰。进镜时应轻快,使滑膜和脂肪垫附挂其上,然后缓慢退出;否则会使关节镜进入脂肪垫,妨碍观察(图8-3)。

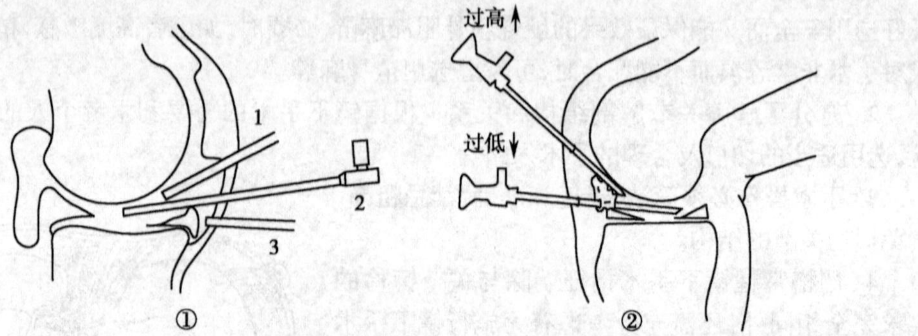

图8-3　膝关节镜置入操作技术示意图

(1) 应注意进镜方向:应取水平稍指向下方的进镜方向。图8-3(1)中,2正确,1、3均错误。

(2) 应注意镜尾高度:高则可避免脂肪垫干扰,且较易操作,但不易进入后方;低则虽较易进入后方,但通过脂肪垫困难。

准确而全面的膝关节内镜检,关键在于系统地观察。一般按下列顺序进行观察:由髌上囊→内侧沟→内侧间室→髁间窝→外侧间室→外侧沟→髌上囊→髌股关节。必要时检查后内侧间室和后外侧间室。

2. 治疗性膝关节镜手术　膝关节镜除可用于检查诊断外,还可在此基础上施行镜下不同的手术。由于在镜下手术创伤小、操作准确,因此术后并发症少、功能恢复快。随着手术技术的不断提高和器械设备的改进,在诊断性关节内镜检查的基础上,创造了更多的有利于开展镜下手术的条件,从而使镜下手术的范围日趋扩大。

目前，适宜于膝关节镜手术的膝关节疾病很多，主要包括：膝骨关节炎关节清理术、关节游离体取出术、股骨髁间窝狭窄髁间窝扩大成形术、半月板部分或次全切除术、半月板修复缝合术、盘状软骨成形术、滑膜炎滑膜切除术、滑膜皱襞切除术、关节内粘连松解术、膝关节骨软骨损伤的镜下手术、关节镜下前交叉韧带重建术、关节镜下后交叉韧带重建术等。

【术后处理】

一般膝关节镜检术后不需住院。在麻醉恢复后，观察1~2小时即可离院。但应嘱患者与医院保持联系。镜检后1~2日可适当负重行走。为预防感染发生，可选用适当的抗生素治疗3~4日，术后7~10日拆线。若在镜检同时进行手术，则按膝关节手术的要求进行处理。

学习小结

1. 学习内容

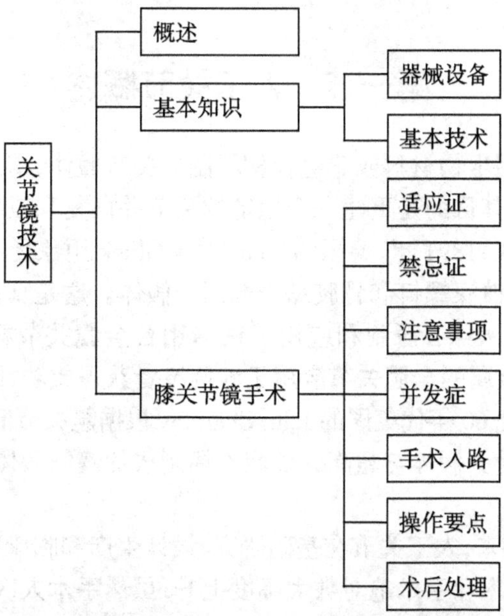

2. 学习方法　学习关节镜先要复习中学物理光学成像知识以及摄影学镜头角度与成像范围的知识；进入膝关节镜的手术操作学习期，先复习好膝关节的相关解剖，结合临床掌握膝关节镜下手术的适应证和禁忌证，掌握膝关节镜下检查与治疗需在大量的临床实践中积累经验，学习曲线较长，以"熟解剖、看视频、多操作、心体会、巧熟练"为要点。

（齐万里）

复习思考题

1. 为什么说关节镜手术操作是"三角操作"技术？
2. 膝关节镜手术是一种微创手术，如术后出现血肿应如何处理？
3. 关节镜器械属贵重精密器械仪器，应用后应如何保养？

第九章　人工关节置换术

学习目的

随着人口老龄化的发展，关节退行性变的发生率逐年增高，人工关节置换术的发展十分迅速，本章通过对人工关节置换术的适应证、禁忌证、手术步骤及术后处理的学习，为临床研究、治疗关节疾病奠定理论及实践基础。

学习要点

人工全髋关节置换术、人工股骨头置换术及人工膝关节置换术的适应证、禁忌证、手术入路、术后处理。

第一节　人工关节概述

人工关节置换是用生物材料或非生物材料制成关节假体，植入人体替代病损的关节结构的一类手术方法，其目的是重建一个稳定的关节并恢复和改善关节的运动功能。人工关节置换的历史悠久，1891 年，德国的 Heophrlus Gluck 用象牙制作成股骨头与髋臼进行全髋关节置换，并用镀镍螺钉和骨胶黏合剂固定假体。这是真正的人工关节置换术的雏形。1937 年 Smith Petersen 研制和应用了钴铬钼合金髋关节杯，取得了较好的结果。1939 年 Wiles 设计了金属的全髋关节应用于 6 例患者获得成功，因此被称为现代全髋关节置换的先驱。20 世纪 60 年代英国的 John Charnley 根据髋关节低摩擦的生物力学原理，研究了带柄不锈钢股骨头假体与超高分子聚乙烯制成的髋臼假体，创建了低摩擦的人工关节。

20 世纪 70 年代以来，人工关节在基础研究、设计生产和临床应用方面都呈现了十分迅速的发展，关节置换率和手术绝对数大幅度上升；虽然手术人次增加，但并发症的绝对数则有增无减。如何使人工关节置换术能用于中年甚至青年患者，使年龄较轻的患者也能获得重建关节功能的机会，仍是目前人工关节所面临的巨大挑战。

第二节　人工关节材料

目前人工关节的材料以钛和钴合金、超高分子聚乙烯和陶瓷材料为主。从临床学考虑，理想的假体材料应具有生物相容性良好、耐腐蚀、耐疲劳、耐磨损、与骨的生物力学特性大致相似等特征。但是现在尚无任何单一材料能同时满足上述要求，故而常用两种以上的材料合成制造人工关节，达到性能互补，满足临床需要的目的。

钛和钛基合金的抗腐蚀性良好，柔性明显优于不锈钢和钴基合金，能使应力最佳的从假体传递到骨组织，可以与骨形成较密切的联系，其保护性氧化层具有高度惰性和损伤后易于修复的特点，常用来制作髋关节的股骨柄假体。但负重性能较差，抗磨损能力低，摩擦系数较高是其缺点。

钴基合金制品特点是硬度高、磨损碎片少，有较好的抗腐蚀性能。常用来制作负重的关节面，有可接受的生物相容性和比较满意的疲劳寿命。但在制作技术上要求很高。

超高分子聚乙烯十分坚韧，化学上完全惰性，有较好的抗蠕变性能，生物相容性亦好，用其制作的假体质量甚轻，是与金属或陶瓷材料组合制造人工关节的最佳配对材料。表面易磨损是待研究解决的问题。

陶瓷合金为非金属成分，这类材料具有高度的表面吸湿和极度惰性，摩擦系数低，耐磨、耐腐蚀性能好，生物相容性亦好，常用于制作人工髋关节的股骨头。然而缺点是其脆性较高，易于破损。

第三节 常用的人工关节置换术

一、人工全髋关节置换术

人工髋关节的手术方式包括人工全髋关节置换术、人工股骨头置换术和人工髋关节表面置换术。各种手术根据固定方式的不同又分为骨水泥固定、非骨水泥固定和混合固定。根据手术是否为首次手术，又分为初次手术和翻修手术。现对初次人工全髋关节置换术进行简要的阐述。

人工全髋关节按其关节结构分类，有人工全髋关节及表面置换人工全髋。按固定方法可分为骨水泥固定及生物性固定。

【适应证】

1. 各种非感染性髋关节炎，包括原发或继发性骨关节炎、类风湿关节炎、强直性脊椎炎等。
2. 股骨头缺血性坏死。
3. 不适于行内固定的股骨颈骨折（包括少部分新鲜股骨颈骨折、陈旧性股骨颈骨折、骨折不愈合）。
4. 股骨近段或髋臼肿瘤。
5. 先天性髋关节半脱位或完全脱位，有严重疼痛和失稳，且继续加重者。
6. 髋关节固定术后位置不佳或融合不良。
7. 化脓性髋关节炎稳定期或髋关节结核。

【禁忌证】

1. 全身情况差或有严重伴发病，难以耐受较大手术者。
2. 髋关节或身体其他部位存在活动性感染。
3. 全身或局部严重骨质疏松或进行性骨量丧失性疾病。
4. 神经营养性髋关节病。
5. 髋外展肌肌力丧失或不足。
6. 髋臼周围及股骨上段严重骨缺损且难以修复者，不宜使用传统全髋假体。
7. 年龄小于55岁应慎用。

需要特别说明的是，年轻患者由于活动量大和预期寿命长，术后假体松动的几率显著增加，假体在体内存留时间缩短，势必进行翻修手术。而翻修手术的难度增加，术后效果要差于初次手术。因此，对于年轻患者的选择，一定慎之又慎。首先尽量考虑采用其他一些姑息办法，将患者施行全髋关节置换术的时间尽量向后推移。

【手术入路】

人工全髋关节置换术常用的入路可分三类，即前方入路、侧方入路和后方入路。

1. 骨水泥型人工全髋关节置换术（后方入路）

（1）体位：采用标准健侧卧位，患侧在上，对侧下肢置于伸直位，骨盆前、后用支架固定。

（2）切口与显露：自髂后上棘外下方约 5m 处，沿臀大肌纤维方向至股骨大转子后缘，继转向股骨干方向，向下延伸约 5cm，切口呈弧形，全长 10~15cm，沿皮肤切口线切开深筋膜，显露臀大肌和股外侧肌，将臀大肌按其肌纤维走行方向钝性分开，再将臀大肌在阔筋膜的附着处纵行向下切开 5cm（图 9-1）。向两侧牵开已分开的臀大肌和阔筋膜，显露出附着于股骨转子间窝的髋关节外旋肌群及其表面的脂肪组织。将脂肪推开，切断髋外旋肌群，保护坐骨神经，显露关节囊。沿股骨颈方向，自髋臼向转子间线切开关节囊，关节囊切口尽量要大。

（3）切断股骨颈：将髋关节屈曲、内旋、内收将髋关节脱位。一般股骨颈截骨平面是由股骨颈上缘与粗隆交界处到股骨颈下缘中点，距小粗隆上方 1.5cm 左右，垂直切断股骨颈（图 9-2）。

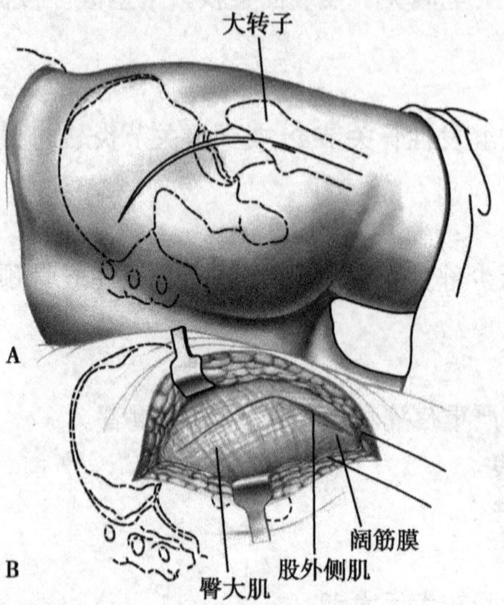

图 9-1 人工全髋关节置换术后侧入路

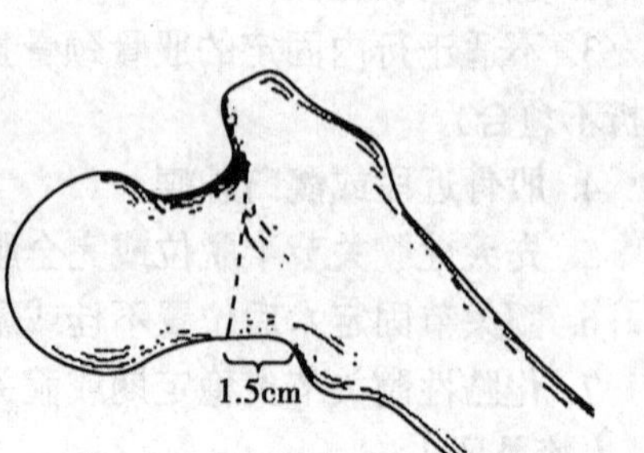

图 9-2 股骨颈切断线（虚线）

（4）清理髋臼：借助 Hofmann 牵开器满意暴露髋臼，清理髋臼盂唇、剩余的关节囊等软组织及骨赘，完全暴露髋臼的骨性边缘。清除髋臼内的所有软组织，用髋臼锉磨削髋臼软骨面。磨削过程中髋臼锉应从最小号开始逐步加大，边磨削边冲洗髋臼面，检查磨削量，调整磨削器的方向，既要保证髋臼内所有的软骨均被磨掉，还要尽可能多保留一些软骨下骨板。修整后的髋臼床应呈半球形，若有软骨下骨板的缺损，可用股骨头的松质骨植入其间。最后用髋臼假体试模检查髋臼假体与臼床的对合情况，确定假体的型号及植入方向。选用髋臼假体的大小，一般较清理髋臼时所用最大号髋臼锉大 1~2mm。

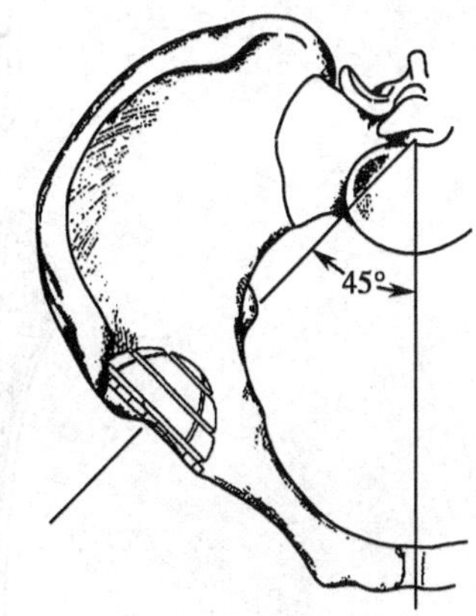

图 9-3　髋臼修整方向

髋臼修整的方向很重要，对于基本保持外形的髋臼，髋臼锉的纵轴方向应指向腰骶关节方向，即在冠状面上髋臼锉纵轴与骨盆横轴成 45°~60°（图 9-3），前倾角 10°~25°。

(5) 固定髋臼帽：在靠近髋臼边缘处向髋骨、坐骨和耻骨方向打 3 个 0.8~1cm 直径骨孔，约 1cm 深，以利骨水泥附着。将饼状骨水泥置入髋臼内，用手指将骨水泥压入固定孔内，将有突起设计的髋臼帽假体纳入髋臼窝内，用压迫器紧压髋臼帽，此时有一部分骨水泥由髋臼内溢出（图 9-4）。

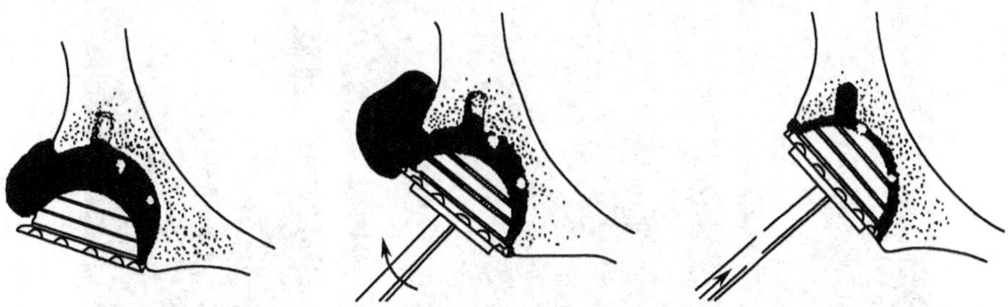

图 9-4　髋臼杯安置法

(6) 修整股骨：切除股骨颈上端基底与大粗隆交界处的软组织，将紧贴大粗隆的股骨颈皮质切除，用圆凿沿股骨颈断面的纵轴将海绵骨挖除，用髓腔锉按股骨颈断面纵轴方向插入髓腔内扩大髓腔，扩髓完成后将人工股骨头试模安装在髓腔锉柄柱，将试插的人工股骨头复位入髋臼帽内，观察关节活动度及稳定性，检查颈长度是否合适。如人工股骨头的颈部过长或过短，则更换合适颈长的人工股骨头。一切满意后，脱位，取出髓腔锉，压力冲洗髓腔，以纱布填塞髓腔止血。

(7) 固定人工股骨头：将骨水泥枪注入管插入髓腔。在髓腔深处注入骨水泥，逐步后撤填满髓腔（图 9-5）。在人工股骨头柄远端套上中位器，以保持骨水泥的厚度。将人工股骨头贴大粗隆插入股骨髓腔内，保持人工股骨头的柄部处于髓腔中央位，使人工股骨头柄部的横颈与股骨颈断面的长径一致，以保持人工股骨头 10°~15° 前倾角。将人工股骨头捶紧，使人工股骨头底座托于股骨距上。去除多余骨水泥，压紧截骨边缘的骨水泥环。等待凝固后则可复位（图 9-6）。

(8) 复位：复位前去除髋臼内血凝块及骨碎片，充分止血，反复冲洗伤口，关节复位后各方位活动人工关节，观察其活动度及稳定性。

2. 非骨水泥固定的假体植入（图 9-7）

用髋臼假体定位器，确定假体的俯倾角和前倾角。俯倾角以 45° 左右为宜，前倾角以 10°~20° 为宜，前倾角不可过大，否则可能导致术后人工关节前脱位。在植入髋臼假体之

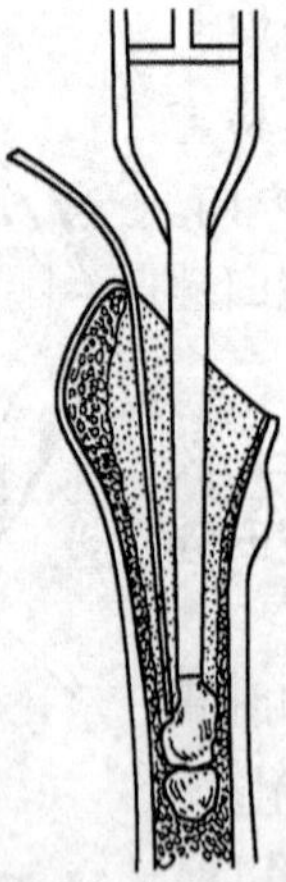

图 9-5 用骨水泥枪逆行注入骨水泥

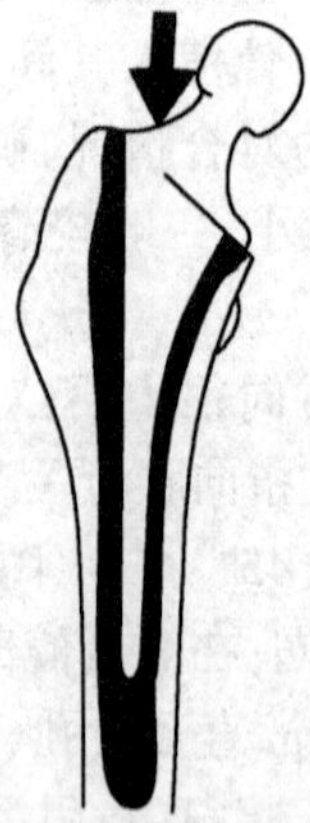

图 9-6 人工股骨头安置完毕

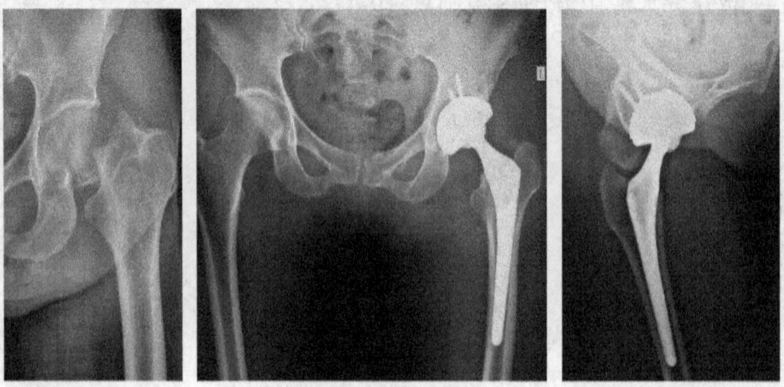

①术前股骨颈骨折 X 片　②术后正位 X 片　③术后侧位 X 片

图 9-7 人工全髋关节置换术

前，要反复确定假体的位置，植入过程中要经髋臼假体底部的小孔检查假体与髋臼骨面的贴合情况，直至两者紧密贴合。若使用螺丝钉固定髋臼假体，一定要注意螺钉的位置，尽量避免经前上象限和前下象限拧入螺钉，导致损伤盆腔内外的大血管和闭孔神经。拧入螺钉时，可将手指放在坐骨切迹附近保护上述结构。

假体植入后，检查其稳定性，标准是假体与髋臼床之间贴合紧密，没有任何活动。若假体稳定，再修整髋臼边缘突出的骨赘，尤其是前下缘的骨赘。若假体不能稳定，则需改用骨水泥固定的假体。最后冲洗金属臼内面，安上聚乙烯内衬。聚乙烯内衬防脱位高边一般定在髋臼后上缘，以保证人工关节的稳定。

股骨侧扩髓同上，但所选用的最大型号须比术前选定的假体小一号，直至髓腔锉触及股骨皮质内面。此时检查髓腔锉的稳定性，要求其头部在髓腔内各方向上均无活动。

取出髓腔锉，修整股骨颈截面。根据选定的股骨头直径和高度，在髓腔锉上安装股骨头。股骨头安放后要求恢复正常的股骨颈长和股骨头中心点，以及股骨头中心至大转子尖部的垂直距离。轻度屈髋，牵引下复位。检查下肢长度、人工关节活动度以及根据活动时股骨和髋臼是否相碰击。人工关节的稳定性要求是，屈曲大于 90°、完全伸直、外旋

40°、内旋 45°，人工关节不脱位。

经检查调整后，如人工关节活动度及稳定性良好，屈曲内旋髋关节，使之再次脱位，取出试模和髓腔锉。安上聚乙烯内衬，植入股骨假体，均匀用力敲击使假体柄完全进入髓腔，直至假体不能再向下移动为止。敲击时用力不可过猛，以免造成股骨干骨折。

最后检查假体稳定性，局部冲洗，安上股骨头假体，重新复位，检查其稳定性及活动情况。

【术后处理】

术后平卧，双腿间放置三角垫枕，防止髋关节内收外旋。常规抗感染、抗凝治疗，加强股四头肌等长收缩功能锻炼，48~72 小时拔除负压引流管，3~7 天后可扶拐部分负重活动，并逐渐过渡至完全负重活动。

【术后并发症】

1. 感染 人工髋关节置换术后感染，是严重的并发症，是造成髋关节置换失败的主要原因之一。早期感染，急性炎症的体征明显，术后体温持续性增高，患髋疼痛，尤其被动活动髋关节时疼痛更剧，髋关节周围软组织肿胀、皮肤水肿，局部皮温较健侧高，白细胞总数及中性均高，尤其血沉增快明显。晚期感染症状常不特殊，但血沉仍较快，故有人把血沉增高作为人工髋关节置换术后感染或潜在性感染的依据。

2. 人工髋关节松动 假体松动亦是造成人工髋关节置换术失败的重要原因之一。松动多在术后 2 年以后发生，发生后其临床表现主要是疼痛，且进行性加重。

3. 人工髋关节脱位 人工髋关节置换术后有 0.2%~6.2% 的患者发生脱位，后脱位多见。脱位绝大多数发生于术后 1 个月内，称早期脱位，也有少数患者可在 2~3 年后发生。脱位的原因很多，手术切口与脱位关系密切，前切口易引起前脱位，后切口易引起后脱位，外侧切口其脱位率较低。

4. 股骨骨折 可发生在关节置换术中，也可以发生在术后。

5. 异位骨化 人工髋关节置换术后，在关节周围软组织内出现异位骨化，较少见。

6. 血管损伤 髋关节置换发生动脉损伤非常罕见，其发生率约 0.25%。

7. 神经损伤 发生率占 0.5%~2%，受损神经主要是坐骨神经和股神经，后入路容易损伤坐骨神经，前入路易伤股神经，其损伤原因多见于手术操作过程中对神经的直接损害，如电凝灼伤、牵引拉钩直接损伤或手术过程中并发骨折的骨断端对神经干的损伤，或使用长颈假体，使肢体延长，而造成神经牵拉伤。

二、人工股骨头置换术

目前主要用于治疗高龄患者的股骨颈骨折。其术后并发症基本上与全髋关节置换术相同。

【适应证】

1. 老年患者移位明显的股骨颈骨折，或股骨颈骨折复位失败、骨折不连接、股骨头缺血性坏死并明显变形，出现严重疼痛症状者。髋臼无病损，一般情况差，活动量小，高龄（75 岁以上）。

2. 股骨近端良性肿瘤有或无病理性骨折，髋臼侧未累及，需做姑息性重建手术。

【禁忌证】

1. 绝对禁忌证 关节及邻近有感染，尚未能完全控制者。

2. 相对禁忌证 患者年纪较轻,小于60岁。髋臼破坏严重或已有严重退行性变。有心、肺等其他系统严重疾患。

【手术入路】

参阅人工全髋关节置换术的手术入路。由于无需置入髋臼假体,故手术切口可较全髋关节置换略小。

手术技术与全髋关节置换术股骨侧操作步骤相似。显露髋关节后,用拔头器取出股骨头,修整股骨颈远侧残端,保留股骨颈内侧皮质1cm左右,其外侧皮质修整到大转子窝处。测量取出的股骨头直径,选择大小合适的股骨头假体,再根据选定的假体柄大小,逐级扩大股骨近端髓腔。然后插入假体,用骨水泥固定或选用生物性假体。

【股骨头假体安装标准】

股骨距的高度:截除股骨头颈后股骨距应根据假体的要求保留1~1.5cm。股骨假体柄的轴线与股骨干轴线应重合一致。股骨假体应保持5°~10°前倾角。股骨假体头的中心应与大转子顶点在同一水平。

【术后处理】

与人工全髋关节置换术相同。

三、人工膝关节表面置换术

膝关节是全身最大、结构最复杂的关节,运动功能要求较高。人工膝关节置换后,要求达到稳定负重、伸屈及旋转活动好。人工膝关节种类多样,根据假体间对活动的限制程度分为非限制型、半限制型和完全限制型铰链式。另外也有骨水泥固定和生物性固定之分(图9-8)。

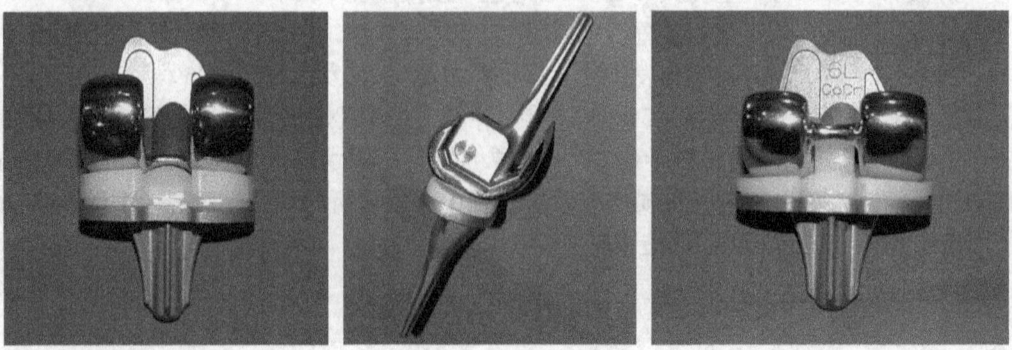

①髁型人工膝关节 ②铰链式人工膝关节 ③半限制性膝关节

图9-8 人工膝关节假体

【适应证】

人工关节置换的目的是减轻疼痛、矫正畸形及保持膝关节运动和稳定性。一般来说,若患者年龄在50岁以上,经其他治疗方法无效或复发的疼痛性膝关节病而患者迫切要求手术者,即可考虑进行人工膝关节表面置换术。

【禁忌证】

急性及慢性化脓性膝关节感染。

【手术入路】

手术在气囊止血带下进行，行膝关节中线直切口，一律不进行皮下组织游离。如原有膝前内侧切口瘢痕则可利用原切口，以免引起皮肤坏死而致感染。

【手术步骤】

人工膝关节表面置换术（图 9-9）：下面以后稳定全髁型假体置换技术为例，实际应用中因产品不同具体操作方法可能会有差异。

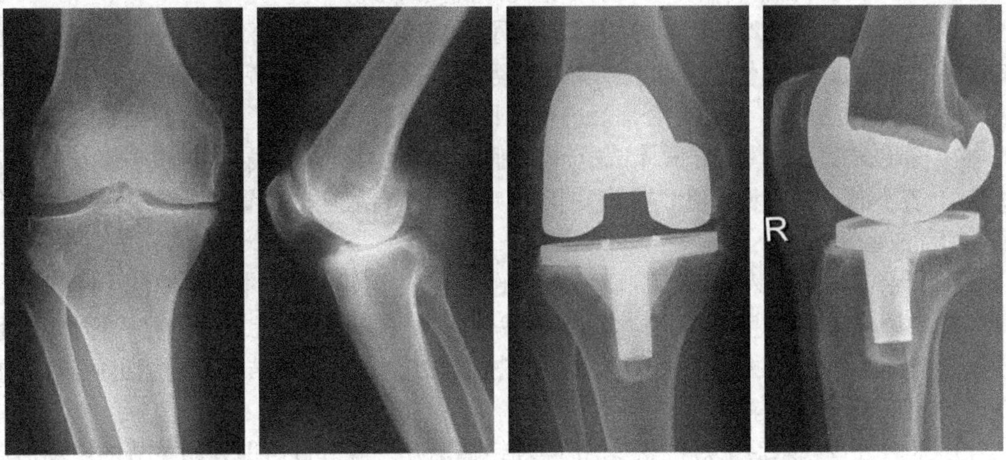

术前 X 片　　术后 X 片

图 9-9　人工膝关节表面置换术

1. 膝关节内侧松解术　切断十字韧带，切开关节囊在内侧半月板及关节上的附着。再行骨膜下剥离，将内侧关节囊由胫骨干髓端骨面上向内侧及后侧推开至膝关节后内侧角，切除所有增生的骨赘，此时，用 Hofmann 牵开器，由股骨切迹处插到胫骨平台后方，向前撬开即可使胫骨平台向前移位。伸直膝关节，检测膝关节内翻畸形是否已纠正。一般 10°~15° 的内翻畸形可获纠正，不需要松解膝内侧副韧带。

2. 膝外侧软组织松解术　若存在膝外翻畸形需行膝外侧松解术。伸直膝关节，髌骨向外翻开，由关节内面在距髌骨外侧 1cm 处纵行切开膝外侧髌韧带扩张部分，以进行松解，但应注意不可切穿皮肤。在股骨髁平面横断髂胫束。将膝关节屈曲 90°，将腘肌腱及外侧副韧带由股骨髁上附着处切断。

若膝关节无内、外翻或屈曲固定畸形，则不需进行广泛软组织松解，仅将胫骨上端内侧骨膜下剥离，连同关节囊及浅层内侧副韧带推开，而不干扰内侧副韧带的上下止点，显露膝关节前、内后方即可。此时胫骨平台可比较容易移位到股骨髁的前方。测量股骨髁的前后径，选择合适的膝关节假体。

3. 胫骨平台截骨　根据髓外定位确定，垂直于胫骨机械轴，并保持一定的后倾角。截骨厚度根据不同畸形进行处理。如无内翻畸形，可沿胫骨平台内侧的软骨下骨进行截骨即可。因截骨线越高，则保留的骨组织的质量越好。若有内翻畸形，则截骨线按胫骨外侧平台软骨下截骨。若胫骨内侧平台有骨缺损，则依据缺损的多少，在胫骨外侧平台下 5~10mm 处进行截骨。确定截骨平面后，固定截骨导向器并沿截骨导向器平台进行截骨。

4. 股骨远端截骨　屈膝90°,在股骨髁间窝处前十字韧带附着点上方偏内侧钻一中心孔,将远端截骨模板的柄部插入股骨髓腔内。与股骨纵轴成5°~7°外翻角确定截骨面,截骨厚度依不同假体设计一般在9~11mm。

5. 股骨髁前后方及斜面截骨　根据两后髁关节面连线到股骨前侧皮质表面的距离决定假体的大小,再以后髁连线为参照,外旋3°固定四方截骨导向器,完成股骨髁前后方及斜面截骨。最后在髁间截骨模板引导下完成髁间成形。

6. 髌骨截骨　用髌骨切骨导块固定髌骨,电锯将髌骨关节面切除,保留足够的残余髌骨厚度,使切除的髌骨厚度加上残留厚度等同于髌骨假体置换后的厚度。在截骨平面钻孔以接纳髌骨假体。目前是否常规进行髌骨置换存有争议,若不置换,应做髌骨成型。

7. 安装试模　安装所有假体试模,检查假体稳定性、肢体力线、软组织平衡及关节活动范围,若不满意进一步调整。屈伸关节,确定胫骨平台底座的位置,去除试模,完成平台底座柄部成型。

8. 骨水泥固定装入假体　将截骨表面的血液、碎屑,用脉冲冲洗器冲洗干净,拭干。调制骨水泥,在较低黏度时,将骨水泥涂于截骨面和假体固定面上。分别打入假体,压紧直至骨水泥硬化为止,去除多余骨水泥。冲洗伤口,放松止血带,结扎或灼烧出血点,放置负压引流管,缝合伤口。

9. 术后处理　术后常规抗感染、抗凝和镇痛治疗。麻醉过后即开始关节的主动活动训练。必要时辅以连续被动活动练习机(CPM)进行屈伸活动,48小时负压引流管拔除后,即下地负重活动。

【术后并发症】

1. 深静脉血栓或肺栓塞　深静脉血栓(DVT)形成是全膝人工关节置换术后最严重的并发症之一,并可继发危及生命的肺栓塞(PE)。年龄超过40岁的女性患者,肥胖、静脉曲张、有吸烟史及糖尿病、冠心病的患者更易于发生。

2. 感染　一般发生在骨水泥与骨组织交界面处,感染的来源可来自血源性或手术感染。感染分类可分为急性、亚急性及晚期感染。

3. 愈合不良　包括伤口愈合不良、皮肤边缘坏死,血肿、窦道形成等。伤口愈合不良并发症发生率相当高,在10%~15%左右。

4. 假体松动　早期多因假体安装位置不良机械因素所导致,后期多由感染或骨溶解引起。

5. 骨折　可发生在股骨、胫骨或髌骨,术中骨折多无移位。铰链式关节置换术后股骨干骨折多发生在股骨或胫骨假体柄端部。

6. 腓总神经损伤　发生率约5%,多由于在纠正膝关节畸形牵拉所致,多数可经非手术疗法逐步恢复。

知识拓展

人工全膝关节置换术的新技术

1. 导航技术　是计算机辅助外科手术在人工关节置换术中的应用,可获得更好的假体植入位置和更接近肢体机械轴心线。

2. 高屈曲度假体　特殊设计的假体满足了患者对膝关节高屈曲度的要求,进一步提高生活质量。

3. 活动平台　与固定平台相比，活动平台有利于髌骨轨迹最佳匹配，增加关节活动幅度，减少磨损，减轻聚乙烯负荷。

4. 抗生素骨水泥　掺入万古霉素的抗生素骨水泥可降低术后感染率，特别对于感染后翻修的病例更显其优势。也可用于制作假体取出间期的间隔器。

学习小结

1. 学习内容

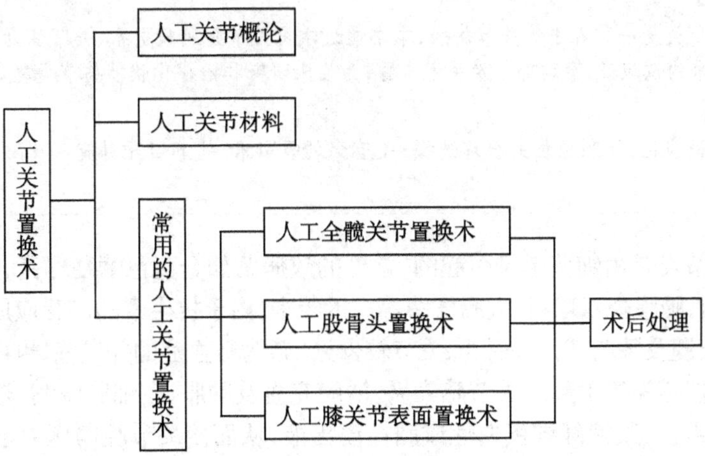

2. 学习方法　各部位人工关节置换术的适应证、禁忌证及并发症有一定的共性，而各部位关节置换术又有各自的特点，要注意互相之间的共同点和区别。人工关节置换术的具体手术操作步骤及技术要点则需要到临床实践后才有自己的心得体会。

（卫晓恩）

复习思考题

1. 人工关节置换术的目的是什么？
2. 人工全髋置换术并发症有哪些？应如何处理？
3. 人工关节置换术应用骨水泥稳定假体的原理是什么？

第十章　化脓性关节炎关节引流术

学习目的

化脓性关节炎是一种棘手的关节疾病，本章通过学习关节穿刺吸引术、关节切开引流术及关节闭合灌洗引流术的适应证、穿刺部位及手术步骤，为临床研究和治疗化脓性关节炎奠定基础。

学习要点

穿刺手术适应证，穿刺部位的合理选择；关节穿刺吸引术、关节切开引流术及闭合灌洗引流术操作步骤。

化脓性关节炎是由细菌感染引起的，常见的致病菌如金黄色葡萄球菌，或溶血性链球菌、肺炎双球菌、脑膜炎双球菌、大肠杆菌等。近年来，由于抗生素的广泛应用，其发病率逐年下降。好发于髋及膝关节，肩、肘、踝关节较少见。常为败血症的并发症，也可因关节穿刺、手术感染或外伤感染等引起。关节感染后，滑膜充血及肿胀、白细胞浸润、渗出液增多，其渗出液可为浆液性、浆液纤维蛋白性或脓性浸出液，从而使关节腔内压力增加，可致关节囊及韧带紧张，白细胞坏死所释放的蛋白溶解酶，使关节软骨面溶解、破坏或消失；进而可产生关节纤维性或骨性强直。早期可出现高热、寒战，关节局部肿胀、发热、疼痛及活动受限，早期行关节穿刺，以争取早期明确诊断，及时治疗。病情较重者，可行关节切开引流。

第一节　关节穿刺吸引术

对受累关节及时进行穿刺吸引，可以帮助早期诊断，又可吸出关节内过多的积液或脓液。

【适应证】

关节肿胀、发热或疑有感染化脓者。

【麻醉】

局部麻醉。

【体位及关节穿刺部位】

1. 肩关节可经肩前、后两个部位刺入，但常用前方入路。患者仰卧，患肩后方垫一薄枕，患侧上肢放于躯干侧面。肱骨头内侧有一皮沟，于喙突下 2~3cm 的皮沟处进针，向后、外侧刺入，进入 2~3cm，一般即可到达关节腔内(图 10-1)。

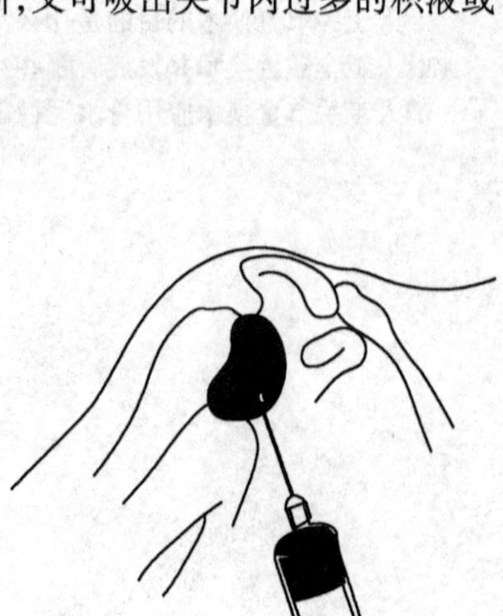

图 10-1　肩关节穿刺部位

2. 肘关节可由肘后内侧或后外侧刺入，常用为后外侧入路。患者仰卧，肘屈曲 90° 位，患臂置于胸前。

于肱桡关节与尺骨鹰嘴之间进针，向前内侧刺入 1~2cm 即可进入关节腔(图 10-2)。

3. 腕关节常用背侧入路　患者可坐位，将患手置于桌上，腕背向上。由桡骨下端与食指伸指肌腱和拇长伸肌腱之间隙处进针，向掌侧刺入约 1cm，即可进入关节腔内(图 10-3)。

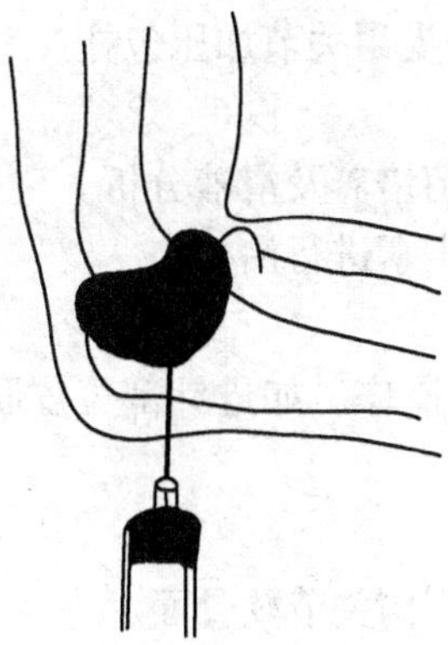

图 10-2　肘关节穿刺部位

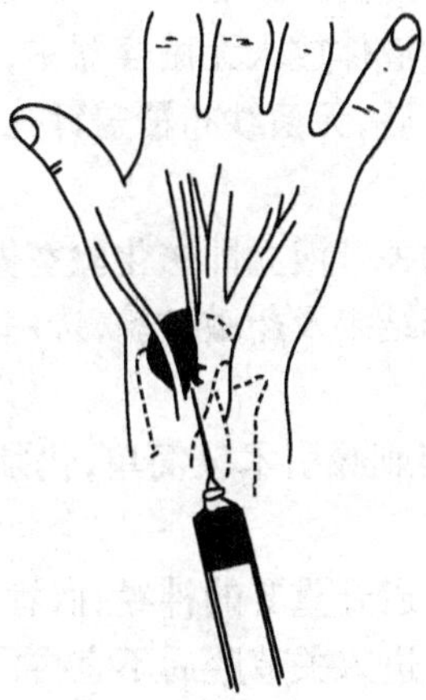

图 10-3　腕关节穿刺部位

4. 髋关节常用髋前方入路　患者仰卧，患髋伸直。于耻骨联合与股骨大粗隆做一直线；再于髂前上棘与髌骨中点画一直线；由此两线的交点处进针(股动脉位于该点的内侧约 2cm 处)，向后上方刺入，进针 5~8cm 即可进入关节腔内(图 10-4)。

5. 膝关节常用膝前方入路　患者仰卧，患膝伸直，可从髌骨外侧与股骨外髁之间进针，向内、后方刺入 2~3cm，即可进入关节腔内(图 10-5)。

6. 踝关节一般从前方穿刺　患者仰卧，于内踝前缘与胫前肌腱之间进针，向后方刺入 2~3cm，即可进入关节腔内(图 10-6)。

【手术步骤】

1. 确定进针部位后，常规消毒，铺无菌孔巾，行局部麻醉。

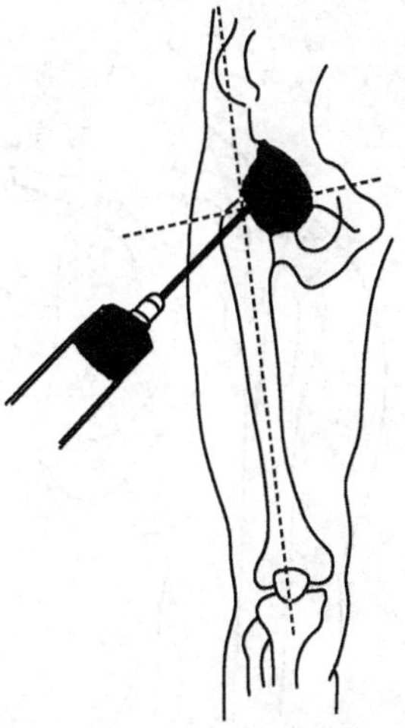

图 10-4　髋关节穿刺点

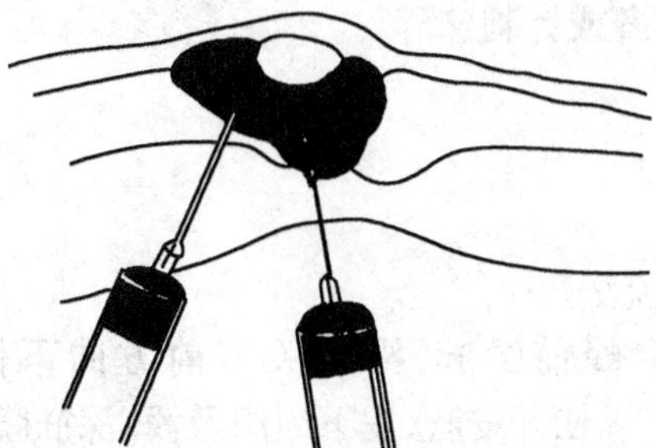

图 10-5　膝关节穿刺部位

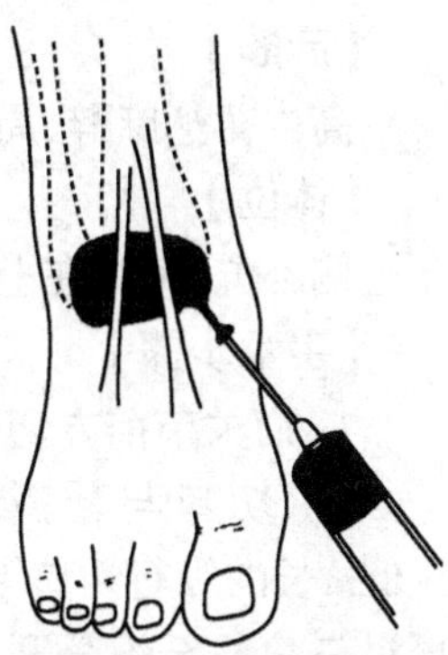

图 10-6　踝关节穿刺部位

2. 将穿刺针头连上10ml注射器，于进针处刺入，当穿刺针头到达关节囊时阻力增加，患者亦感疼痛，再深入即有进入关节空腔之感。

3. 吸取关节腔内的液体，应尽量抽取干净。必要时可在关节附近施加压力，以便吸尽积液。如关节积液过于黏稠不易吸出时，可注入少量生理盐水加以稀释，再予以抽吸。

4. 将吸出的液体放入无菌容器中，注意观察其颜色、黏稠度、透明度及液体量。

5. 抽出针头后，无菌纱布覆盖针孔，用绷带将受累关节加压包扎。

【术后处理】

1. 将吸出的关节液立即送化验室做涂片、细菌培养及滑液分析。

2. 根据培养结果及药敏试验，选用敏感的抗生素进行治疗。

【注意事项】

1. 虽关节穿刺吸引术较简单，仍须严格无菌操作。如进针部位皮肤有炎症，应改换穿刺部位。

2. 进针时要避开重要的神经、血管。

3. 穿刺针头进入关节腔后不宜再深刺，以免刺伤关节软骨面。

第二节 关节切开引流术

关节切开引流术是把关节部位的软组织从皮肤到关节囊切开，暴露关节腔，放置引流物，将关节腔内的分泌物引出体外的一种手术。常用于急性化脓性关节炎，或因关节内脓液黏稠穿刺引流不畅者。引流的方式有多种，近年来常在切开引流的同时，采用放置吸引管，进行闭式灌洗吸引疗法。术后能不断地吸出关节腔内残留的或新产生的分泌物及脓液等，提高了治疗效果。

术前必须明确诊断，排除其他病变，常规拍摄病变部位X片，以了解关节内骨端处有无骨质破坏。有利于制订手术方案及估计术后关节的功能情况。

关节切开引流术，其手术操作是按常用关节入路操作，显露关节腔，放置引流物。

一、肩关节切开引流术

【适应证】

肩关节化脓性感染关节腔积脓。

【麻醉】

高位臂丛麻醉、局部麻醉或针刺麻醉。

【体位】

侧卧位，患肩在上。

【手术步骤】

1. 肩关节前方切开引流法

(1) 切口与暴露：自肩峰前缘起，沿肩关节前方向下做5~8cm长的纵行切口(图10-7)。切开皮肤、皮下组织及浅、深筋膜。再沿三角肌纤维分开三角肌、注意勿伤及位于三角肌深面的腋神经。向两侧拉开三角肌，显露关节囊。

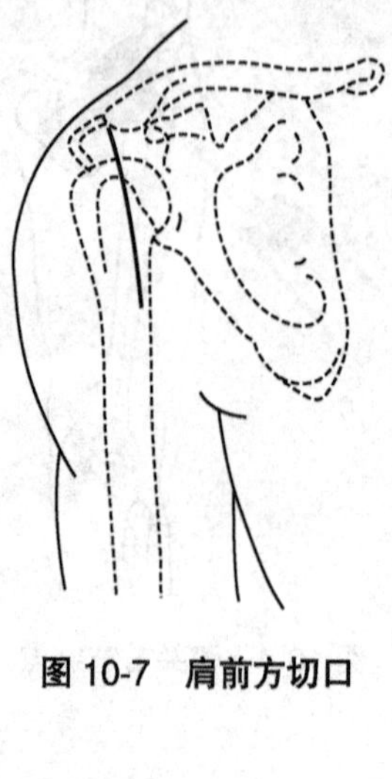

图10-7 肩前方切口

(2) 局部处理：在直视下纵行切开关节囊，吸出脓液，用生理盐水将关节腔冲洗干净后，将橡胶片引流条或塑料管放于关节囊内，并将其外露部分贯穿缝合于皮肤边缘。然后逐层缝合切口。

2. 肩关节后方切开引流法

(1) 切口与暴露：自肩胛冈下缘沿三角肌的纤维方向，向下做 8cm 长的纵行切开。沿切口方向切开浅、深筋膜，分开三角肌纤维，暴露附于肱骨大结节上的肩外旋肌群。于肱骨大结节内侧，沿冈下肌与小圆肌之间分开，向两侧拉开后显露肩关节囊。

(2) 局部处理：纵行切开关节囊，吸出脓液，用生理盐水冲洗干净，放入橡胶片引流条等，其他操作同上。

【术后处理】

如放置橡胶片等吸引性引流物者，术后患者引流口应处于低位，以利引流，引流物于术后 24~72 小时拔除；如放置灌洗吸引管者，则根据病情，待炎症消退后再拔除。若患者不能合作，可做适当的固定以制动。

【注意事项】

1. 行关节切开引流术时，必须严格掌握无菌操作，避免引起混合感染。

2. 关节囊与滑膜的切口应与皮肤切口在同一直线上。如关节囊肿胀明显，内有大量脓液时，可先行穿刺或切一小口吸出脓液后，再扩大切口，以防污染周围的组织。

3. 术中应将关节内冲洗干净，病期较长者，关节内的肉芽组织或坏死脱落的软骨，应予以切除或清理。

4. 术中若发现关节腔因感染而形成分隔现象，经一个切口不易做到充分引流时，可行对口引流。

5. 化脓性关节炎并发周围软组织蜂窝织炎者，可先切开蜂窝织炎最明显处，排出脓液，然后再切开关节囊同上处理。蜂窝织炎的切口不缝合，留待术后换药。

6. 由于干骺端骨髓炎引起关节感染化脓者，在切开关节囊清除脓液后，应寻找窦道，查清骨端病灶，进行彻底清除。

二、肘关节切开引流术

【适应证】

肘关节化脓性感染关节腔积脓。

【麻醉】

可选用臂丛麻醉、局部麻醉。

【体位】

仰卧，患肢肩外展位。

【手术步骤】

1. 肘关节内侧切开引流法

(1) 切口与暴露：自肱骨内髁上 5cm 处，向下经肘关节至肘下。2~3cm 行纵行切开，并沿切口切开筋膜，注意勿伤及尺神经。沿肱三头肌腱与肱肌之间纵行分开，并切开骨膜，于骨膜下向外下方剥离后显露关节囊。

(2) 局部处理：切开关节囊，吸出脓液，用生理盐水冲洗干净，放置橡胶片引流条等，逐层缝合。

2. 肘关节外侧切开引流

(1) 切口与暴露：自肱骨外髁上 5cm 处起向下，经肘关节止于肘下 2~3cm 处（图 10-8），沿切口切开皮肤及筋膜，于肱三头肌腱与桡侧腕长伸肌之间分开。注意切口位置与分离操作时不可过于偏前，以免伤及桡神经然后显露关节囊。

(2) 局部处理：纵行切开关节囊，吸尽脓液，用生理盐水彻底冲洗关节腔，并放置引流条等最后逐层缝合。

3. 肘关节后侧切开引流法

(1) 切开与暴露：于尺骨鹰嘴的内侧或外侧做长 6~8cm 的切口（图 10-9）。肘内侧注意勿伤及尺神经。并沿切口切开肱三头肌腱膜，显露关节囊。

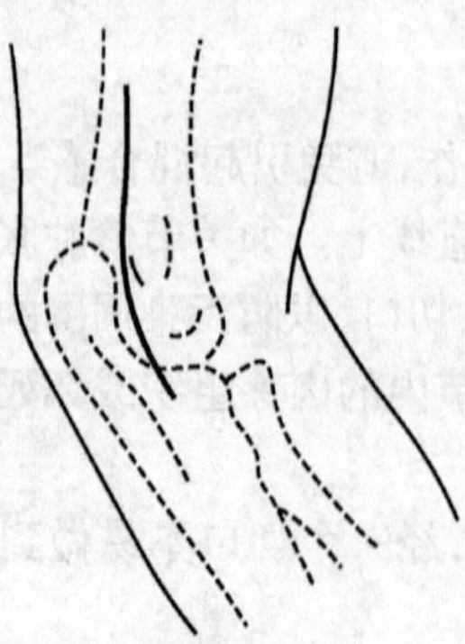

图 10-8　肘关节外侧切口

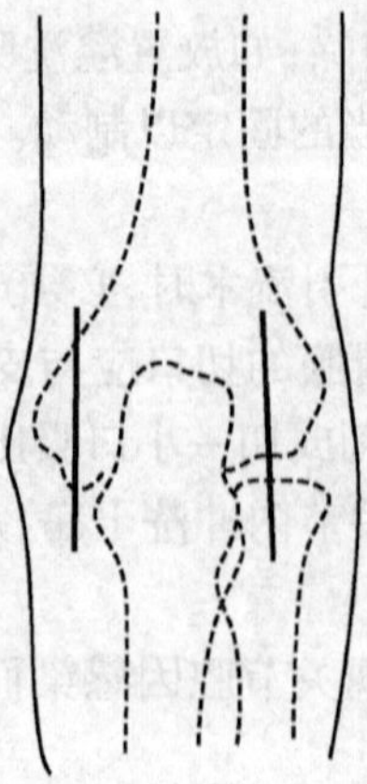

图 10-9　肘关节后侧切口

(2) 局部处理：沿切口方向纵行切开关节囊，吸出脓液后，用生理盐水冲洗干净，放置引流条膜等。根据关节腔中脓液局限情况，可采取内或外侧一侧切开，也可两侧同时切开，行对口引流。

三、髋关节切开引流术

【适应证】

髋关节化脓性感染关节腔积脓。

【麻醉】

选用硬膜外麻或腰麻。

【体位】

一般在后侧及外侧切开引流，取侧卧位，患髋在上。

【手术步骤】

髋关节切开引流的方法有 4 种，即行前、后、外、内侧切口进行引流。临床上较为常用的是后侧切口，其次为外侧切开引流。现介绍常用的 2 种方法。

1. 髋关节后侧切开引流法

(1) 切口与暴露：切口自股骨大转子后外侧稍上方，斜向髂后上棘方向长约 8cm（图

10-10)。切开皮肤、皮下组织及深筋膜。沿臀大肌纤维纵行切开，将肌肉牵向两侧。必要时可在臀大肌切口的后上端，结扎切断臀动、静脉的分支。钝性分离脂肪组织，找出自梨状肌下缘穿出的坐骨神经，将坐骨神经游离后用橡皮膜条牵向内侧加以保护。同时注意勿损伤自梨状肌上、下缘穿出的臀上、臀下动、静脉和神经。可于外旋肌处行关节穿刺，若抽出脓液，可自股骨大转子后侧缘切断髋外旋肌群(闭孔内肌、上孖肌、下孖肌、股方肌和梨状肌)，并将其向内侧牵开，显露髋关节囊。

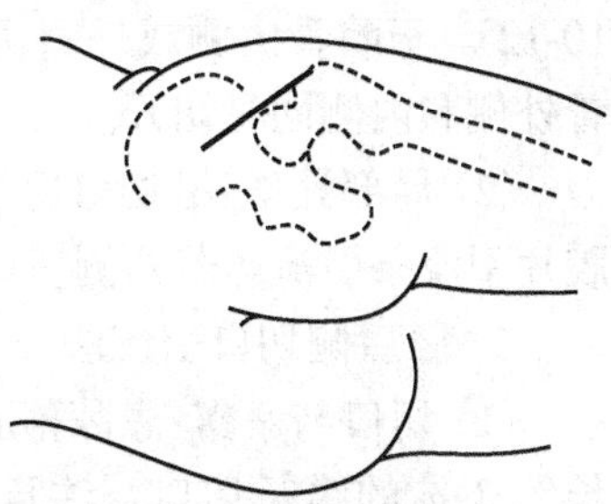

图 10-10　髋关节后侧切口

(2) 局部处理：沿皮肤切口方向切开关节囊，必要时亦可行十字切开。吸出脓液，用生理盐水彻底冲洗关节腔。如脓液较少，可缝合关节囊及皮肤，皮下放橡胶片引流条；若脓液较多，可于关节腔内放置 2 根塑料管或硅橡胶管，分别将两管缝合固定在出口的皮肤上，以备术后灌注吸引用(图 10-11)。然后缝合关节囊，皮下亦放置橡皮膜引流条，逐层缝合切口。

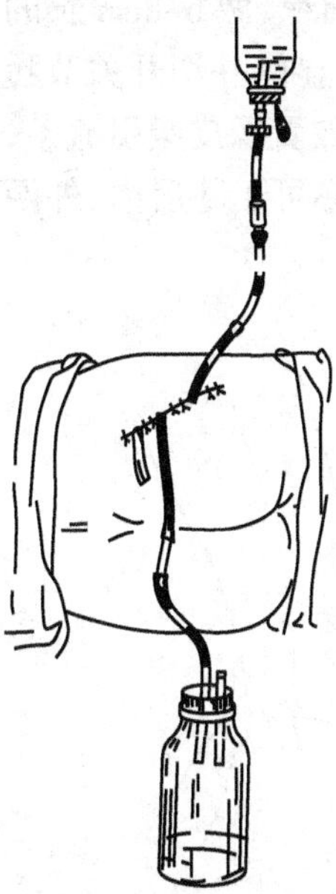

图 10-11　灌注引流法

2. 髋关节外侧切口引流法

(1) 切口与暴露：切口起自髂前上棘外下方约 2.5cm 处，弯向后下，经过股骨大转子尖部，再沿大腿外侧向下延伸 3~4cm 为止。切开皮肤、皮下组织及阔筋膜，分离开臀中肌与阔筋膜张肌的间隙，并向两侧牵开，显露出关节囊。

(2) 局部处理：沿股骨颈方向切开关节囊显露关节腔。同样吸出脓液，用生理盐水冲洗干净，酌情放置橡胶片引流条或塑料管，其操作方法同前，最后按层缝合。

术后应抬高患肢，并做皮肤牵引，其余处理及注意事项同肩关节切开引流术。

四、膝关节切开引流术

【适应证】

膝关节化脓性感染。由于膝部的结构特殊，有多个隐窝和滑囊，脓腔可能被分隔。如膝前方积脓较明显者，适于前内、外侧切开引流，如膝后方积脓明显者，适于后内、外侧切开引流。

【麻醉】

可选用硬膜外麻、腰麻、局麻或针麻。

【体位】

取前内、外切开者，患者仰卧；取后内、外切开者，患者侧卧，使切口处向上。

【手术步骤】

1. 膝前侧切口引流法

(1) 切口与暴露：切口在髌骨的内侧，上自髌骨的上缘，纵行直线向下至胫骨结节平面，长 5~6cm，此为膝前内侧切口。若于髌骨外侧的对称位置时，则为膝前外侧切口(图

10-12)。于髌骨内侧或外侧切开皮肤、筋膜及关节囊。若在关节腔内感染严重时，可于髌骨外侧和内侧同时切开。

(2) 局部处理：沿切口切开关节囊后，吸净脓液，用生理盐水彻底冲洗。切口内放置橡胶片引流条引流。若两侧切口亦可各放置塑料导管对口灌注引流。

2. 膝后侧切口引流法

(1) 切口与暴露：患膝稍屈曲，如为后外侧切口，则在股二头肌腱与腓骨小头之前，做长约 8cm 的纵行切口。注意切口下端不可低于腓骨颈，以免误伤腓总神经。按切口方向于股二头肌前缘切开髂胫束外侧切口（图 10-13）。

(2) 局部处理：显露关节囊后，沿切口方向做纵行切开。吸出脓液，用生理盐水彻底冲洗关节腔。若感染严重，亦可于半膜肌、半腱肌、缝匠肌和股薄肌的前缘，做 6~8cm 长的膝后内侧切口。切开皮肤、皮下组织与筋膜后，将以上诸肌牵向后侧，显露并切开关节囊（图 10-14）。经吸尽脓液及冲洗后，放置塑料管，以灌注引流，并于皮下放置橡皮膜引流条，然后酌情逐层缝合切口。可视情况需要，单独行膝关节后内侧切开，亦可于膝后内、外两侧切开引流。

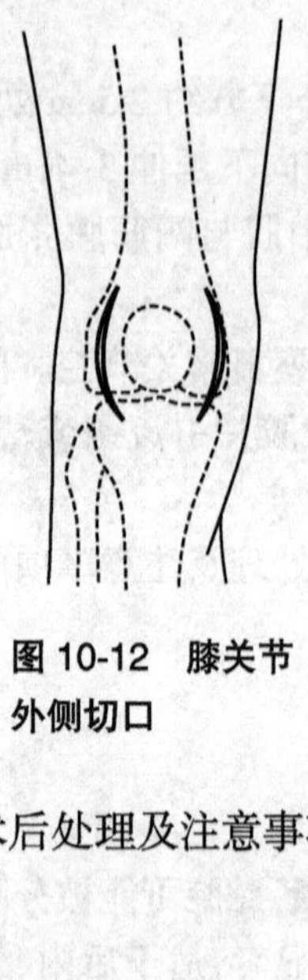

图 10-12　膝关节外侧切口

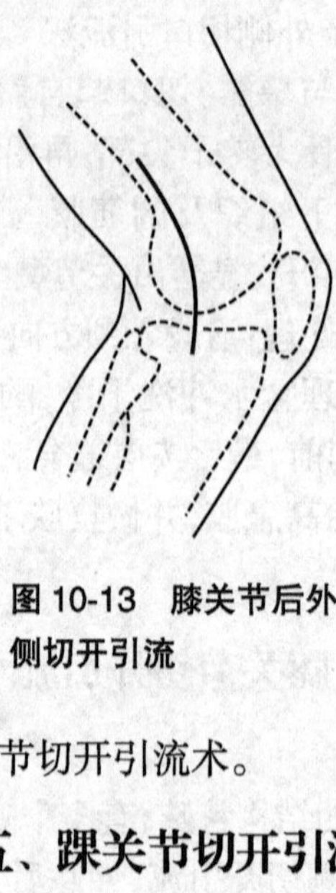

图 10-13　膝关节后外侧切开引流

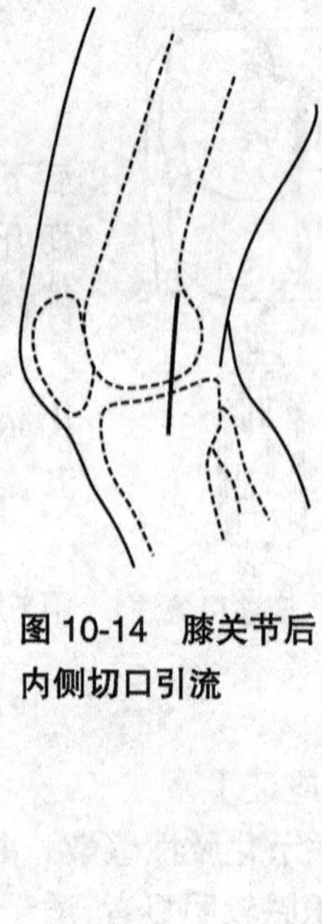

图 10-14　膝关节后内侧切口引流

术后处理及注意事项同髋关节切开引流术。

五、踝关节切开引流术

【适应证】

踝关节化脓性感染关节腔积脓。

【麻醉】

可选用腰麻硬外麻或局麻。

【体位】

仰卧位，可按切口位置的需要将患肢各关节伸屈或内外旋。

【手术步骤】

1. 踝关节前外侧切开引流法

(1) 切口与暴露：在外踝前外侧，于伸趾长肌腱外侧做长 5~7cm 的纵行切口。沿切口方向切开皮肤深筋膜与关节囊。

(2) 局部处理：吸出关节腔脓液，用生理盐水彻底冲洗，放入橡胶片引流条，逐层缝合。如脓液较多者，亦可在关节内放置 2 条塑料管以灌注冲洗引流。逐层缝合切口。

2. 踝后外侧切开引流法

(1) 切口与暴露：使患足稍背伸，自外踝上 5cm 处，沿跟腱与腓骨后侧之间，下至外踝尖下 2cm 处做弧形切口。切开皮肤及筋膜，注意勿伤及腓肠神经及小隐静脉。向两侧切开牵开后，于距腓韧带以上纵行切开关节囊。

(2) 局部处理：将关节内脓液吸出并冲洗干净后，放入橡胶片引流条。逐层缝合切口。

3. 踝前内侧切开引流法

(1) 切口与暴露：于胫前肌腱内侧缘，经踝关节做长 5~7cm 的纵行切口，注意勿切开胫前肌的腱鞘。切开皮肤与筋膜后，纵行切开关节囊（图 10-15）。

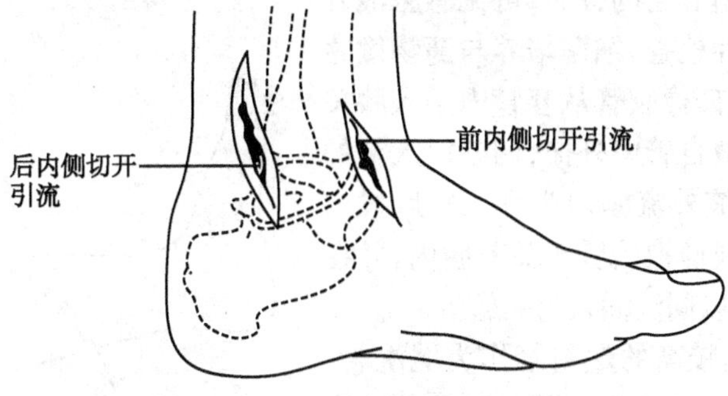

图 10-15　踝关节前内侧和后内侧切口

(2) 局部处理：将关节腔脓液吸出与冲洗干净后，放入橡胶片引流条，逐层缝合。

4. 踝后内侧切开引流法

(1) 切口与暴露：沿跟腱前内侧经踝关节，做长 5~7cm 纵行切口。切开皮肤及筋膜，显露并纵行切开关节囊。注意保护胫后动脉及屈肌腱，勿损伤。

(2) 局部处理：吸脓及冲洗干净后，放入橡胶片引流条，逐层缝合。

第三节　关节闭合灌洗引流术

关节闭合灌洗引流术亦称闭式引流法，多用于四肢大关节的化脓性关节炎。其优点是：①不需像关节穿刺术那样多次穿刺吸引关节内脓液或积液；②做小戳口插管引流，可减少关节内继发感染；③亦可在关节切开引流术后使用；④持续灌洗，则引流较通畅、充分；⑤持续冲洗，则有效地降低关节内压力及减少白细胞坏死所释放的各种酶的侵蚀、溶解和破坏关节软骨面的作用，从而防止、减少骨性或纤维性关节强直。

【适应证】

四肢大关节化脓性关节炎或经穿刺未能控制感染者；已行关节切开引流术或骨髓炎死骨摘除后存留死腔者，同时放置 2 条引流管，创面缝合后采用本法。

【禁忌证】

非化脓性关节炎，或化脓性关节炎而关节腔尚无脓液者。

【术前准备】

口径约3mm的塑料管或硅橡胶管2~4条,腹腔套管穿刺针1~2套,输血用橡胶管2~4条,玻璃接头4支。

【体位】

仰卧或侧卧。

【手术步骤】

为叙述方便,本节以膝关节为例介绍。

1. 选定灌洗和吸引管的入口 一般可分别选在髌骨内侧和外侧上方2~3cm和髌韧带的两侧;亦可选在膝关节内上侧或上侧,另一入口在髌韧带下端外侧或内侧。

2. 插管在无菌操作下,于选定的入口处各做一小戳口,以套管针自戳口刺入,并以斜方向于髌骨后面或侧方进入膝关节腔。一手扶住套管,另一手拔出套管的针芯,可见有脓液外溢,吸取脓液做涂片检查、细菌培养与药物敏感实验。将塑料管或硅橡胶管从套管内插入膝关节内,也可见到脓液自管中外流,调整插入管的方向与深度,以脓液外流畅通为宜。然后拔出套管,保留塑料管或硅橡胶管于关节腔内,并在另一选定的入口处以同法插入另一管。

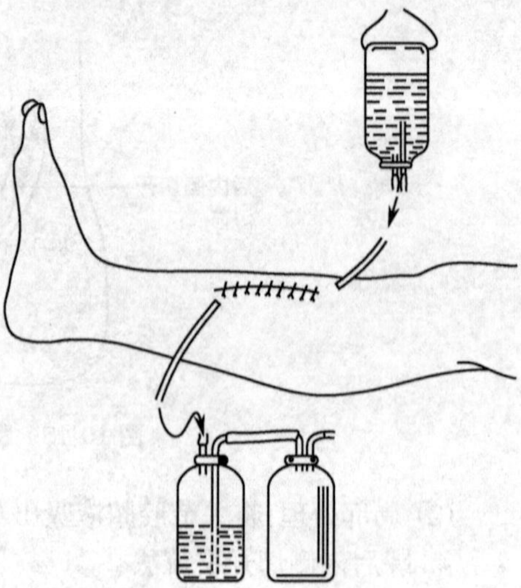

图 10-16 闭合式冲洗吸引法

通常以进口比较高的塑料管作为灌洗管,较低者作为吸引管。如两塑料管进口位置的高低无明显差别,则以脓液或积液流出最畅通者为吸引管,另一管为灌洗管。待脓液或积液自管中流出畅通时,维持此时管子的位置,可分别用丝线将两管缝合并结扎固定在各自戳口的皮缘上。并分别用玻璃管接头将灌洗管连于放有抗生素的吊筒上,将吸引管连接于负压吸引器的橡皮管上。调节好进管与出管的流速后即可开始灌洗(图10-16)。

【术后处理】

术后一般要持续灌洗1~3个星期,每天灌注的液体量需3000~5000ml。在术后第1~3天内,所需灌注的液体量及灌入速度、负压吸引力均可稍大点,尤其是骨髓炎术后24小时内,应较快地滴入灌洗液,避免因血液凝固而把管子堵塞。应灌洗至病人体温复常,伤口局部无炎症现象,流出液体清晰透明。拔管前可先夹住灌洗管,停止向关节腔内灌输液体,但可继续从吸引管吸引关节腔内残留液,注意病人体温是否升高和关节局部有无炎症复发现象。如无变化:观察后,可拔出两管,包扎伤口,早日进行关节功能主动活动,下肢各关节持重锻炼时可先扶拐,由轻到重,循序渐进地进行。

【注意事项】

1. 切开引流术或骨髓炎术后放置引流管时,其创口缝合要严密不可漏水。其两管的引出处,尽量自伤口旁:2~5cm的健康皮肤上另行戳口引出,并用丝线牢固地缝合于出口的皮缘上,以防脱落。

2. 术后两管是否通畅是手术成功的关键。术后 1~2 天内易发生凝血块阻塞，这可能与缝合前凝血块清除不彻底或术后冲洗滴入太慢有关。若术后 3~5 天再发生堵塞，则多因坏死或脱落的组织碎屑淤积在管中所致。故术后 24 小时应较快滴入灌洗液，以每隔 2~3 小时使镭洗液呈水柱样较快流入半分钟，然后再放慢些，快慢交替进行，以减少凝血块的阻塞。已发生机械性阻塞时，可在无菌条件下用注射器加压逆行冲洗，或将冲洗管与吸引管暂时对换使用等。

3. 负压吸引力的大小要适宜，吸引力过小可引起凝血块或脱落的坏死组织堵塞管腔；过大亦易将软组织吸入管口而被阻塞。

4. 灌洗液可单用生理盐水，或加用药物敏感试验，用有效的抗生素调制成的溶液等。每日用量需视病情不同而定，一般前 3 天每日可滴入 3000ml 左右，骨髓炎患者可用 5000ml 左右，以后每日可减为 2000ml 左右。

5. 进、出水管在脓腔中放置时可以交叉，使管口的距离分开，避免灌注液体在脓腔中断流，以充分发挥灌注液体对整个脓腔的冲洗作用。

学习小结

1. 学习内容

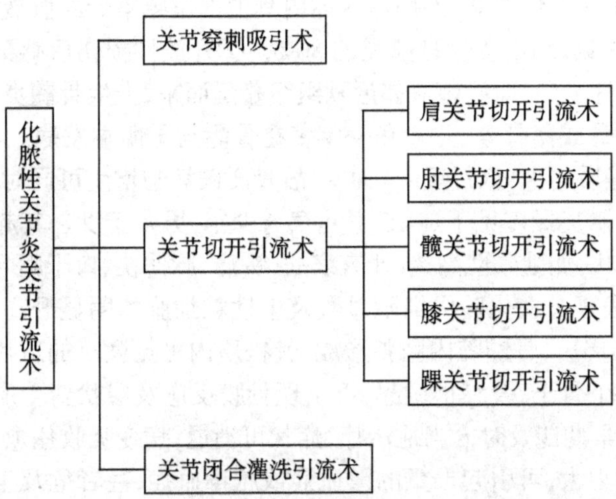

2. 学习方法　熟练掌握关节穿刺吸引术、关节切开引流术、关节闭合灌洗引流术的适应证，理解不同关节部位手术切口的选择及手术操作注意事项，不仅需要牢固的临床解剖知识，还需要不断的临床实践操作才有自己的心得体会。

（修忠标）

复习思考题

1. 比较关节穿刺吸引术、关节切开引流术、关节闭合灌洗引流术有何异同？
2. 近年在化脓性关节炎的研究进展有哪些？

第十一章　化脓性骨髓炎的手术

学习目的

急慢性骨髓炎是骨伤科疑难病，处理不及时会致残或危及生命，而手术治疗是十分重要手段。本章通过对急性血源性骨髓炎引流术、开窗引流术、慢性骨髓炎病灶清除术的适应证、手术步骤及术后处理的学习，掌握上述骨科基本处理技术，为临床进一步治疗化脓性骨髓炎奠定基础。

学习要点

急性血源性骨髓炎引流术、开窗引流术、慢性骨髓炎病灶清除术的适应证、手术步骤、术后的处理原则、方法。

化脓性骨髓炎是由化脓性细菌引起的骨膜、骨质和骨髓的炎症。常见致病菌多为金黄色葡萄球菌、溶血性链球菌或白色葡萄球菌，偶见有大肠杆菌、绿脓杆菌及肺炎双球菌。其感染途径可有：①血源性感染，即病菌从体内其他部位感染灶经血液循环到达骨组织而发病的，此种最为常见，约占急性骨髓炎的80%。②开放性损伤后感染，即病菌从伤口侵入骨组织。③蔓延性感染，即病菌从邻近软组织蔓延而来，产生骨髓炎。多侵犯胫骨与股骨，其次为肱骨、桡骨或髂骨等，儿童和少年多在骨骺与干骺端发病。早期以骨质破坏及坏死为主，后期以骨质增生(修复反应)为主，故骨质破坏与增生可同时存在。

急性血源性骨髓炎最多见于3~15岁儿童与少年，男多于女。其起病较急，开始即有明显的全身中毒症状，如弛张性高热，伴有寒战，头痛，脉搏快、口干呕吐等；严重者可有谵妄、昏迷等败血症表现。血化验白细胞总数及中性粒细胞均明显升高。X线检查在2周内多无明显异常，2周后，骨髓腔内脓肿形成，骨松质内可见微小的斑片状骨质破坏区，进而累及骨皮质与整个骨干，骨膜被掀起，可出现骨膜反应及层状新骨形成、骨皮质有虫蚀样改变等。该病在早期能及时恰当地治疗，症状可消退，病变吸收痊愈。急性期如得不到正确治疗或病菌毒力大，可引起严重的败血症或脓毒血症，甚者危及生命。治疗不彻底，亦可转为慢性骨髓炎，病灶不能彻底根除，常有反复发作。

第一节　急性骨髓炎穿刺吸引术

骨髓炎局部病灶穿刺吸引术方法简便，可早期协助明确诊断，又能减轻骨髓内压力，防止炎症继续扩散，亦可同时向病灶内注入有效抗生素，增强治疗效果。

【适应证】

1. 患者高热寒战、局部红肿热痛，经2~3日抗生素治疗，病情无明显好转，高度怀疑骨髓炎者。

2. 病情需要进行病灶切开引流术者，也应先行穿刺吸引，以明确诊断与切开引流的位置。

3. 骨髓炎患者因身体极度衰弱等情况，暂不能切开引流者，可先行穿刺吸引术、注入抗生素，待条件允许时，再做切开引流术。

【麻醉】

常用局部浸润麻醉。

【体位】

根据不同穿刺部位，可选择仰卧位、俯卧位或侧卧位，以便于操作。

【手术步骤】

1. 穿刺部位常规消毒，铺无菌洞巾。

2. 在进针部位行局部麻醉，针头可深至骨膜下。

3. 用粗穿刺针头（14~16 号针头）刺至骨膜下试行抽吸，若未发现脓肿或积液，则将针头刺入干骺部骨髓腔内（图 11-1）。

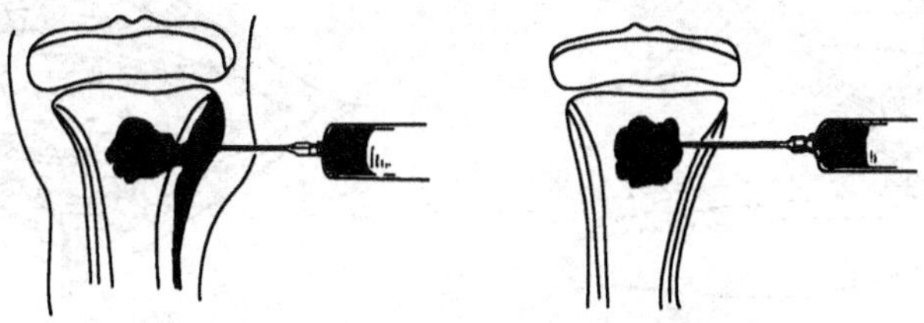

①穿刺抽吸骨膜下脓肿　②穿刺干骺部骨病灶

图 11-1　急性血源性骨髓炎早期穿刺法

4. 若抽出脓血性液体，尽量抽吸干净。

5. 最后将伤口无菌包扎。

【术后处理】

抽吸的积液送做显微镜检查、细菌培养与药物敏感试验。术后继续抗生素治疗、支持疗法与局部固定。

【注意事项】

本病早期病变部位可能只抽出浆液血性液体，脓液不明显。必要时可重复穿刺，病情较重者酌情行切开引流术。

第二节　急性骨髓炎切开开窗引流术

【适应证】

急性血源性骨髓炎经药物治疗及穿刺吸引，病情无明显好转者。经穿刺证实骨髓腔内脓液较多者。X 线片显示有骨质破坏及骨膜阴影增宽者。

【麻醉】

上肢可用静脉或臂丛麻醉，下肢选用硬膜外麻醉或腰麻醉。

【体位】

可取仰卧位。

【手术步骤】

本节以胫骨上段骨髓炎为例叙述。

1. 切口与暴露于肢体肿胀最明显的部位纵行切开皮肤、皮下组织。向两侧牵开皮肤，妥善保护皮缘，按切口方向切开因炎症而增厚的骨膜(图 11-2)，用骨膜剥离器将骨膜稍向两侧剥离，即可显露病变的骨质。

2. 钻孔与开窗　有时切开骨膜后，可见有少量脓液和渗出液，亦可见有骨面粗糙和失去正常光泽的骨皮质。即于此处用骨钻钻几个孔，注意勿伤及骨骺板。如流出的脓液很少，则可不再开骨窗，彻底冲洗后，做单层缝合。若该处骨质疏松，自钻孔中流出的脓液较多，即用骨凿沿钻孔部位凿除部分骨质，形成一骨窗，以利引流(图 11-3)。

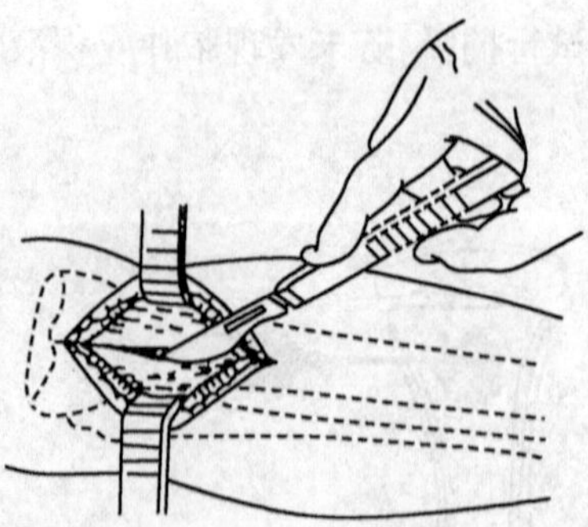

图 11-2　切开骨膜

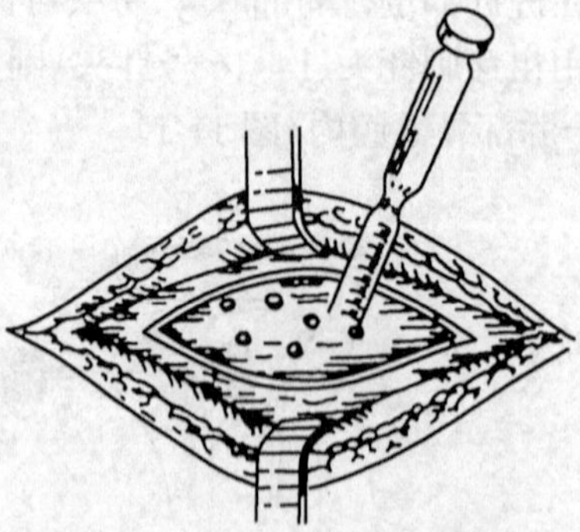

图 11-3　用圆凿沿骨孔凿除骨质

3. 处理脓液开骨窗后，吸出骨髓腔内的脓液及坏死组织。切不可搔刮，以免炎症扩散。

(1) 如脓液较少，可向骨窗内放入抗生素，并放置橡胶片引流条引流。

(2) 如脓液较多，需开窗较大者，可放入 2 条剪有侧孔的细塑料管，供术后注入抗生素溶液和引流用(图 11-4)。

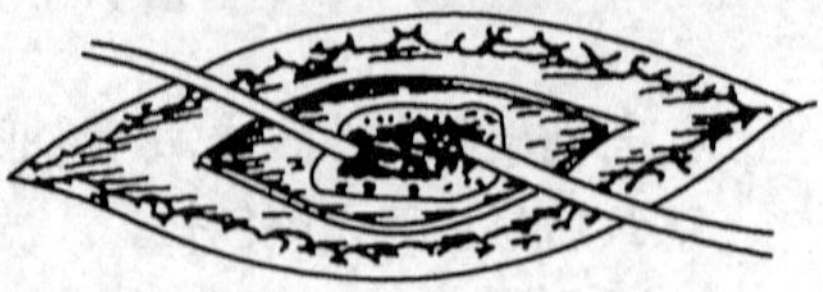

图 11-4　放置塑料管位

(3) 亦可用凡士林纱布块松松地填放在骨髓腔内引流。

4. 缝合与固定　除在骨髓腔填塞凡士林纱布者外，可缝合切口，引流管用缝线固定于皮缘。把患肢包扎后，皆用石膏托固定于功能，以防关节挛缩与病理性骨折。

【术后处理】

抬高患肢，以利血液回流。继续应用抗生素。放入橡胶片引流条者可于术后 24~48 小时拔出。留置塑料管者，可持续滴入较敏感的抗生素溶液，或一管滴入，一管连接负压瓶上，行闭式灌洗引流术。

【注意事项】

1. 感染严重且体质虚弱者，其中毒、脱水现象、败血症及局部症状均较明显，应及时应用中药及抗生素，并给以补液、输血，必要时给予血浆蛋白，以挽救患儿生命。当全身情况允许时即行穿刺术。同时进行切开引流术。

2. 术中若在切开深筋膜即流出脓液时，则应先彻底清除脓液，用生理盐水冲洗，并仔细查找有无与骨骼相通的窦道。如未发现窦道，则不可盲目地进行钻孔，以免将脓液引入骨髓腔。若确为骨髓炎所引起，则需钻孔开窗引流。开窗的大小与形状，可根据病变情况而定，但不宜过大开窗，否则易造成病理骨折。

3. 在骨髓炎的早期，有时虽经钻孔，亦无脓液流出时，或仅有少量渗出液，可不必凿骨开窗。因钻孔后即足以达到引流和减压的目的。

4. 钻孔与凿骨时，须注意勿损伤关节囊和骨骺，不然可引起关节感染或影响肢体发育。

5. 行闭式灌洗者，一般持续 7~10 天，拔管前 3 天连续吸出的积液澄清及细菌学检查阴性，即可停止灌洗 1 天，全身与局部情况无异常时，方可拔管。

第三节　慢性骨髓炎的病灶清除术

大多数慢性骨髓炎是由于急性骨髓炎治疗不当或治疗不及时而发展的结果，亦可因开放性骨折所引起。但如血源性骨髓炎的致病菌毒力较低，患者抵抗力强，也可能开始即为亚急性或慢性骨髓炎。

其病理变化较复杂，诸如有经久不愈的窦道，死骨的形成，周围包壳骨并伴有死腔，感染的肉芽组织及蜂窝织炎等。其病变缠绵难愈，可造成慢性消耗与贫血。当遇有创伤或抵抗力低下时即可急性发作，经中药或抗生素治疗可缓解或少数治愈，大多数慢性骨髓炎除需改善全身条件外，应施行手术以清除病灶、摘除死骨、切除窦道、敞开死腔等，并配合其他术式及疗法。

【适应证】

急性骨髓炎未能治愈，在其急性期后 3~6 个月，X 线片见有死骨形成者。如死骨较大，应于包壳骨连接较稳固后进行，避免形成病理性骨折。开放性骨折引起慢性骨髓炎，骨折虽已愈合，但有死骨形成和久不愈合的窦道者。

【麻醉】

上肢采用静脉麻醉或臂丛麻醉；下肢用硬膜外麻醉。

【体位】

可选用仰卧位或侧卧位，以使手术切口朝上为宜。

【手术步骤】

为防止术中出血过多，手术时需要气囊止血带。可先自窦道注入甲紫液，尽量染及所有窦道分支，以利于指示切除范围。亦可先用探针探查窦道的方向和深度。

1. 切口与暴露以利于取出死骨的适当部位为中心，沿肢体纵轴做切口。切开皮肤后，尽量沿肌间隔进行分离，或沿窦道寻找死骨所在部位，并切除窦道与周围瘢痕组织（图 11-5）。

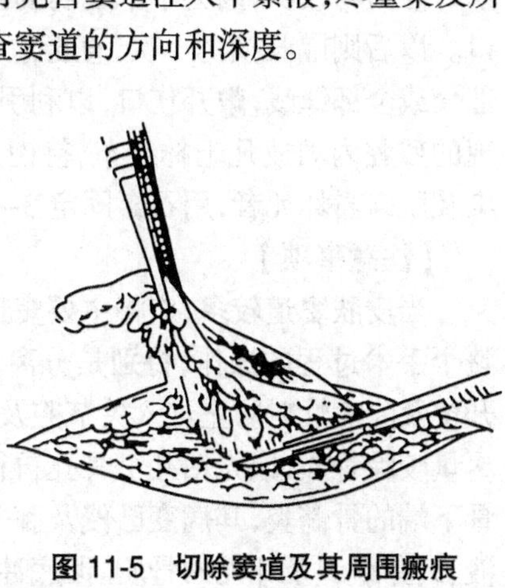
图 11-5　切除窦道及其周围瘢痕

2. 切开骨膜与开窗　向两侧拉开软组织，显露并纵行切开骨膜，其长度与剥离的范围视骨病变大小而定。避免过多剥离骨膜，影响骨的血液供给，否则易引起感染复发或新死骨形成。用咬骨钳或骨凿咬除或凿掉窦道周围的硬化骨，或用骨钻沿开窗的轮廓钻孔，再用骨凿开窗，以充分显露骨腔（图 11-6）。

3. 骨腔处理彻底清除骨腔死骨，刮除脓腔壁及炎性肉芽组织，使其骨腔周围成为有出血的新鲜骨面。对包壳骨内的死腔、瘘孔亦须仔细清理。冲洗干净，松开止血带，用温热生理盐水纱布压迫骨腔及创面止血。骨腔较小，手术彻底者，可放置2条塑料管，以备灌洗引流。缝合切口。术后酌用石膏托固定。

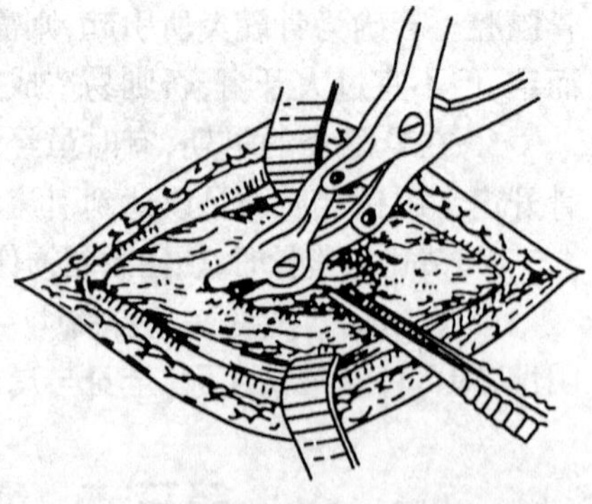

图 11-6 咬除骨窦道周围的硬化骨

4. 植骨与填充肌瓣

(1) 如骨腔较大，局部肌肉血运较好，部位亦适合者，可采用带蒂肌瓣填充骨腔。举例如下：

1) 股骨干骨髓炎病灶在中下段者，可选用股外侧肌或股内侧肌瓣填充。病变位于股骨上1/3者，可选用股外侧肌或阔筋膜张肌，有时亦可同时用两条肌瓣。

2) 胫骨干上1/2骨髓炎，病灶位于后内侧者，可用比目鱼肌内侧肌瓣。若病变位于胫骨前外侧，可用胫前肌肌瓣。

3) 肱骨干下2/3范围内的骨髓炎，可选用肱三头肌肌瓣。肱骨干上1/3段的病灶，可用三角肌肌瓣充填骨腔。

为了使切取的带蒂肌瓣恰好适合于填充骨腔，应顺该肌肉纤维方向适当延长皮肤切口，充分显露其肌腹，再视骨腔的大小，沿肌纤维将肌腹分离开1/3~1/2，在低于骨腔的部位切断。止血后，将肌瓣移植于骨腔内，注意勿使肌瓣扭转并在其两侧用细不锈钢丝固定在骨腔壁上，最后用垂直褥式缝合将皮肤与筋膜做单层缝合。术后用管型石膏固定。

(2) 如术后残留骨腔较大，且无适合的肌瓣充填时，病灶在桡骨下端、胫骨上、下端或跟骨等处者，可用松质骨移植填充骨腔。进行此术时，术者应更换手术衣、手套与更换一套无菌器械。在髂骨翼处切取长条或骨片，然后把它紧密地填置在病灶处的骨腔内。缝合切口，用管形石膏固定。

【术后处理】

抬高患肢，以利血液循环，减少水肿。并注意肢体末端循环、感觉、运动等情况。加强营养，继续应用抗生素。放置引流管者，术后应用抗生素。如术后3~5日体温降至正常，伤口渗出物极少，则为手术成功的预兆。伤口内填塞纱布者，于术后5~7日换药以观察伤口。以后则隔日换药1次，直至愈合。使用带蒂肌肉瓣填充者，若局部有感染时，可拆除部分或全部缝线，敞开伤口，以利引流。如肌肉瓣发生坏死，应将坏死部分剪除，并向其出现的残腔内填放凡士林纱布，待肉芽生长后可逐渐愈合，如不愈合，需再行植皮术。无感染及肌肉瓣坏死者，用石膏固定3~4周。拆除后进行练功活动。

【注意事项】

当皮肤窦道较多，应将主要窦道切除，较小的窦道可用刮匙彻底刮除，术后常可自愈。整个手术过程的操作，特别是分离和切除瘢痕时，注意勿损伤神经干与血管。手术切口、开窗及除病灶时防止进入关节腔及破坏骨骺板。对于骨膜，不宜过分剥离。在切骨开窗时，尽量咬除骨质，或先钻几个骨孔再行切骨。切骨亦不可过多，避免发生病理性骨折。若股骨下端的骨髓炎，其病变已侵及膝关节时，也应延长切口，同时切开关节囊；清除关节内脓液、肉芽组织及坏死的骨质。彻底冲洗干净，放置引流条，逐层或单层缝合。切取肌肉瓣时，要使肌肉瓣的大小合适，既能填满骨腔，又能保持肌肉瓣的良好血液循环。一般切取肌肉瓣的宽度不宜超过该肌的 1/2，其长度不超过 15cm。填塞肌肉瓣不能旋转，否则影响血液循环。肌肉瓣或松质骨均需填满骨腔。填塞适当有利于肌肉与腔壁之间建立良好的血液循环，并促使骨腔壁变性组织被吸收。若有残留骨腔，易发生积血，甚至化脓。对无负重及重要功能的骨骼，如腓骨上段、尺骨下端等的骨髓炎，又久治不愈已明显硬化者，可行病骨大块切除。

学习小结

1. 学习内容

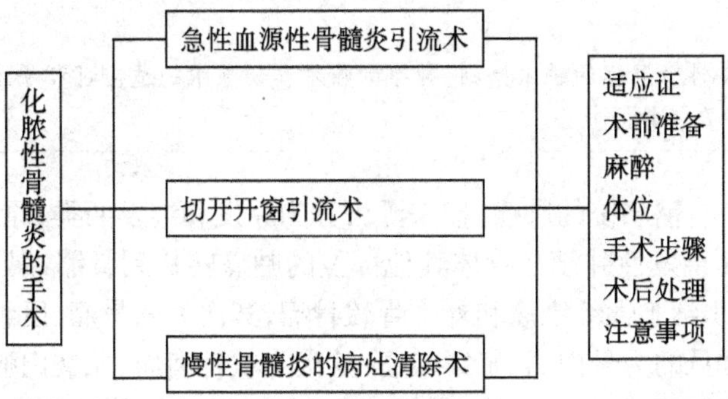

2. 学习方法　熟练掌握急性血源性骨髓炎引流术、切开开窗引流术、慢性骨髓炎病灶清除术的适应证，掌握急性血源性骨髓炎引流术、切开开窗引流术、慢性骨髓炎病灶清除术的手术操作步骤、操作要点及术后处理原则。不仅需要牢固的临床解剖知识，还需要不断的临床实践操作才有自己的心得体会。

（修忠标）

复习思考题

1. 骨髓炎的病因及常见临床症状有哪些？
2. 切开开窗引流术、病灶清除术的适应证是什么？
3. 试述切开开窗引流术、病灶清除术的术前准备、手术步骤。

第十二章　骨肿瘤的手术

学习目的

骨肿瘤的发生率逐年增高，本章通过对骨肿瘤的概念、良性骨肿瘤的手术原则、肿瘤刮除术和切除术的适应证和手术要点的学习，为临床进一步治疗骨肿瘤奠定基础。

学习要点

骨肿瘤的概念、良性骨肿瘤的手术原则、肿瘤刮除术和切除术的适应证和手术要点，肿瘤刮除术中的开窗、病灶清除及植骨的方法。

骨肿瘤是发生在骨骼系统的肿瘤，按来源可分为原发和继发两类，原发性又分良性和恶性，良性者占多，而继发性肿瘤是身体其他部位的肿瘤转移到骨骼，属恶性。良性骨肿瘤中，最常见的为组织细胞性纤维瘤和外生骨软骨瘤，其次为软骨瘤、巨细胞瘤、骨样骨瘤等。恶性肿瘤中最常见的为骨肉瘤、浆细胞瘤，其次为软骨肉瘤、尤文肉瘤，恶性纤维组织肉瘤等。良性骨肿瘤经手术治疗后预后较好，而恶性骨肿瘤目前被公认为世界性难治之症。过去，患恶性骨肿瘤，治疗就意味着截肢，这给患者及家属带来巨大的心理恐惧，并在患者日后的生活和行动带来极大的不便。近年来，骨肿瘤治疗更注重保肢及功能重建，这在一定程度上既保证了患者的生存率，又大大改善和提高了患者的肢体功能与生活质量。

第一节　良性骨肿瘤的手术原则

良性骨肿瘤病程较长，疼痛不重，肿块生长缓慢，偶然发现却难以说出开始生长的时间。良性骨肿瘤常常因为轻微外伤造成骨折或偶然摄片才被发现。其治疗方法主要采取手术，常用的手术方法包括肿瘤刮除术、肿瘤切除术及肿瘤骨段截除术。手术一般应遵循以下原则：

1. 早发现、早治疗　一旦发现骨肿瘤，应尽早借助影像学、活检、冰冻切片病理等检查手段，分析骨肿瘤之性质、分化程度及病理分级，制订治疗方案，争取早期治疗。这样对防止良性骨肿瘤的复发、减少恶变及降低死亡率有着重要意义。

2. 彻底切除肿瘤病变　手术必须彻底切除肿瘤病变，有时还应包括病变周围软组织。

第二节　肿瘤刮除术

肿瘤刮除术是指手术进入切开的局部组织，将骨壳内的骨肿瘤进行刮除。用于治疗体积较小的良性骨肿瘤及瘤样病变。多数良性骨肿瘤及瘤样病变经病灶刮除及植骨术后可获得满意的治疗效果，缺点是手术的不彻底性使部分病例术后复发。

【适应证】

1. 良性骨肿瘤及瘤样病变。

2. 脊柱与骶骨肿瘤，由于局部解剖复杂，不能完全切除病灶，采取对肿瘤大部切除，而刮除在邻近重要器官的肿瘤组织。术后及时进行辅助治疗，如化疗、放疗等。

【术前准备】

1. 刮除术多需与植骨术同时进行，可根据病灶刮除范围的大小而定。选用自体骨移植，须做好植骨的准备。如需要的骨量较大或自体骨移植有困难者，应准备异体骨。

2. 有时为了及时明确骨肿瘤的性质、种类和选择适宜的手术方案，可准备术中进行快速冰冻病理切片检查。

【手术步骤】

以胫骨上端骨巨细胞瘤为例叙述。

1. 切口与暴露　切开前宜用充气止血带，抬高患肢 5 分钟，让静脉血回流后，将止血带充气。以病变部位为中心，在离骨皮质较近的地方做纵行切口，其长度稍超过病灶的上、下边界。切开皮肤、皮下组织及筋膜后，沿切口方向切开骨膜，轻轻行骨膜下剥离，显露瘤体，有的则需将骨膜一并切除。

2. 开窗及清除病灶　在肿瘤的骨皮质变薄、颜色晦黯处，用骨刀切开适当大小的骨皮质。开窗后，用刮匙或圆形骨凿沿瘤体周边使其与周围骨质分离，并挖出瘤体（图 12-1），再用刮匙刮净骨腔内残余的病灶，直至显露出腔壁的正常骨质为止，温热盐水反复冲洗病灶后再用 95% 的酒精纱布浸敷骨腔内创面 10 分钟以上，以杀灭肿瘤细胞。

3. 植骨与缝合　用生理盐水将骨腔冲洗干净，填入无菌纱布压迫止血，松开止血带。植骨时，术者应更换手套和器械，可于髂骨翼处切取适量松质骨充塞满骨腔。分层缝合切口。必要时术后给予外固定保护。

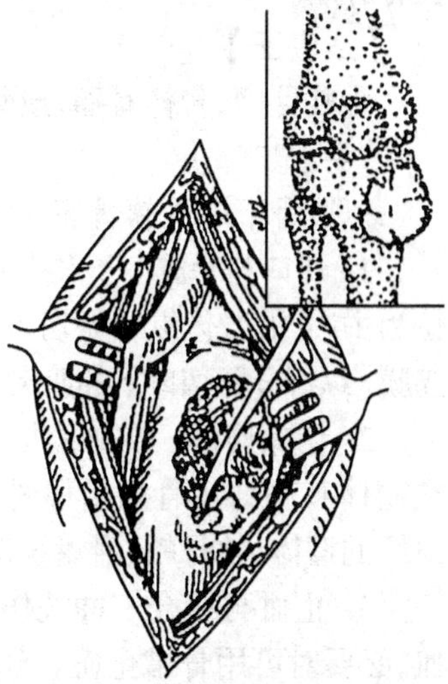

图 12-1　用刮匙刮除病变组织

【术后处理】

1. 抬高患肢，以利血液循环。

2. 病变范围较小者，术后 4~6 周去除石膏；病灶较大者，其外固定应至主骨与移植骨愈合后。下肢患者不宜过早负重。

3. 有少数病例所植骨片被吸收，应当限制肢体活动，必要时可再次进行植骨。

【注意事项】

1. 保护好周围正常软组织，避免肿瘤在软组织中种植，凿开足够大的骨窗，骨窗边缘要尽量圆滑，以减少继发性骨折的危险，并尽可能大于病变的范围。

2. 病灶刮除要彻底，特别是骨嵴间残存的肿瘤组织。必要时用磨钻将边缘骨壁适当磨除至正常骨质。

3. 用温热盐水反复冲洗病灶后做化学药物处理，可选用氯化银或 3%~5% 的苯酚、或 95% 的酒精纱布浸敷骨腔内创面 10 分钟以上，以杀灭肿瘤细胞。

4. 填充材料以自体骨和异体骨最好，因为这两种骨均可获得较好的生物学修复，缺点是愈合时间较长，且需要较长时间的外固定。因此应注意去固定后的关节功能锻炼，以防后遗功能障碍。人工材料填充以骨水泥为佳，因骨水泥聚合散热和其单体的毒性有杀灭瘤细胞的作用，而且能很快与骨腔壁牢固结合并有一定的强度，患者可以早期练习关节活动。若骨水泥填充强度不够，为防止术后骨折，可选用适当内、外固定。

5. 术前诊断为良性肿瘤，行肿瘤刮除植骨术或骨水泥填充治疗后，若术后病理学检查提示肿瘤为低度恶性者应在两周内再次手术行扩大切除。

6. 术后1~2周摄X线片，术后3~6月复查。

第三节 肿瘤切除术

肿瘤切除术是指将肿瘤自基底部正常骨质处切除。肿瘤突出在骨外，如外生骨软骨瘤；或生长在骨内，如骨旁骨瘤，均将肿瘤游离后，在病变组织与正常骨骼交界处凿断切除。手术是在正常组织内进行，把肿瘤及肿瘤周围反应区一并切除。可用于良性或中间性骨肿瘤。

【适应证】

骨软骨瘤、骨样骨瘤、成骨细胞瘤、骨巨细胞瘤等。

【手术步骤】

以股骨下端骨软骨瘤为例叙述。

1. 切口与暴露　下肢先扎用气囊止血带。以病变部位为中心，沿肢体纵轴做切口。切开皮肤，皮下组织及深筋膜。纵行分开切口下的肌肉，充分显露瘤体及其基底部。

2. 切除瘤体　在肿瘤根部周围1cm环形切开骨膜，在瘤体基底部用骨凿沿股骨骨皮质将包括部分健康骨组织的瘤体、软骨帽、滑囊全部切除（图12-2）。

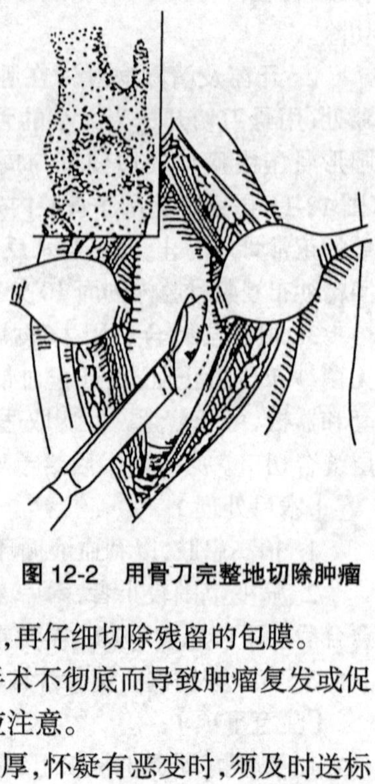

图 12-2　用骨刀完整地切除肿瘤

3. 止血与缝合　冲洗伤口后，松开止血带，压迫止血，必要时可用骨蜡止血。分层缝合切口，加压包扎。

【术后处理】

术后抬高患肢，一般不需外固定。

【注意事项】

1. 术中误将肿瘤的纤维包膜切开时，应于肿瘤切除后，再仔细切除残留的包膜。

2. 骨软骨瘤的切除不应采取局部搔刮法，否则可因手术不彻底而导致肿瘤复发或促使其发生恶变。尤其对基底部较宽的无蒂型骨软骨瘤更应注意。

3. 较大的骨软骨瘤切下后，应剖开观察，若软骨帽较厚，怀疑有恶变时，须及时送标本做病理检查。

4. 在切除骨样骨瘤时，须彻底刮除骨样骨瘤的“瘤巢”，彻底凿除周围的硬化骨骨质。

第四节 恶性肿瘤的手术原则

恶性骨肿瘤的手术治疗，根据手术切缘所达到的范围，分为病灶内切除、边缘性切除、广泛性切除和根治性切除。病灶内切除亦称为大块切除术，即手术切缘通过肿瘤组织内；边缘性切除，即手术切缘通过肿瘤组织的反应带，例如软组织肿瘤的剥离术；广泛性切除，即手术切除缘全部在肿瘤组织周围一定距离的正常组织内，由于高度恶性的肿瘤沿筋膜间隙广泛扩散至较远距离，因此广泛性切除后仍有可能残留微小病灶；根治性切除即手术将肿瘤所侵及一个或多个肌筋膜间室内的正常组织从起点到止点连同肿瘤一并切除。对于发生于骨骼的肿瘤，根治性切除意味着将整个病变骨切除。但是将整个病变组织切除的截肢手术不一定都是根治性切除。从理论上讲，根治性切除可完全切除局部的微小病灶。

一、肢体恶性骨肿瘤的保肢治疗

目前，肌肉骨骼系统恶性肿瘤提倡综合治疗。常需要手术、放疗和化疗相结合，如骨肉瘤则采用化疗加手术治疗。近几十年来化疗的不断进展，尤其是新辅助化疗的良好效果使保肢治疗成为可能。外科技术的进步也大大提高了保肢的可能性，较小范围的根治性手术或广泛性切除加化疗，即可达到控制肿瘤局部复发的目的。例如骨肉瘤的外科治疗，在 20 世纪 70 年代以前一直强调截肢是首选的方法，但目前约有 50% 的患者可以保留肢体，甚至还能获得一定的关节功能。虽然现在肿瘤截肢术的应用减少，而保肢手术的应用越来越普遍，但在少数情况下，保留肢体的功能尚不如截肢后安装假肢。因此，恶性骨肿瘤的治疗，应根据患者具体情况选择不同的治疗方法，达到提高患者生存质量，尽最大努力保留肢体功能的目的。

1. 保肢手术的基本条件

(1) 肿瘤局限于肌筋膜间室内且无转移，能够彻底切除。或虽肿瘤累及间室外，但对化疗敏感者。

(2) 肿瘤的复发率不高于截肢手术。

(3) 术后肢体功能不能低于截肢术后安装的假肢。

(4) 患者要求、有条件、愿意配合保肢手术。

2. 保肢手术的禁忌证

(1) 肿瘤周围的神经血管已经受到肿瘤的明显侵犯。

(2) 发生病理性骨折，肿瘤组织和细胞广泛影响周围正常组织。

(3) 肿瘤周围软组织条件不好，如主要的肌肉需要在清除肿瘤时被切除，或皮肤大面积瘢痕化，或皮肤有感染者。

3. 保肢手术应遵循的原则

(1) 保肢术通常需进行 2 周的术前化疗。

(2) 手术的关键在于采用合理的边缘完整切除肿瘤，广泛切除的范围包括肿瘤的实体、包膜、反应区及周围的正常组织。

(3) 截骨平面在瘤体边缘外 5cm，软组织切除为反应区外 2~5cm。

二、保肢手术中骨缺损的重建方法

保肢手术的主要问题之一是如何有效地重建肿瘤切除后所造成的骨缺损。常用的骨缺损重建方法有人工假体置换、关节融合术、自体或异体骨移植和肿瘤瘤段骨灭活与再利用。

1. 肿瘤瘤段骨灭活与再利用

(1) 体外灭活再植术:切下的瘤体骨,去除肿瘤组织,残存的有一定坚固性的骨壳在体外经过灭活处理再回植原位,恢复骨与关节连续性称为体外灭活再植术。体外灭活的方法较多,常用的有:95% 酒精浸泡;液氮浸泡;辐照灭活;高温水煮等。

(2) 体内原位灭活术:将肿瘤瘤段骨显露后,在瘤体骨不截断、保持原位的情况下,利用微波热疗、放疗等方法将瘤段骨内的肿瘤细胞灭活,保持骨与关节的功能称为体内原位灭活术。

肿瘤瘤段骨灭活与再利用的优点是手术简便、费用低廉,无需考虑匹配,而且被灭活的肿瘤细胞还可以发挥免疫作用,尤其适用于年轻、生存时间长的患者。其缺点是在骨的重新修复过程中易于发生病理性骨折。

2. 关节融合术　主要用于股骨下端或胫骨上端的肿瘤切除后,维持关节稳定和运动的肌肉也被切除,重建功能已不可能时的膝关节的融合,既可切除病变又兼顾肢体的稳定。

3. 自体或异体骨关节移植　自体的带血管或不带血管蒂的腓骨、锁骨及肩胛骨移植,以及异体的骨与关节移植,均属具有生物活性的关节成形术,可以恢复骨的连续性,重建关节结构。但是自体骨来源有限。异体骨有来源广泛、使用便利等优点,但在国内由于骨库制度尚不完善,存在排异反应、传染病毒性疾病和匹配等问题仍未能解决,而且异体骨移植的并发症发生率较高。

4. 人工假体置换　目前最常用的肿瘤切除后肢体重建的方法之一。假体置换早期并发症少,能即刻恢复患肢功能,临床效果较好。多应用于股骨近端及膝关节、肱骨头及肱骨近端的肿瘤。目前常用的有常规人工假体、特制人工假体和组合式假体,假体发展的多样化及个体化,为患者和医生提供了更多的选择。其存在的问题是国产假体的材料、设计和工艺均存在诸多问题,而进口假体价格昂贵。假体感染、断裂、松动等并发症也是需要考虑的问题。

学习小结

1. 学习内容

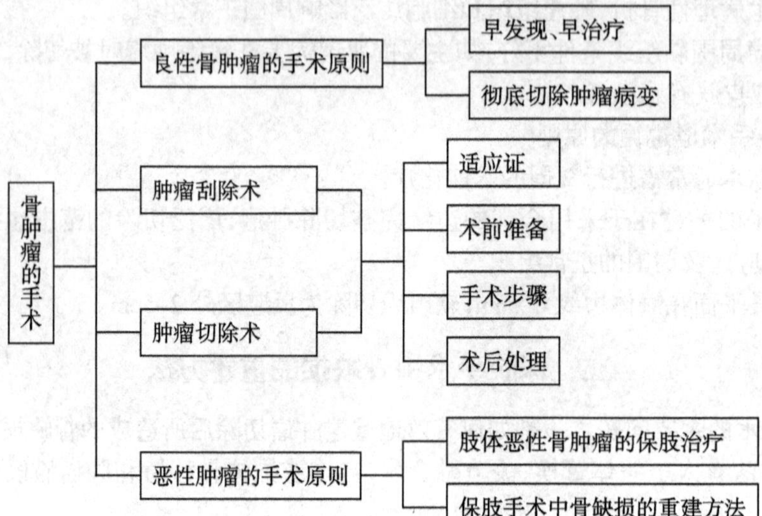

2. 学习方法　骨肿瘤的治疗首先要掌握手术的原则，判定肿瘤性质后再决定手术方法，避免犯恶性骨肿瘤而选用良性肿瘤的手术方案的严重错误。肿瘤刮除术要注意开窗、病灶清除、瘤巢灭活及植骨的方法。肢体恶性骨肿瘤的保肢治疗是目前国内外治疗的趋势，理解其治疗理念至关重要。

（卫晓恩）

复习思考题

1. 良性骨肿瘤的手术原则和手术方法有哪些？
2. 恶性肿瘤手术的保肢意义是什么？
3. 骨肿瘤术中瘤巢灭活及植骨的原则是什么？

第十三章　截　肢　术

学习目的

截肢术是用手术的方法将去生存能力、危害健康和没有功能的肢体截除的一种治疗手段，属骨科常见手术之一。本章通过对截肢术的知识、大腿中 1/3 段截肢术及前臂截肢术的手术步骤和手术要点等内容的学习，熟练掌握以上相关知识，为临床熟悉截肢术奠定理论和实践基础。

学习要点

截肢术的概念、截肢的适应证和禁忌证及截肢术残端的处理原则；熟悉截肢的术前准备与术后处理；了解开放性截肢术。

截肢术是指经骨或关节将肢体截除的外科手段，将已失去生存能力、危害健康和没有生理功能的肢体截除，并通过体疗训练和安装假肢，使该残肢发挥其应有的作用。最终是重建具有生理功能的残端。由于截肢必然造成永久性的缺损或不可弥补的损失，因此在行截肢术之前对手术指征，以及安装义肢的具体问题要进行讨论。

随着医学的发展，过去认为某些不可避免的截肢，目前已能修复重建，并可得到满意的功能恢复。但我们必须防止对已具有明显截肢指征的伤、患肢，片面地强调保留肢体，而进行多次姑息性手术和大量药物治疗。因此，在施行截肢术前，要充分估计到因截肢带来的损伤和欠缺，同时亦要根据病变性质及治疗方法等权衡其预后，只有这样才符合治疗原则。

第一节　截肢术的一般原则

一、截肢平面的选择

截肢后残肢的长短，对安装义肢和支配义肢功能有着直接关系。残肢过短或过长，均不易安装或支配义肢。因此，截肢的平面，术前应有周密的计划。另外，由于义肢研制的发展，截肢平面的高低也不再受限。目前供参考的截肢平面（图 13-1，图 13-2）。

截肢尽可能保留其长度，对拇指更为重要，因拇指是握拳和夹持的主要活动者。截趾也应尽可能保留其长度，特别是截踇趾或小趾时，应以不损害跖趾关节或第一、五跖骨头为原则，因该处是足的 3 个着地负重点之一。因肿瘤而截肢的平面，视肿瘤性质而定。一般来说，截肢平面和恶性肿瘤的部位以隔开一个关节为好。

二、处理残端的原则

1. 皮瓣　因残端在义肢筒或皮套内的皮肤经常承受一定程度的压力和摩擦，所以这部分的皮肤不仅应有正常的血液供应和神经（感觉）分布，且皮瓣的长短和松紧度也应适

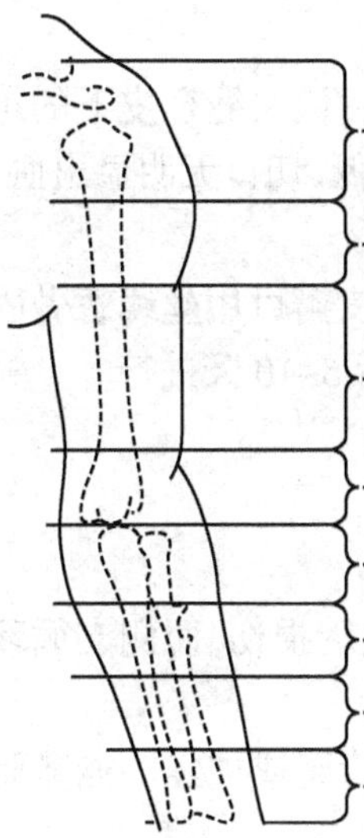

图 13-1 上肢截肢平面

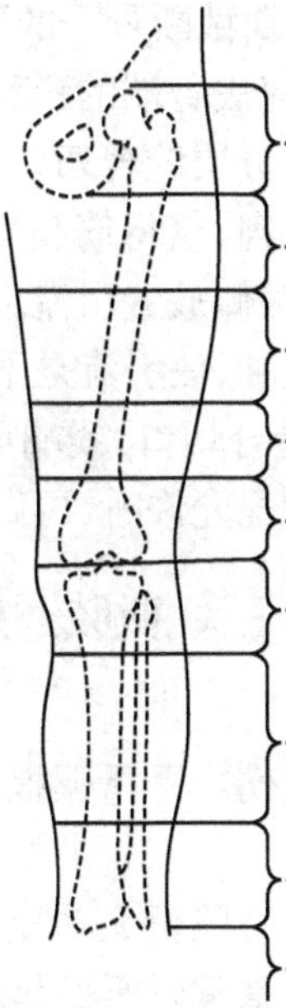

图 13-2 下肢截肢平面

度,并须有足够的皮下组织覆盖骨残端。为了达到上述基本要求,发挥残肢的最大功能,在截肢术时必须根据病变性质、截肢平面等,妥善计划皮肤切口和皮瓣类型,使伤口愈合后的瘢痕避开负重面或易被义肢筒压迫的部位。切取皮瓣时,通常是前、后两个弧形凸向远侧的皮瓣,两皮瓣的总长度应大于肢体断端直径1~2cm,以便覆盖残端。如果皮瓣太短,则缝合困难,即使缝合也甚为紧张,从而可致皮肤坏死。

2. 筋膜 深筋膜的切断应随皮瓣的形状,并在其和皮肤之间避免做不必要的分离。深筋膜的作用之一是覆盖骨端,避免皮肤和骨端粘连,其次是帮助维护皮瓣的血供。

3. 肌肉 残肢肌肉的作用是活动残肢和包绕该段骨干,以利使用义肢和防止义肢套筒部的压迫,而不是为了覆盖或垫骨端。故肌肉的横断面应高于筋膜。为了避免残端肌肉过分膨大,对肌肉丰富的残端可自近侧向远侧的斜面上,斜形切除一部分,使残端缝合后成为圆锥状。将两侧筋膜缝合后,肌肉断端即得到新的附着点,故不必缝合肌肉断端。

4. 肌腱 原则上宜在肌腹与肌腱交界处切断,并不必将其断端与对侧的肌腱断端缝合。但在行肘关节或膝关节离断术时,常须将肱三头肌腱与股四头肌腱留长些,并将其断端与对侧的肌肉和软组织缝合。

5. 神经 切断神经后,其近端增生肥大形成"神经瘤"是自然生理现象。一般不会引起疼痛,如神经断端被瘢痕组织包绕压迫可产生疼痛。因此,分离神经要仔细,切断神经时要轻轻地将神经干向远端牵拉出一定长度,用锋利的刀片切断,任其自然回缩至正常的未被分离的组织间隙内。倘若断端出血,则应先止血然后任其回缩。

6. 血管 为了减少术中出血,除对有血管疾病如动脉硬化、闭塞性脉管炎等患者,手术时宜用气囊止血带。膝关节以上大血管宜先结扎后切断,近端动脉再行缝扎。未用止血带的截肢宜先结扎主要动脉,然后结扎伴行静脉。使用止血带的截肢术在处理血管后,还需在松止血带后彻底止血。

7. 骨膜与骨端　先在计划截断骨干的平面环形切断骨膜，并用骨膜剥离器向远侧剥离，然后将骨横行锯断，随之锉去骨端的锐利边缘，用生理盐水冲洗干净切口内的骨质、凝血块和细碎的组织块后，即可分层缝合切口。

8. 缝合　一般不缝合肌肉，仅将筋膜用细丝线做间断缝合，然后依次缝合皮下的组织及皮肤。于切口的一侧或两侧放置引流。有时由于手术时血压较低，切口无明显出血，但术后血压上升，常可引起血肿，故引流是不可缺少的。

如局部炎症较重，不宜缝合切口，残端可用凡士林纱布填塞，两皮瓣可用丝线暂做固定，待切口情况好转和全身状况允许时，再做第二期缝合，一般在术后5~10天进行。

三、截肢适应证和禁忌证

【适应证】

1. 无法修复的大血管损伤　严重碾挫伤，合并无法修复的大血管损伤，而侧支循环又不能代替者。

2. 无功能的肢体　因伤后残留无功能的肢体并伴有血液供应障碍或神经功能障碍者，为解除患者因肢体功能严重障碍所引起的痛苦和负担，应考虑截肢。

3. 周围血管疾病所致肢体坏死　动脉闭塞性病变和糖尿病性肢体缺血并发感染，已出现干性坏死界线者。

4. 不能控制的感染　经切开引流和运用抗生素等治疗仍不能控制感染者，甚至威胁患者生命的急性感染，如气性坏疽等。

5. 骨与关节的炎症　长期存在的慢性骨髓炎和化脓性关节炎，经常出现急性或亚急性发作而危及生命者；破坏广泛且畸形的足、踝关节结核等，而对其严重的功能障碍又无法挽救者，为了防止其他并发症，如继发性癌变等，应行截肢。

6. 肿瘤　四肢原发性恶性骨软组织肿瘤，严重影响肢体功能的良性肿瘤，无法进行局部切除及功能恢复者，应行截肢。

7. 周围神经疾病和损伤　如未治或治疗无效的脑脊膜膨出患者的足、踝畸形，并伴有大而深的营养性溃疡者。

8. 小儿先天发育异常　仅在先天发育异常的肢体确实无任何功能，而截肢后可安装假肢有利于患儿全身功能的改善时，才应考虑截肢。

【禁忌证】

1. 对某些严重外伤，可通过修补缝合或移植血管和内固定术等，尚可挽救患肢者。对于肢体严重外伤的患者，必须在清创过程中根据当时的具体情况决定，不应只凭术前体检时所见到的表面现象而采用截肢术处理。

2. 肢体肿瘤，但恶性程度不高，又可用其他有效疗法治疗者。

3. 肢体的恶性肿瘤，远离脏器已有转移者。

4. 肢体远端冻伤、烧伤或电击伤，现有坏死表现，并无明显分界线者。

四、截肢术前准备与术后处理

【术前准备】

1. 应先纠正全身情况，如休克、严重贫血、水电解质紊乱等。对高位截肢患者，要做好输血准备。

2. 对有感染的肢体，应在术前用足量的敏感抗生素。对内分泌紊乱，如糖尿病患者，应由内科医师配合，在血糖控制稳定后进行截肢。

3. 对恶性骨肿瘤患者，可在术前经过一个阶段的化疗或放疗。

4. 对于开放性截肢后需要再截肢者，应待切口愈合后再行截肢。若切口短期内不能愈合，应先使局部炎症基本控制，水肿消退后再手术。

5. 使用止血带，除因血液循环障碍而必须截肢者外，术中可使用充气止血带。对恶性骨肿瘤患者，禁用止血带，以防解除止血带时瘤细胞突然大量吸入血液循环内，促使转移。

【术后处理】

1. 患肢抬高，残肢和残端须维持在舒适和易于经常观察及护理的位置。

2. 患者情况平稳后，须定时协助和鼓励患者翻身，以预防肺炎和褥疮。

3. 在患者从手术室回到病房至拆除缝线的一段时期内，均须经常观察残端敷料的渗血情况。如渗血较多，则须解开敷料，仔细检查残端有无肿胀，皮肤颜色有无改变，皮下或伤口内有无血肿。必要时拆去1~2根缝线，以利观察。如有出血点，则予以结扎。

4. 残端伤口内的引流条，于术后48或72小时取出。为加速残端消肿和残端塑形，宜在拆线后用弹性绷带包扎残端。

5. 术后给予一定的止痛剂和镇静剂，尤以在术后1周内为甚。

6. 注意预防残肢关节挛缩，早日开始锻炼残肢肌肉和关节活动，对装配和使用义肢均具有非常重要的意义。

第二节 几个部位的截肢术

一、大腿中1/3截肢术

此平面截肢术，截骨平面是在股骨大转子远侧15~25cm处。这对术后装配义肢时，可使坐骨协助持重。

【手术步骤】

1. 切口与暴露　于大腿高位扎好止血带。先测得截肢平面的直径，切取前长后短的皮瓣，即前瓣长度为直径的2/3，后瓣长度为直径的1/3。按上述方法，用甲紫画出皮瓣切缘，切开皮肤及皮下组织，并向上游离皮瓣，将其翻向上方(图13-3)。

2. 切开肌肉和处理股动、静脉　于皮瓣回缩的边缘远侧，在股管内牵引缝匠肌，并找到股动、静脉及隐神经，分别切断和双重结扎股动脉并缝扎，单独结扎股静脉。向近侧游离股神经2~3cm，轻轻牵出后用1%普鲁卡因封闭，予以高位切断。于内侧皮下，切断结扎大隐静脉、隐神经。在股骨、股外侧肌、股二头肌短头、内收大肌之间，找到股深动、静脉，均予以双重结扎(见图13-3)。

于内收大肌、股二头肌、半膜肌、半腱肌之间，将坐骨神经向近侧游离出2~3cm，封闭后予以高位切断。切断平面上用小血管钳夹持神经鞘膜，以防退缩，用细丝线结扎神经断端的伴行血管。皮下高位切断股内、外侧皮神经和股后皮神经。

在前后侧皮瓣回缩处，斜向切骨线切断肌肉。

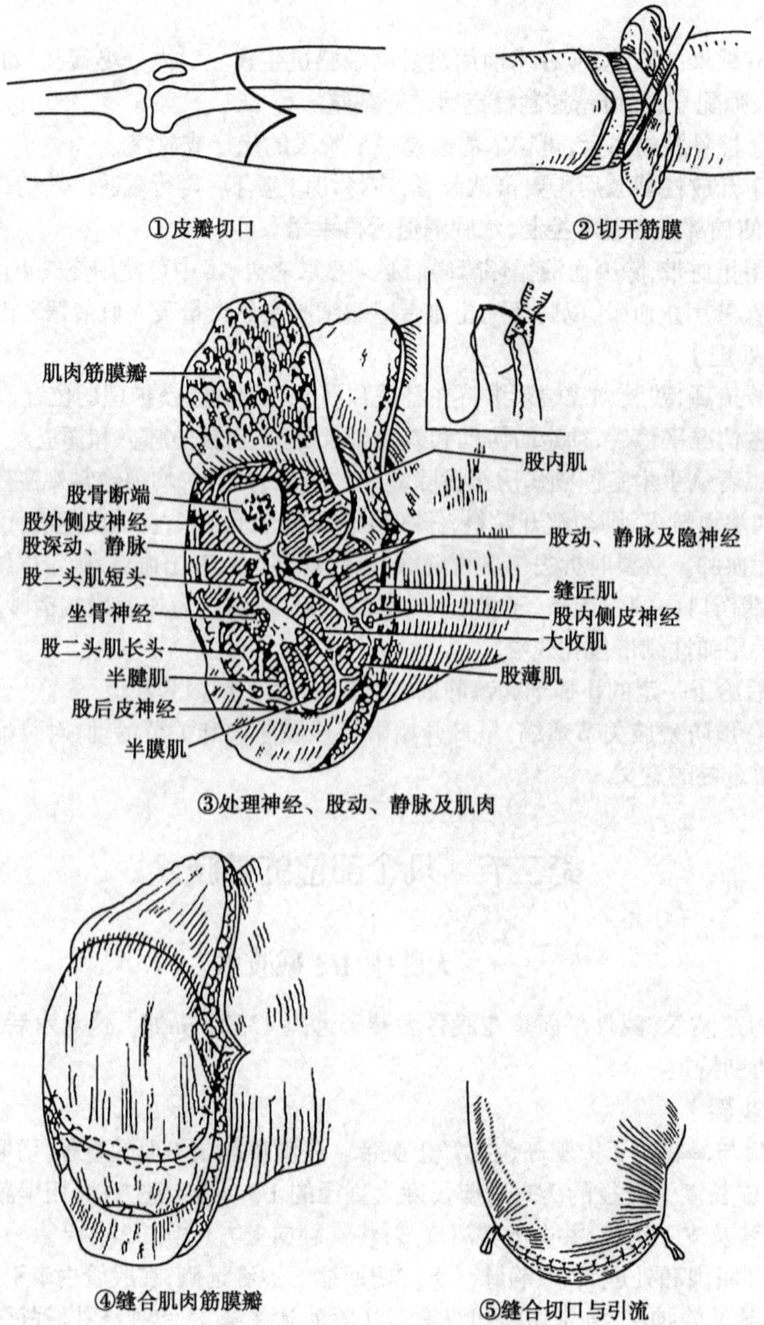

图 13-3　经大腿中端截肢术

3. 截骨　将切断的肌肉推向近侧，在截骨平面环行切开骨膜，并向远侧剥离 2cm 左右。于骨膜环切的同一高度，横行锯断股骨，用骨锉锉平骨断端锐缘。

松止血带，彻底止血，骨断端出血，用骨蜡止血。用生理盐水冲洗创面清洗骨屑和软组织碎片。将前侧的肌肉筋膜瓣缝在后侧的肌肉筋膜上，包盖骨断端，于切口两端筋膜下，各放一橡胶片引流，缝合切口（见图 13-3）。

【注意事项】

1. 大腿截肢的断面软组织较多，断面上软组织中任何小的出血，都应彻底止血。否则于术后可能形成血肿招致感染。

2. 在大腿下 1/3 段截肢时，同样也采取前长后短的皮瓣，缝合后使切口瘢痕位于残端的后方，以利装配义肢。但于大腿上 1/3 段行截肢术时，为了避免在坐位时瘢痕受到压迫或摩擦而发生溃疡，最好采用前短后长的皮瓣，使瘢痕位于前方。

3. 如为再截肢，没有足够的软组织可以用来包裹骨端时，可在大腿外侧切取一带蒂的阔筋膜，将其翻转遮盖股骨残端，并缝合固定于断端的软组织上。

二、前臂截肢术

为了保留前臂的旋转活动、肘关节的屈伸活动和力量，应尽可能选择在前臂的低位平面或在其中、下 1/3 处截肢。

【手术步骤】

以前臂中、下 1/3 交界处截肢为例做叙述。先于臂部扎好气囊止血带（图 13-4）。

1. 切口　将前臂置于中立位，不可旋前或旋后，否则两侧皮瓣将因皮肤收缩而变为斜形。

自截骨平面近侧 0.5~1cm 处开始，于前臂掌、背侧各设计一等长的弧形皮瓣。切开深筋膜，在深筋膜下向上游离，并将两侧皮瓣向近侧牵开。

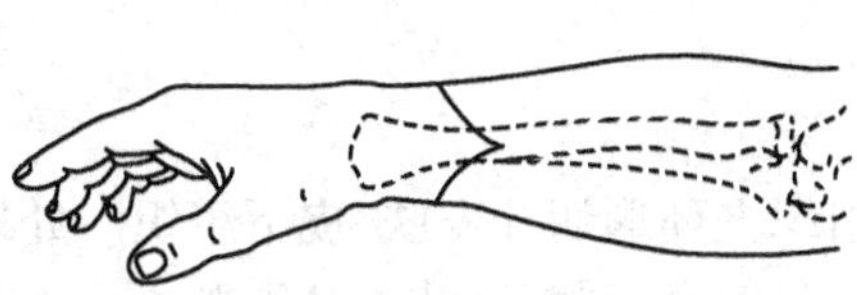

①锯断尺桡骨

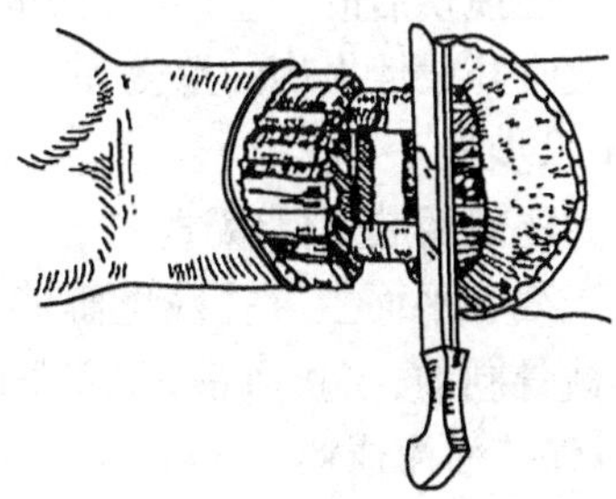

②皮瓣切口

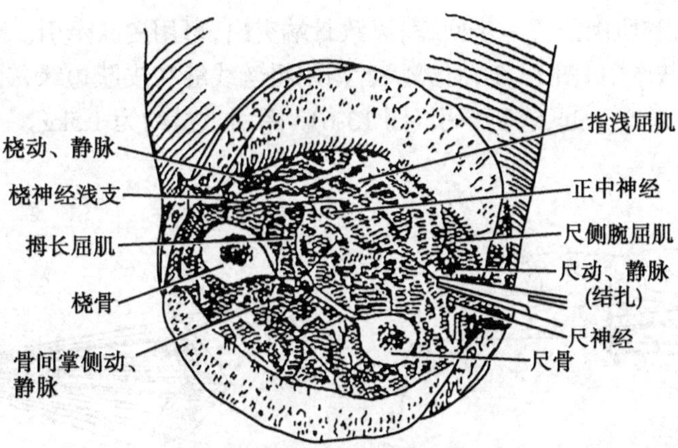

③处理神经、桡尺动、静脉及肌肉

图 13-4　经前臂中下 1/3 截肢术

2. 切断软组织和截骨　在预定截肢断面近侧 2cm 左右截骨，方法同前述。

3. 处理血管、神经　在断端桡侧皮下、指浅屈肌浅面，找到桡动、静脉；在指浅屈肌内缘和尺侧腕屈肌之间找到尺动、静脉，将桡尺动、静脉做双重结扎。在皮下找到各浅静脉，分别予以结扎。在桡动、静脉附近，于肱桡肌深面找到桡神经浅支；在尺动、静脉附近找到尺神经；在指浅屈肌与拇长屈肌之间找到正中神经。神经断端处理同前。骨间掌侧动、静脉，也应予以结扎。

用生理盐水冲洗断面，清除骨屑和骨膜碎片。松止血带，彻底止血。然后缝合断端掌、背侧的筋膜，以包盖残端。于筋膜下放一橡胶片引流。缝合皮下组织及皮肤。

【注意事项】

骨间掌侧动、静脉较细，并常回缩较远，结扎断端血管时常不易找到。因此，于结扎其他血管后，还要用手由近向远侧挤压残肢，以观察是否有出血，如有出血即寻找结扎，若无出血，也应在骨间膜的掌侧面向上分离，尽力将血管找出并予以结扎，以免术后出血形成血肿。

第三节　开放性截肢术

开放性截肢术也称斩断截肢术。其主要目的是挽救生命，控制感染和充分引流。开放性截肢术分有皮瓣和无皮瓣的两种类型，后者引流较前者充分。

【适应证】

开放性损伤后的严重感染，如危及生命的气性坏疽、急剧蔓延的化脓性关节炎和骨髓炎以及战时开放性损伤的抢救等。

【手术步骤】

以大腿部截肢为例叙述。

先于截肢平面上方扎好止血带。在健康组织上环形切开皮肤、皮下组织。处理血管神经及截骨同前，松止血带，彻底止血。断端不予缝合，创面用凡士林纱布或干纱布松松覆盖，以保持引流通畅。

倘若是患者局部病变程度和全身情况允许，也可做前后等长皮瓣，向上翻开皮瓣，用同样方法切断与处理软组织及骨骼。

为了防止皮肤和肌肉的进一步回缩，以致骨端突出，可用皮肤牵引。对环形切开皮肤者，用橡皮膏做皮肤牵引(图 13-5)；对瓣状者则用粗丝线缝在皮肤边缘，针距为 1~2cm，将前后皮瓣的缝线汇总在一起，进行牵引(图 13-6)。牵引重量约为 1.5kg。

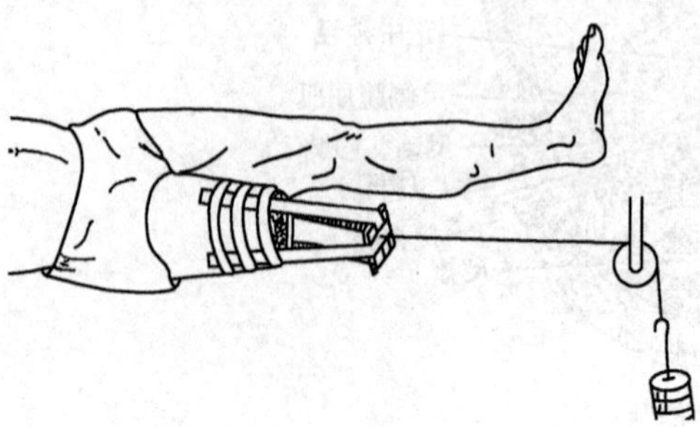

图 13-5　用橡皮膏做皮肤牵引

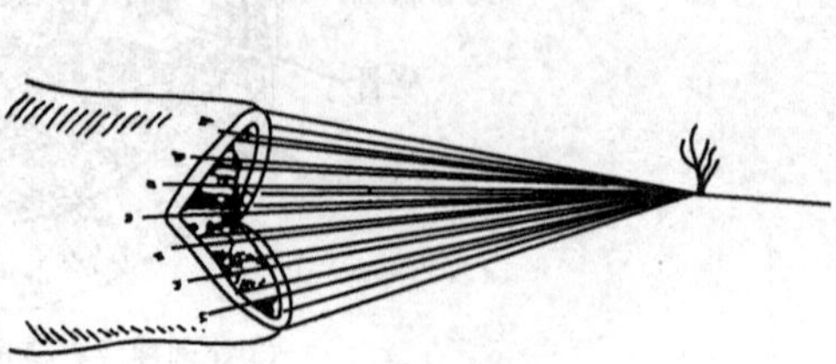

图 13-6　皮缘缝线牵引

【术后处理】

术后牵引 5~7 天，即可考虑做二期缝合。如感染仍不能控制，分泌物较多，肉芽不新鲜，可继续牵引与换药，待创面愈合后，再修整残端，缝合创口。

【注意事项】

1. 早期截肢平面必须在最低位，为以后的修整或二期截肢创造条件。

2. 早期开放性截肢后须进行皮肤牵引，以免造成尖锥形残端或骨端外露。气性坏疽截肢后不做皮肤牵引，观察数日待感染已控制后再行牵引。

3. 截骨端骨髓腔不要刮除，更不许用任何药物腐蚀骨髓或用骨蜡封闭，以免引起骨端坏死。

知识拓展

幻肢痛及残肢痛

截肢患者术后会出现虚幻肢体感，觉得被截肢体仍然存在。幻肢痛是一种剧痛，常被描述为被截部位的烧灼或撕裂样疼痛。如发生在术后早期，可进行神经阻滞麻醉；发生在后期，可采取增加假肢使用次数、间歇性肢体加压、理疗以及经皮神经电刺激等非侵袭性治疗。残肢痛较常见原因是一种类似于反射性交感神经营养不良的病理状态，患者主述其残肢烧灼样、撕裂样和抽搐样疼痛，常较剧烈。这类患者多因碾压而截肢，症状以灼痛为主。治疗方法与反射性交感神经营养不良的治疗相似。局限性残肢痛多由假肢不匹配、骨残端异常突起、软组织覆盖不良或瘢痕粘连等引起。治疗上，首先应修整假肢座套；如果假肢套修整无效，则应手术缩短骨残端并切除局部瘢痕粘连组织。在年轻患者，如骨残端缩短将明显损害功能，应采取局部肌皮瓣转移、游离软组织移植或组织扩张等方法。如软组织有多余并能承受牵拉，可尝试残肢骨延长。

学习小结

1. 学习内容

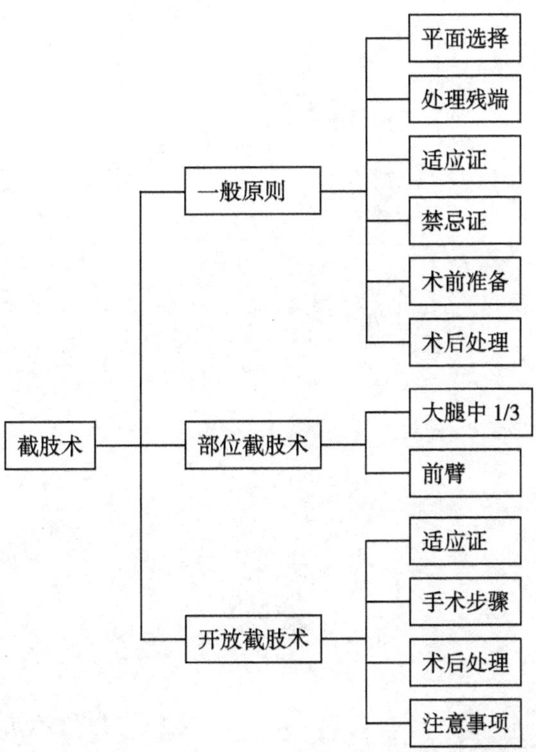

2. 学习方法　学习前要注意四肢常见截肢部位的相关骨骼肌肉、血管神经解剖的复习，重点掌握截肢术适应证、禁忌证和截肢术残端的处理，常见部位截肢术；知道哪些应该截肢，哪些可以保肢，对四肢常见截肢部位的相关骨骼肌肉血管神经解剖及截肢残端的处理原则应该熟练掌握。随着医学和假肢的发展，目前截肢后装配合适假肢的肢体功能往往优于功能不良的病损肢体，因此没有必要片面强调没有功能肢体的保肢，这个理念应该要理解。

（卫晓恩）

复习思考题

1. 截肢部位截肢平面的高低与装配假肢和功能恢复有何密切关系？
2. 气性坏疽属肢体的严重感染，具有传染性，是否可列为截肢的绝对适应证？
3. 截肢术后的患者，有幻肢觉，幻肢痛，应如何预防与处理？

第十四章　显微外科技术在骨科的应用

学习目的

显微外科是一项专门的外科技术，现已广泛应用于骨科多种修复重建手术。本章通过对显微外科基本技术、小血管吻合法、断肢(指)再植等内容的学习，熟练掌握显微外科基本技术小血管吻合方法，为临床进一步掌握骨科各项修复重建术奠定理论和实践基础。

学习要点

显微外科手术器械、显微外科基本技术小血管吻合法；断肢断指再植术手术步骤。

显微外科是外科医生借助于手术显微镜的放大，使用精细的显微手术器械及缝合材料，对细小的组织进行精细手术。显微外科是一项专门的外科技术，现已广泛应用于骨科多种修复重建手术：如在断肢(指)再植术、游离皮瓣移植术、吻合血管游离骨移植术、神经的游离肌瓣、肌皮瓣和肌皮骨瓣移植术，游离大网膜移植术、拇指、手指再造术、淋巴管静脉吻合术和周围神经损伤修复术等手术中均用此项技术，可提高血管吻合质量，使吻合口发生血栓比例明显下降，再植后肢(指)体成活率成倍提高。

第一节　显微外科基本技术

一、显微外科设备和器材

(一) 手术放大镜和手术显微镜

1. 手术放大镜　体积小，佩戴在头上，使用方便，价格便宜。放大倍数一般为2~6倍，适用于直径在1~2mm以上血管和神经的手术。目前，临床上以望远镜式放大镜最常用。

2. 手术显微镜　是显微外科必需设备，它可保证术者对细小组织结构精确的修复。手术显微镜由光学系统、照明系统、支架及各种附加设备组成，放大倍率为6~25倍。放大后的影像特点是呈正立体像，能产生空间位置感，便于进行手术操作。

(二) 显微手术器械

显微手术器械是指适合于医生在显微镜下对组织进行细致的解剖、分离和清创修复的特殊精细工具。常用的显微手术器械有：

1. 显微组织镊　常用的工具，作用为夹持、提起、分离组织，支撑开塌陷的血管壁，协助进针、接针与打结。镊子尖端有直形和45°弯形，镊子柄有扁平形与圆柱形。

2. 显微剪刀　有直形与弯形两种，均采用弹簧启闭装置。用于分离组织、游离血管、剪线和切割神经。

3. 显微持针器(钳) 为圆柄、弹簧式持针钳,头部有弯直之别。持针器的主要用途是夹针、拔针与打结。持针器应夹在针的中、后 1/3 交界处。

4. 显微血管钳 有直形与弯形两种,其作用是:分离组织、钳夹、结扎小血管等。

5. 显微血管夹 用于夹住小血管,阻断血流,并能固定血管,便于观察血管断端并进行吻合。理想的血管夹应既能阻断血流,不发生血管夹脱落,又不损伤血管内膜。

6. 冲洗针头 为钝性针头,这些针头有不同口径,针头末端平滑,伸入血管内不致损伤血管内膜。针头有直、弯形两种。其作用为术中用肝素溶液冲洗吻合口或扩张血管。

显微手术器械在使用及存放时必须妥善保护。特别是器械头部,应套在塑料套管内或包埋在海绵等软质垫内存放,避免撞击损坏。

(三) 显微外科缝合针线

显微外科的缝合针线为缝线一端连针的无损伤缝针。不同规格的显微缝合针线,适用于缝合不同口径的血管。常用的显微缝合针线为 7/0~11/0 等型号。

二、小血管吻合法

(一) 小血管吻合原则

1. 吻合小血管必须非常重视无创伤技术,否则通畅率会降低。避免用镊子钳夹待吻合的血管内膜和肌层。小血管的外膜是唯一可以钳夹的组织。一切操作均应在放大眼镜或手术显微镜下进行。

2. 小血管两个断端相对的吻合口要准确地对合,不能有扭转、狭窄、外翻或内翻情况这样的愈合瘢痕最少,通畅率亦增高。

3. 两断端的口径务求相等 可用等直径的扩张器或扩张血管专用的镊子扩张。遇到口径相差太悬殊时,可将吻合口斜切少许,或改行端侧吻合术。

4. 选用细号的显微缝合针线。

5. 采用间断缝合法 缝合时必须强调基本操作要正规,包括缝针与管壁互相垂直地进针;沿针的弧度出针;用两等分法或三等分法平均地安排好各针的位置,要求缝针数目尽量少,又要达到不漏血的目的。一般 2~3mm 直径的血管缝 12~16 针;1~2mm 缝 8~12 针;1mm 以下缝 4~6 针。

6. 注意每针线的边距 缝动脉边距等于血管壁的厚度。缝静脉可以为管壁厚度的两倍。内脏的静脉壁很薄,可增加到 3~4 倍。

(二) 小血管吻合方法

具有代表性的吻合方法主要为以下三种:

1. 血管端端吻合法 血管缝合要注意边距等宽,一般为血管壁厚的 1~2 倍。针距以不漏血为适宜,缝合过密,增加创伤及缝线异物;缝合过稀则漏血。两者均增加血管栓塞机会。针距一般为边距 1~2 倍。血管吻合口的内壁要求光滑平整,内膜必须对合良好。管壁可有轻度外翻,绝不能内翻。故缝合时进针、出针都需特别讲究,每针缝合都要与管壁垂直。用显微镊挑起管壁 30°,缝针成 60° 刺入壁进针(图 14-1)。

2. 血管端侧吻合法 先将准备做吻合血管的断端剪成 45°~60° 的斜形断面。在接受吻合的血管上,清除准备吻合处的疏松组织。以针挑起或缝合线提拉起管壁,用锐剪剪成一窗口,口径与准备吻合的血管断端的大小相同。于血管的钝角端,相当于 3 点处,

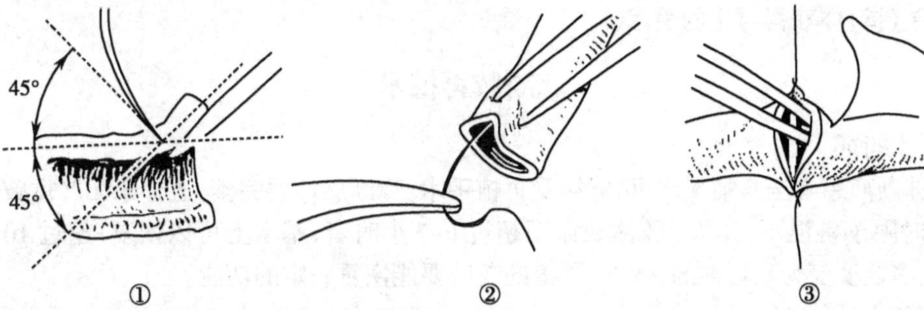

图 14-1　血管端端吻合法

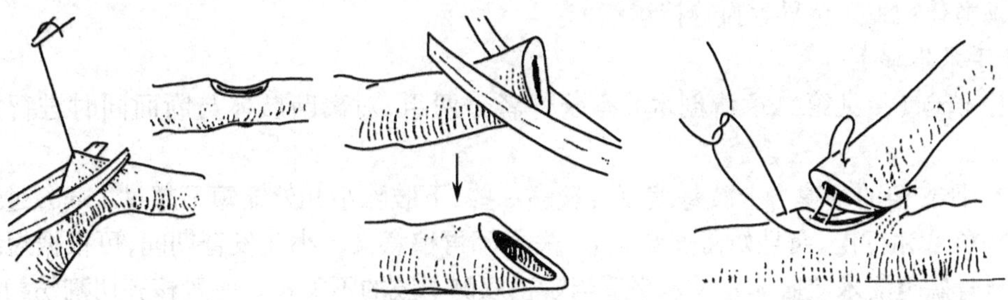

图 14-2　血管端侧吻合法

用水平褥式法缝合第一针于血管锐角端；相当于9点处，用水平褥式法缝合第二针；相当于6点位；用水平褥式法缝合第三针。再于3及6点间、6及9点间分别缝第四针和第五针。血管翻转90°，在12点位用水平褥式法缝第六针。冲洗管腔后于12点和3点间缝第七针，在9及12点间缝第八针。放松止血夹，检查吻合及漏血情况（图 14-2）。

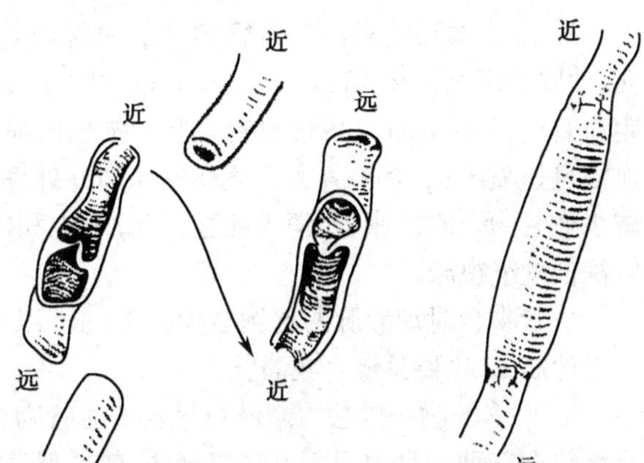

图 14-3　血管移位移植缝合法

3. 血管移位移植缝合法　血管因缺损，不能原位吻合时，可利用邻近或邻指血管移位缝合。如拇指背静脉缺损，可移植食指背静脉与之吻合。用静脉移植桥接缺损动脉时，因移植的静脉有瓣膜，故要倒置；如移植段较长，要理顺以防扭转（图 14-3）。

三、神经缝合法

（参见第七章神经缝合法）

第二节　断肢再植与断指再植术

断肢（指）再植是指失去血液供应的离断肢体，通过骨科与显微外科手术重建其血液循环使肢(指)体获得再生的手术。

一、断肢再植术

【手术指征】

肢体断离患者全身情况许可,能接受再植手术。离断肢体要完整,血管床无严重破坏。再植的时限于常温下(20℃)肢体缺血不超过6~7小时者,基本上可以恢复;超过10~20小时,大多数演变为不可逆的变性。再植的断肢要能恢复一定的功能。

【麻醉】

一般为硬膜外阻滞、臂丛神经阻滞或静脉麻醉等。注意麻醉药物中不加肾上腺素类,麻黄碱类药物以避免导致血管持续痉挛。

【手术步骤】

1. 清创(参见第二章清创术),有条件者分两组,对离断肢体与断面同时进行清创标记。

2. 骨支架的重建　上肢骨缩短可较多一些,下肢除小儿外缩短不超过15cm,过短不仅影响负重和行走,而且妨碍安装假肢,失去了再植意义。小儿发育期间,可根据短缩的情况行骨骺阻滞术或肢体延长术来适当矫正双侧下肢的不等长。一般整齐切割伤约缩短2cm,火车碾轧伤约缩短10cm,撕裂伤的缩短也较长。内固定要求简便迅速,确实稳固,愈合较快。可应用接骨板,髓内针以及钢针交叉固定。

3. 血液循环的重建　血管吻合前应常规处理以下几个问题:一是全身血容量的补充,使收缩压维持在13.3kPa(100mmHg)以上;二是在手术显微镜下做血管清创,细心修去距血管断口2~5mm之内的血管外膜和损伤的血管组织,直至近端动脉血管夹放松时,有血液迅速喷出;三是检查血管痉挛的原因并处理;四是将血管深层软组织做必要的缝合,减少血管吻合时的张力,消灭死腔,与骨组织和内固定不直接接触,以建立一个良好的血管深部软组织床。

血管吻合时动静脉的比例至少在1∶1.5以上,以保证血液循环的平衡。在腕或踝部水平的断离,主要是缝合浅静脉。

4. 血管的吻合方法　断肢再植术的血管吻合方法分连续贯穿缝合,间断贯穿缝合及套叠缝合三种。常用间断贯穿缝合法,效果保证,可适用于不同口径与性质的小血管,缝合时可达到准确对合,避免狭窄,但打结甚多,费时较长,操作要求高。

5. 血液循环恢复的征象　血管缝接后,松去血管夹,良好的血液循环应出现下列征象:吻合的动、静脉充盈良好,并经勒血实验证实。可摸到再植肢体远端的动脉搏动。再植肢体皮肤红润,毛细血管充盈时间不超过2秒。再植肢体的皮温逐渐上升。在指端以粗针或尖刀刺一小口,不断有鲜血溢出。

6. 肌肉与肌腱的修复　肌腹断裂一般用丝线做褥式缝合;肌腱的断裂,使用不可吸收丝线行Bunnell"∞"形对端吻合,或双垂直对端吻合;肌腱与肌腹交界处断裂的修补,应先将远端肌腱缝1~2针在肌腹中,以后再把肌腹包裹在该肌腱上,用间断褥式方法缝合。尽可能不要把肌腱缝合在一个平面,以防止术后粘连。

7. 神经的修复　应争取在再植手术时一期行神经外膜的缝合。严重撕裂性肢体断裂,神经挫伤重,不易确定切除的长度,则可将神经两端用黑线标记,固定于适当的部位,准备二期修复。

8. 皮肤的覆盖　缝合时注意皮肤张力，切勿过紧而压迫静脉、影响血液回流。为预防后期的环状瘢痕挛缩，常规做几个斜形小切口，与原伤口成60°，做“Z”形皮瓣整形缝合。张力大者行减张切口，皮肤缺损者可用游离皮片移植或转移皮瓣覆盖，必要时行带蒂皮瓣移植。

【术后处理】

1. 全身情况观察与处理　断肢患者的病房应严格消毒隔离，并保持室内一定的温度[(22±2)℃]、湿度与适当的通风。除了观察可能发生的颅脑、胸与腹部的重要脏器的合并损伤外，应对断肢再植术后一些重要并发症要有充分认识并及时处理，这些并发症主要有血容量不足、急性肾衰竭、脂肪栓塞、血浆蛋白过低、水与电解质平衡失调、感染等。

2. 局部情况观察与处理　再植肢体循环危象一旦发生，首先需迅速判断为动脉还是静脉危象，然后进一步鉴别是血管痉挛或血栓形成。突然发生的循环危象，大多数由于血栓形成所引起。渐渐发生的供血不足，一般由于血管痉挛所引起。如疑有血栓，应及时手术探查，取出血栓或切除吻合口再行缝接。

术中应注意预防再植肢体术后可能出现的进行性肿胀，术后应密切注意肿胀的发展，检查患者的体位、石膏、包扎、伤口缝合是否过紧。如术后形成血肿已压迫静脉，应及时拆除缝线，清除血肿，细致止血。

3. 再植后伤口感染　一旦感染已形成，应对局部伤口行切开引流术。经细菌培养和药敏试验后调整抗生素。注意全身支持治疗，必要时可多次少量地输入鲜血或血浆。

【后期的功能恢复及功能评定】

断离肢体经再植手术后，经2~3周观察，血液循环情况保持良好，伤口情况渐趋愈合，此时可认为肢体基本存活。进一步是骨折的愈合，周围神经的再生，肢体感觉和关节活动的恢复。

二、断指再植术

(一) 手指断离程度

1. 手指完全性断离　是指断指远侧部分完全离体，无任何组织相连，或只有少量损伤的软组织相连，但在清创时必须将这部分组织切断或切除，进行再植。

2. 手指大部断离　是指伤指断面只有损伤肌腱相连或残留相连的皮肤不超过手指断面处周径的1/8，其余组织包括血管均断裂，断指的远侧部无血液循环或严重缺血，不进行血管吻合将引起手指坏死。

(二) 手术指征

1. 断离拇指再植　拇指在发挥手部功能中最为重要，在再植时应优先予以考虑，尽力争取早期修复拇指。

2. 其余4根手指的再植　从功能角度看，食、中指较重要，对于有条件再植的断离食、中指应设法再植。其他手指因职业或其他一些因素需要，也可施行再植。

3. 末节断离的再植　主要是指远侧指间关节以远的手指断离，因为丧失末节对手的功能影响不大，因而不主张再植。鉴于患者的某些特殊职业的功能需要，心理和美容上的要求，也可试行再植。

（三）断指再植手术程序

再植手术一般的操作方法和原则，参阅断肢再植。

1. 麻醉 一般用臂丛阻滞麻醉，必要时采用连续高位硬膜外麻醉，个别情况也有应用醚插管麻醉或屈指肌腱鞘管内麻醉。

2. 清创 强调显微镜下的清创。寻找血管神经及屈伸肌腱并标记。

3. 骨与关节的固定 整齐切伤的骨断端一般缩短 0.5cm；不整齐的损伤根据清创的情况给予相应的骨断端的短缩。用直径 1mm 的不锈钢针 1 枚做髓腔内固定，或用 2 枚不锈钢针做交叉固定骨折。经过关节的断指，用 2 根相同粗细的克氏针做Ⅰ期关节融合术。

4. 肌腱的缝合 伸肌腱常用 2-0 或 3-0 的肌腱缝合线间断缝合，近节断离时，应同时缝合伸肌腱的中央部与侧索，中节则缝合侧索的延伸部。屈肌腱在较清洁断指中，可用 3-0 的尼龙线，采取 Kleinert 等方法对指深屈肌腱吻合，外周 7-0 尼龙线间断缝合。

5. 手指血管的缝接 原则上血管吻合的顺序是先缝合指背静脉，然后再缝合指动脉。在吻合血管时局部以 10~100μ/ml 肝素等渗盐水间断地冲洗。

指背静脉和指动脉的缝合的针距与边距要均匀，一般边距为 0.1~0.2mm，针距 0.2~0.3mm。静脉压力较低，针距可较动脉宽些。指背静脉缝合完毕，该处的软组织或皮肤应缝合数针保护血管免于干燥和损伤。动脉断口修剪外膜后，松去血管夹，其近侧端口应有良好的喷血才能缝合动脉，动脉良好缝合后，放去阻断的血管夹，吻合口远侧的动脉可看到充盈和搏动，再植手指的远端血供良好；血管缺损的修复以指动脉缺损比较多见。解决方法有：①交叉吻合法；②邻指动脉转移；③动脉移植；④指静脉移植。

6. 神经的缝合 手指神经为单纯感觉纤维，只要有良好的对合即能迅速再生，得到较满意的恢复，故应尽可能一期修复。一般指神经外膜缝合 2~3 针即可。

7. 皮肤的缝合 一般采用间断缝合，不要缝得过密过紧和内外翻，以免压迫血管。应避开缝接的静脉和动脉。

（四）断指再植的术后处理

1. 再植术后常规的处理 ①安置患者于特殊隔离病室，保持 20~25℃室温及一定的湿度，严格消毒隔离制度；②抬高肢体；③局部保温；④观察再植手指血液循环，有色泽、弹性、皮温、毛细血管充盈时间等；⑤周围血管扩张药物的应用，常用妥拉唑啉 25mg/6h、罂粟碱 30mg/6h 等；⑥预防感染和常规破伤风抗毒血清 1500u 肌内注射。

2. 全身应用抗凝药物 断指再植术后，应用全身抗凝药物有助于减少或防止吻合血栓形成。一般应用低分子右旋糖苷（500~1000ml/d）、阿司匹林（0.5~1.0 克 / 次，3 次 / 天）及一些血管解痉药物即可。当血管损伤严重或手术探查取出血栓，或做血管移植的情况下才慎重地应用肝素等抗凝治疗。

学习小结

1. 学习内容

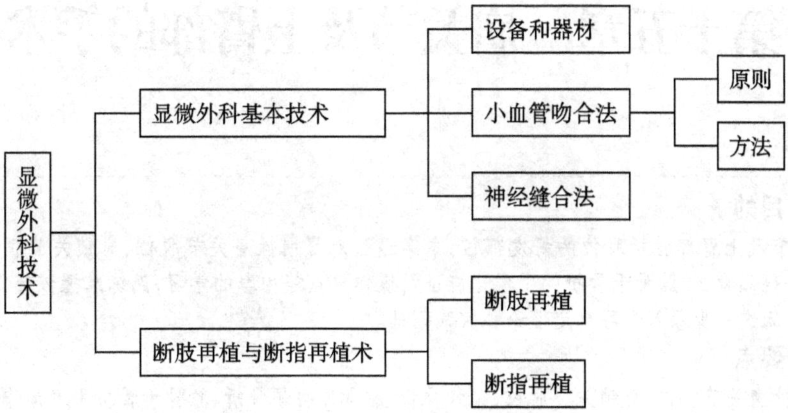

2. 学习方法　通过本章的学习，尤其要重点掌握断肢（指）再植的分类和临床操作步骤。同时要熟悉小血管吻合原则及主要方法。适当了解显微器械种类，熟悉断肢（指）再植术后血液循环的观察指征。

（赵建勇）

复习思考题

1. 小血管吻合法有几种？
2. 断肢再植的成活关键是什么？
3. 断指再植术后静脉危象如何处理？

第十五章　肩关节及上臂部的手术

学习目的

肩关节及上臂部骨折脱位的好发部位，本章通过对习惯性肩关节脱位、肩锁关节脱位、锁骨骨折、肱骨外科颈骨折、肱骨干骨折的手术适应证及操作要点等内容的学习，熟练掌握该部伤病手术的步骤，为临床进一步深入学习奠定理论和实践基础。

学习要点

习惯性肩关节脱位、肩锁关节脱位、锁骨骨折、肱骨外科颈骨折、肱骨干骨折手术操作。

第一节　肩关节、臂部的手术入路

一、肩关节手术入路

(一) 前内侧入路

【适应证】

肩关节复发性脱位的修复术；陈旧性肩关节脱位切开复位术；盂肱关节假体置换术；肩关节结核病灶清除术及融合术；肩袖破裂修复术及肩峰成形术；肱骨外科颈骨折切开复位术；肱二头肌长头腱固定术；肱骨近侧肿瘤病灶清除术。

【体位】

患者取仰卧位。手术台上半部升高，头高 20° 的半坐卧位。患肩下方用沙袋垫高，使肩部向后下垂。

【显露步骤】

1. 切口　起自喙突尖端，沿三角肌前缘或其外侧 1cm 处做长约 12cm 的皮肤切口（图 15-1）。

2. 显露方法　分离三角肌前缘的皮下组织时注意勿损伤头静脉。在头静脉外侧 0.5~1.0cm 处，沿三角肌纤维方向纵行切开肌膜，分离三角肌，用内侧一窄条三角肌阻挡和保护头静脉。向外侧牵开三角肌，切开三角肌下滑囊的囊壁，即可显露肩关节前方结构。

3. 进入肩关节向内侧牵开肱二头肌短头，或用刀做喙突截骨向下翻转肱二头肌短头和喙肱肌，显露横过肩关节囊前方的肩胛下肌。于肱骨小结节内侧，肩胛下肌与其肌腱交界处内侧 1~2cm 处，从深面与关节间隙平行方向插入有槽探针，沿探针槽的方向垂直切断肩胛下肌，然后纵行切开前关节囊，

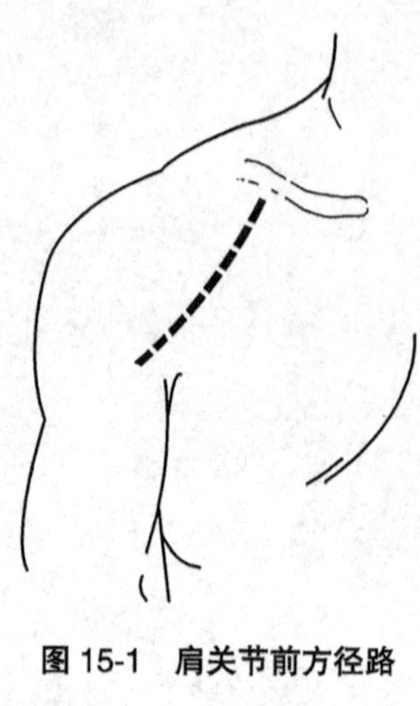

图 15-1　肩关节前方径路

即可显露盂肱关节腔、关节前部和肱骨头。

(二)后侧入路

后方入路有肩胛冈入路、肩峰下入路和肩胛外侧缘入路三种。现介绍肩胛冈入路(又称横切口)。

【适应证】

肩关节后部及肩胛冈部位手术;陈旧性肩关节后方脱位切开复位;肩关节复发性后脱位修复术;肩胛上神经卡压症松解术;肩胛骨与肩胛冈骨折的固定术。

【体位】

患者取俯卧位,患者前侧予以垫高。肩略垂向前下方。皮肤进行消毒后,先铺放肩前方无菌巾,肘以下前臂用无菌巾包裹。患臂游离于无菌区内,便于术中改变患肩及上臂位置,以利术中显露和操作。

【显露步骤】

1. 切口 从肩峰开始,沿其后缘及肩胛冈下缘做皮肤切口,长 10~12cm(图 15-2)。

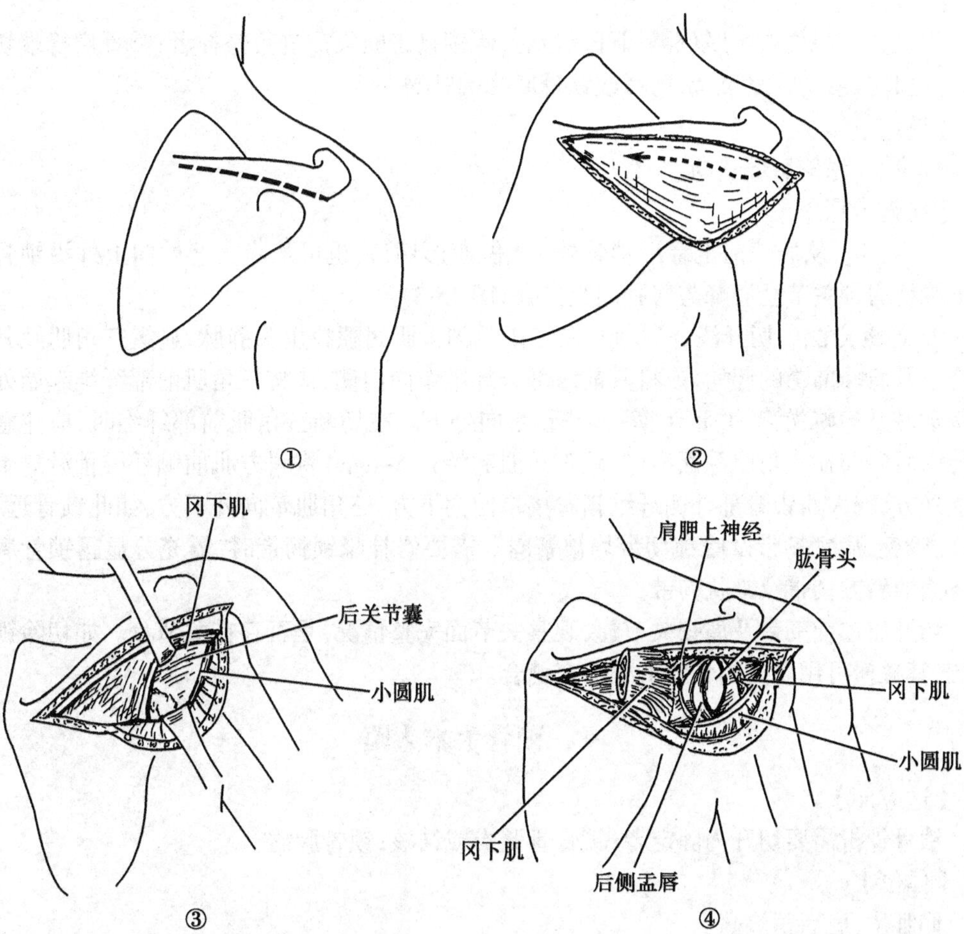

①后方皮肤切口;②切断三角肌附丽;③在冈下肌和小圆肌之间显露后关节囊;④切开后关节囊,探查关节腔

图 15-2 肩后方横入路

2. 切断三角肌　沿三角肌后缘分离出三角肌于肩胛冈的附着部，在肩胛冈下缘切断三角肌，保留 1~2cm 的残端长度，便于术后缝合。使三角肌肌瓣向外下翻转并牵开，显露冈下肌和小圆肌，应避免过度牵拉三角肌或向下牵拉低于小圆肌下缘，而导致腋神经和旋肱动脉的损伤。也不可直接进入冈下肌，以免损伤其深面的肩胛上神经分支。

3. 显露肩关节后部　切开冈下肌和小圆肌之间的筋膜，从肩胛骨和肩关节后侧关节囊剥离冈下肌，并轻轻向上牵引。肩胛上神经就在关节盂颈后面，经肩胛冈切迹进入冈下窝，在冈下肌深面行走，必须避免损伤这一神经。再将小圆肌向外、下牵开，即可显露肩关节的后关节囊。

4. 进入关节腔　与关节间隙平行，纵行切开肩关节的关节囊，或附加一横切口，使呈横卧 T 形切口，牵开关节囊能显露后关节间隙，后部与后下部关节盂，后下盂唇及肱骨头的后面。

二、肩锁关节手术入路

【适应证】

肩锁关节脱位或半脱位需切开复位者；喙锁韧带断裂需进行修补者；锁骨肩峰端切除术；喙突骨折需切开复位者；肩峰或锁骨肩峰端肿瘤。

【体位】

仰卧位，患侧肩部垫高。

【显露步骤】

1. 切口　从肩峰前上缘沿锁骨外 1/4 做弯形切口，也可从喙突开始向上外沿锁骨外端下缘绕肩锁关节至肩峰与肩胛冈交界处（图 15-3）。

2. 显露方法　切开浅、深筋膜，在三角肌胸大肌间隙找出头静脉，显露三角肌及其从锁骨下及肩峰前缘的起始，或将其前缘部分纤维牵向内侧，或将三角肌前部纤维起始处自锁骨远端及肩峰游离，并稍予横行切断，牵向外下。在切断三角肌前部纤维时，应注意腋神经由后向前在三角肌深面横过，距三角肌起始处 5~6cm，将斜方肌前侧纤维稍游离牵向后上外方，胸大肌锁骨部外侧纤维稍游离牵向内下方，三角肌牵向外下方，如此锁骨远端、肩峰、喙突、肩锁韧带及喙锁韧带均被暴露。需要修补喙锁韧带时，需充分显露锁骨肩峰端下面的斜方韧带及锥状韧带。

切开肩锁前韧带及肩锁关节囊，观察关节面完整情况，是否存在关节盘。如切除锁骨外端，其缺损可用剥离的骨膜折叠填充缝合。

三、锁骨手术入路

【适应证】

锁骨骨折需要切开内固定者；锁骨骨髓炎或结核；锁骨肿瘤。

【体位】

仰卧位，肩后稍垫高。

【显露步骤】

1. 切口　沿锁骨前上面做切口，其部位跟长度根据病变情况而定。

2. 显露方法　切开颈阔肌，沿骨面切开骨膜，做骨膜下剥离，内上为胸锁乳突肌锁骨

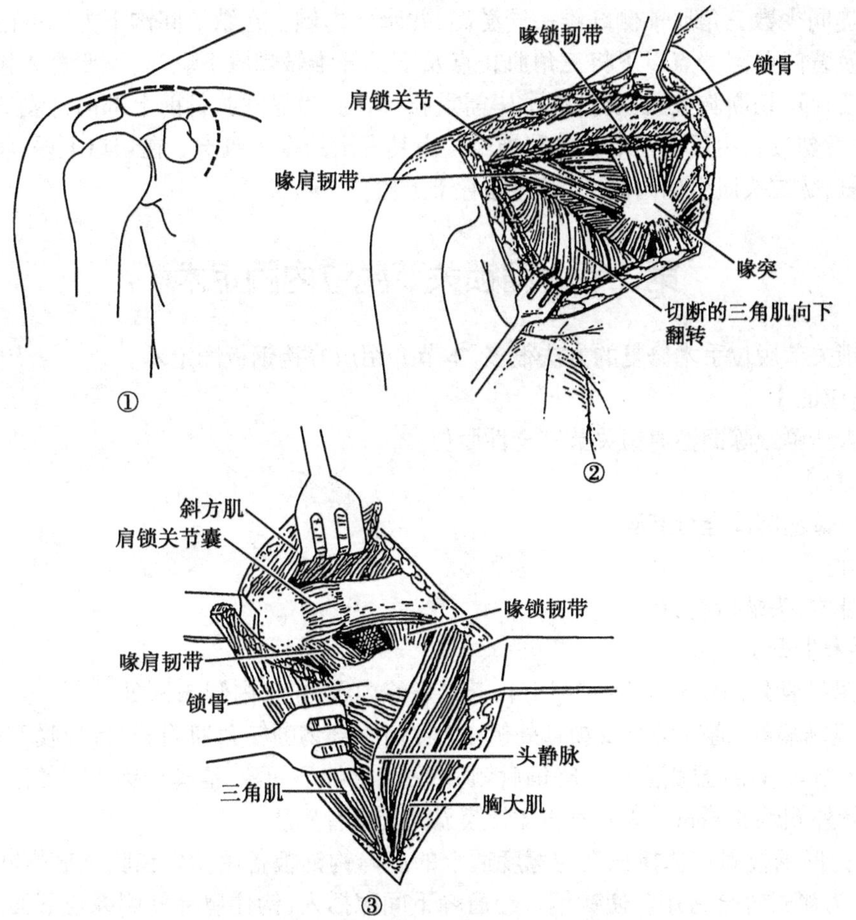

①切口；②切断三角肌向下翻转；③显露肩锁关节

图 15-3 肩锁关节显露径路

部，内下为胸大肌锁骨部，外上为斜方肌，外下为三角肌，在剥离锁骨后下面时，应紧贴骨面剥离锁骨下肌，否则有损伤锁骨下静脉的危险。如拟应用钢板螺丝钉固定，首先用骨膜剥离器将锁骨周围软组织保护好，钻孔应朝前下方，而不可朝后下方，以免损伤胸膜及锁骨下静脉。

四、肱骨干前上部手术入路

【适应证】

肱骨干骨折切开复位及内固定；肱骨骨髓炎；肱骨肿瘤；肘关节内翻畸形需在肱骨干下端进行截骨者。

【体位】

仰卧位，前臂用无菌巾包裹后，置于胸前。

【显露步骤】

1. 切口　自喙突下方起始沿三角肌前缘做弧形切口，向下至三角肌粗隆。根据需要，切口上段可向上延伸，与盂肱关节的前内侧切口相连。向下至肱骨髁 5cm 以内。

2. 显露方法　沿切口方向切开浅、深筋膜。找出三角肌胸大肌间沟，将沟内走行的头静脉连同少数三角肌前侧纤维一同游离，并牵向内侧。在结节间沟下方，即在胸大肌、大圆肌及背阔肌附着点以下将三角肌止点及下部纤维做骨膜下剥离，不要进入盂肱关节囊。必要时可切断胸大肌肌腱，但术毕需重新缝合。为显露肱骨前上部向外剥离三角肌时，应注意勿损伤由后向前横行的腋神经及由其发出的多数肌支。在切口上段，将三角肌牵向外侧，肱二头肌牵向内侧，以显露肱骨干上段。

第二节　肩锁关节脱位内固定术

肩锁关节脱位手术修复的方法很多，本节介绍肩峰钩钢板固定术。

【适应证】

成人新鲜或陈旧性肩锁关节完全性脱位。

【麻醉】

高位臂丛麻或全身麻醉。

【体位】

仰卧位，头端抬高 20°。

【手术步骤】

1. 沿锁骨外侧段前缘做一横切口，起自肩峰内缘，止于内侧 5cm 处。

2. 显露肩峰、肩锁关节及锁骨外侧 1/2 在肩峰部切断三角肌附着，行骨膜下剥离，显露肩锁关节。肩峰应显露至外缘略偏后侧，并分离肩峰下间隙。清理肩锁关节的破损软骨，显露锁骨外侧端 5~6cm。从上面切开骨膜显露上缘骨皮质。

3. 钩形钢板固定选择长度与宽度适合的肩峰钩钢板备用。先在喙锁韧带断裂部修整，并作为褥式缝合备用。使钩钢板经肩峰下间隙插入，钩住肩峰外侧缘与下面，向下压迫锁骨使之复位并与上缘钢板贴合，用持骨钳做临时固定。分别由上向下钻孔，攻丝，并以螺钉固定钢板。钢板固定完成后，肩锁关节也达到了复位。

4. 韧带及关节囊的修复使喙锁韧带对合，缝线收紧，结扎，一般为 2~3 针。在肩锁关节间缝合破裂的关节囊及肩锁间韧带。韧带及关节囊的修复十分重要，是防止未来钢板取出后肩锁关节再发生松弛、半脱位的重要措施。

5. 缝合三角肌于肩峰及锁骨外侧端骨膜上。缝合浅筋膜，闭合皮肤切口。

【术后处理】

术后用三角巾悬吊患臂 3 周，并在三角巾悬吊下，早期即可开始做钟摆运动。疼痛消退后即可练习外展，上举活动。钢板的取出可在术后 6 个月进行。

第三节　锁骨骨折内固定术

【适应证】

锁骨开放骨折；骨折移位≥2cm；多发骨折（上肢损伤需早期活动，下肢损伤需拄腋杖行走）；骨折不能忍受外固定。

【麻醉】

颈丛麻醉。

【体位】

仰卧位,肩背部放垫。

【手术步骤】

1. 切口　以骨折为中心,平行锁骨长轴做皮肤切口,切开皮肤、皮下组织,辨认横过锁骨前上方的锁骨上神经,加以保护。暴露锁骨骨折块。

2. 复位　骨折复位时尽量避免剥离骨折块上的软组织。

3. 固定及闭合切口　应用3.5mm有限接触钢板或锁定重建板,置钢板于锁骨上方,每侧主要骨折块至少放置3枚螺钉固定,如可能,应用骨折块间拉力螺钉,提高内固定稳定性。骨折端存在间隙,或锁骨与钢板间有间隙则需要进行植骨。皮下置负压引流,行皮内缝合,闭合切口。

【术后处理】

术后悬吊7~10天,在悬吊期间进行肩关节钟摆活动、肩关节水平以下活动锻炼和肘关做屈曲,6~8周骨折愈合后进行肩关节水平以上活动锻炼,进行增强肌力锻炼。

第四节　肱骨外科颈骨折内固定术

【适应证】

严重移位的肱骨外科颈内收型或外展型骨折(或骨骺分离),经手法复位失败或复位后骨折断端不稳定者;肱骨外科颈骨折合并肩关节脱位,或合并血管神经损伤者。

【麻醉】

全身麻醉或颈部硬膜外麻醉。

【体位】

仰卧,于患侧肩后及腰部垫以软垫,使躯干与手术台成30°角。

【手术步骤】

1. 切口　采用肩关节前内侧弧形切口,长约10cm,切开皮肤及皮下组织及深筋膜后,显露三角肌、胸大肌及位于两肌之间的头静脉。

2. 暴露　自三角肌与胸大肌之间隙进入,切断三角肌部分起点,并向外侧牵开,向内侧牵开胸大肌及头静脉,清除血肿,即可显露骨折及受压的腋部神经和血管。

3. 复位　切开骨折端骨膜,于骨膜下适当分离,并保护血管、神经。在直视下,牵引上臂,在牵引与反牵引下试将骨折复位,或同时利用骨膜剥离器的杠杆力使骨折解剖复位,用持骨钳固定骨折断,维持复位状态。

4. 内固定法　骨折复位后可用2枚克氏针临时固定,锁定钢板内固定(图15-4),将钢板放在大结节上,上螺丝钉固定,用X线透视了解位置,冲洗伤口,彻底止血,逐层缝合切口。

【术后处理】

术后伤肢无痛苦的情况下即开始伤肢未固定部位的功能锻炼。两周拆线,定期X线片检查骨折愈合情况。

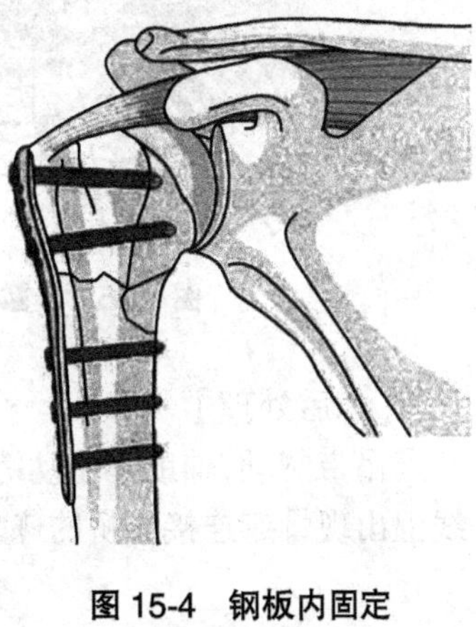

图15-4　钢板内固定

当X线上出现骨痂连接成桥的迹象后，开始肩部抗阻力性功能锻炼。

第五节 肱骨干骨折内固定术

一、肱骨干骨折钢板螺钉内固定术

【适应证】

闭合骨折折端存在较宽的分离，保守治疗无法达到或维持功能复位；开放性骨折，伤后时间在8小时以内，经彻底清创者；骨折合并血管或桡神经损伤者；同一处骨折有多处骨和关节损伤者。

【麻醉】

臂丛麻醉或全身麻醉。

【体位】

仰卧，于患侧肩后及腰部垫以软垫，使躯干与手术台成30°角。

【手术步骤】

1. 切口与暴露　于上臂外侧，以骨折部为中心做一纵行线切口。分离桡神经并向内牵开，在肱二头肌外缘，肱桡肌内侧探查桡神经干，然后用橡皮条将其牵开，若有桡神经损伤，待骨折复位内固定之后再修复。从肱二头肌间隙显露桡神经，以拉钩牵开肌肉，当切开骨膜并做剥离后即显露骨折端。

2. 骨折端处理　去除妨碍骨折复位的因素，在远端和近端各夹一把持骨钳以便控制骨折块并掀起三角肌（图15-5）。避免夹住周围的软组织。

3. 钢板和螺钉固定　对骨折部位进行清创后，置入一枚拉力螺钉作为临时固定。或者，对于横行骨折，拉力螺钉固定较为困难时，可使用加压钢板（图15-6）。放置中性、加压或桥接钢板固定大的骨折块。透视确定肱骨对线是否良好及骨折块是否复位。

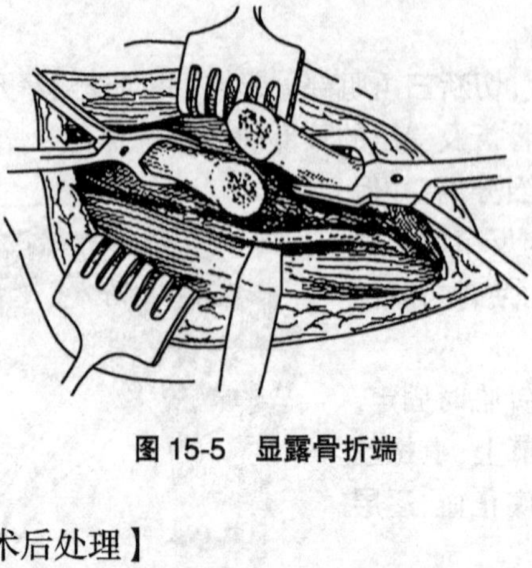

图15-5　显露骨折端

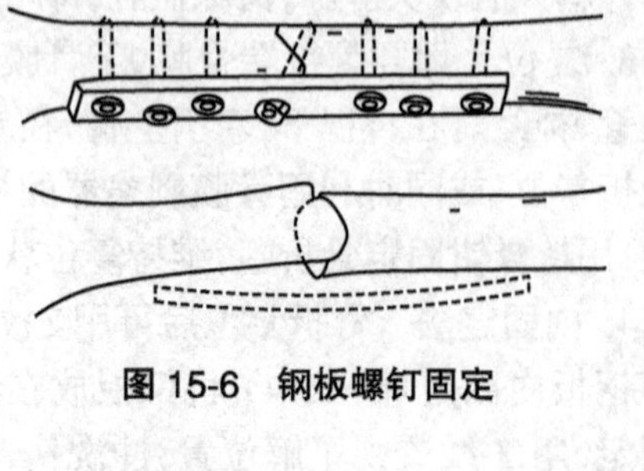

图15-6　钢板螺钉固定

【术后处理】

吊带制动，辅助下主动练习肩肘关节活动，直至伤口愈合。随后开始主动锻炼。当X线上出现骨痂连接成桥的迹象后，开始抗阻力锻炼。

二、肱骨干骨折髓内钉内固定术

【适应证】

肱骨干骨折中段及上段骨折，或粉碎性骨折、多节段骨折以及病理性骨折。

【麻醉】

臂丛麻醉或全身麻醉。

【体位】

患者仰卧，肩后垫沙枕；上臂内收内旋。或者半坐位躯干前倾 30°。

【手术步骤】

1. 切口与暴露　在肩峰前外侧面做斜形切口，在三角肌的前中 1/3 交界处沿肌纤维走形劈开三角肌。为了保护腋神经，不能超过肩峰远端 5cm。直视下，顺纤维切开肩袖。

2. 扩髓　在肱二头肌肌腱后面插入导针，仔细推进近端扩髓器，保护肩袖。依次递增连续扩髓，使肱骨髓腔达到预定直径，通常比髓内钉直径大 1~1.5mm。

3. 进钉要点　扩髓完成后，把髓内钉插入髓腔，切勿使骨折块分离，确保钉尾埋入肱骨头的关节面(图 15-7)。使用外装设备拧入近端锁钉螺钉。仔细铺展软组织，以避免损伤腋神经。从前后方向拧入远端锁定螺钉，以避免损伤桡神经。在前方做一 4~5cm 的切口以显露肱二头肌，钝性分离肌肉以避免医源性肱动脉损伤。全层缝合修补肩袖，前后位和侧位透视下确认复位情况和螺钉的位置及长度。

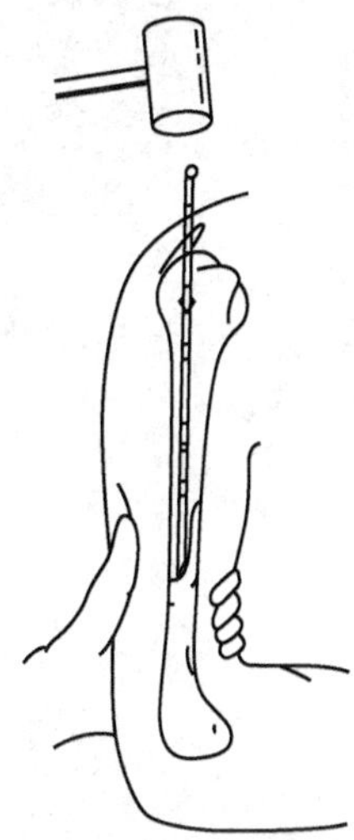

图 15-7　打入髓内钉

【术后处理】

髓内钉固定后，一般不需要使用吊带制动。术后即可行肩肘功能锻炼，但避免抗阻力旋转运动。

学习小结

1. 学习内容

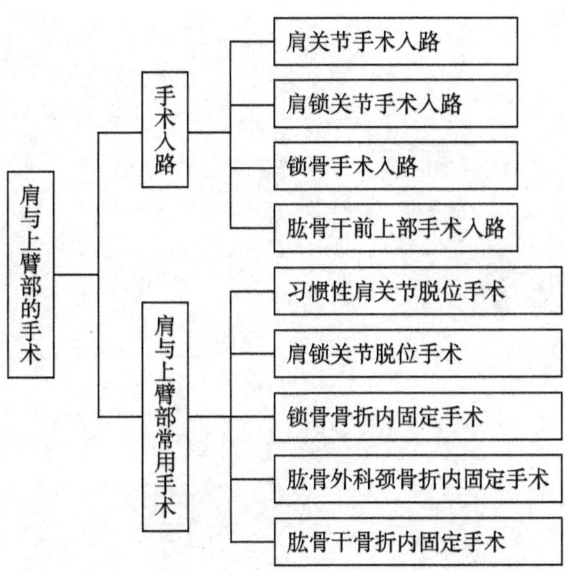

2. 学习方法　学习前复习肩臂的相关局部解剖知识，熟悉神经、血管、肌肉的分布；对于手术具体操作要掌握其要点，有条件通过临床见实习，不断加深认识与理解。

（马镇川）

复习思考题

1. 肩臂部的手术易损伤哪些部位的外周神经？
2. 肩锁关节脱位手术治疗方式还有哪些？比较几种固定的优缺点。
3. 比较肱骨干骨折髓内固定与钢板内固定在力学上的优缺点。

第十六章　肘关节及前臂部的手术

学习目的

肘关节及前臂部是骨折脱位好发部位，本章通过对肱骨髁上骨折、肱骨髁部粉碎性骨折、尺骨鹰嘴骨折、尺骨上1/3骨折合并桡骨头脱位、桡尺骨双骨折、桡骨远端骨折的手术适应证及操作要点等内容的学习，熟练掌握该部伤病手术的步骤，为临床进一步深入学习奠定理论和实践基础。

学习要点

肱骨髁上骨折、肱骨髁部骨折、尺骨鹰嘴骨折、尺骨上1/3骨折合并桡骨头脱位、桡尺骨干双骨折、桡骨远端骨折的手术操作。

第一节　肘、前臂部手术入路

一、肘关节的手术入路

肘关节及其周围结构可以通过前、后、内和外侧切口显露。肘关节的前侧为一血管、神经区域，除做血管神经手术选用前侧切口外，一般很少选用前侧入路。肘关节后侧及外侧较表浅，且无重要血管神经，经此切开关节安全方便，显露也充分。关节腔有积液须穿刺时也以后方或外侧为便。外侧入路是肘关节外侧部分和肱骨小头与桡骨小头手术最常采用的入路。内侧入路可用于肱骨内上髁骨折切开复位术，也是肘关节探查术的常用途径。但因尺神经和正中神经在其附近，需予以保护。

(一) 后正中入路

【适应证】

陈旧性肘关节后脱位；肱骨下端髁部骨折；肘关节成形术；肘关节融合术；肘关节结核病灶清除术。

【显露步骤】

1. 切口　切口起自臂部后正中线，尺骨鹰嘴尖端上方8~10cm处，向下延伸绕过鹰嘴外侧至鹰嘴以下3~5cm。如手术需要，仍可向上或向下延长。

2. 显露　切开皮肤及皮下组织，显露肱三头肌的肌腱。然后在尺神经沟处沿肱三头肌内侧缘游离尺神经至肘关节平面并用橡皮条牵开以免损伤。继之将肱三头肌肌腱做舌状瓣切开，其尖端起于鹰嘴突上方10cm处，其基底部在关节线上，止于肱骨内、外髁的边缘（舌状瓣尖端部分为肱三头肌腱膜），中部包括腱膜和一薄层肌肉，基底部包括肱三头肌全层和腱膜（图16-1）。

将舌状瓣向下翻开，沿肱骨轴线切开肱三头肌直达骨膜。在骨膜下剥离肱三头肌，并将其向两侧牵开，暴露肱骨下端及肘关节后侧关节囊。最后顺鹰嘴边缘切开关节囊。牵开切开的关节囊，暴露肘关节后侧。如将肘关节屈曲，则可显露整个肘关节。

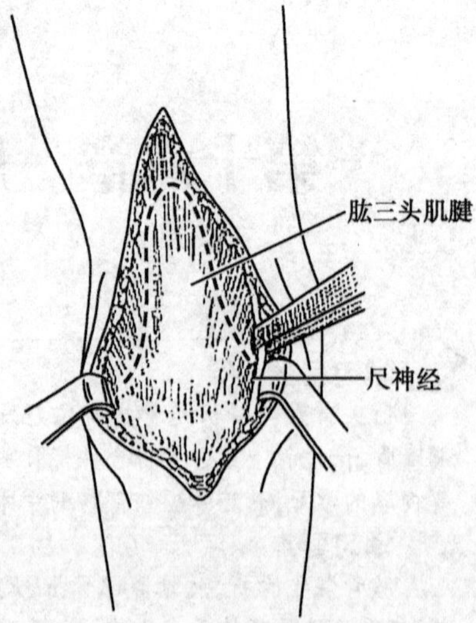

图 16-1 牵开尺神经及肱三头肌做舌状瓣切开线

(二) 外侧入路

【适应证】

肱骨外上髁骨折；肱桡关节陈旧性脱位。

【显露步骤】

1. 切口　自肱骨外上髁上 3~4 指沿髁上嵴向下越过外上髁后再弯向后内至尺骨后缘，切口呈倒“J”形(图 16-2)。为显露外上髁，以外上髁为中心，上下各 1.5~2.0cm 做直行或微弯“S”形切口。

2. 显露　切口起自肘横纹上 5cm 的外侧，经肱骨外上髁，至桡骨小头外侧处做切口。切开皮肤、皮下组织及深筋膜，显露深部组织。在上臂部分，于桡侧腕长伸肌与肱桡肌和肱三头肌之间的间隙切开，直至肱骨。显露肱骨外髁和肘关节的外侧关节囊。在桡骨小头以下，分开肘后肌和尺侧腕伸肌，切开肱骨外侧骨膜，行骨膜下剥离。附着在外上髁上的伸肌群起点，可以在骨膜下剥离，也可用骨刀凿下一薄片外上髁骨质，连同附着其上的伸肌群起点向下翻转牵开，术毕应将其复位并予内固定。纵行切开关节囊，显露肱桡关节。为了得到更大的显露，可把旋后肌牵开或沿尺骨切断旋后肌。采用此切口，必须注意避免损伤桡神经。桡神经位于肱骨外髁前侧的肱桡肌深面，分为深、浅两支。浅支为感觉神经，在肱桡肌深面向下行走，直到前臂下段；深支(骨间背神经)为运动神经，在越过肘关节后向下向后行走，绕过桡骨颈，进入旋后肌浅、深层之间(图 16-3)。此神经紧贴桡骨小头，容易在骨折和手术中损伤。

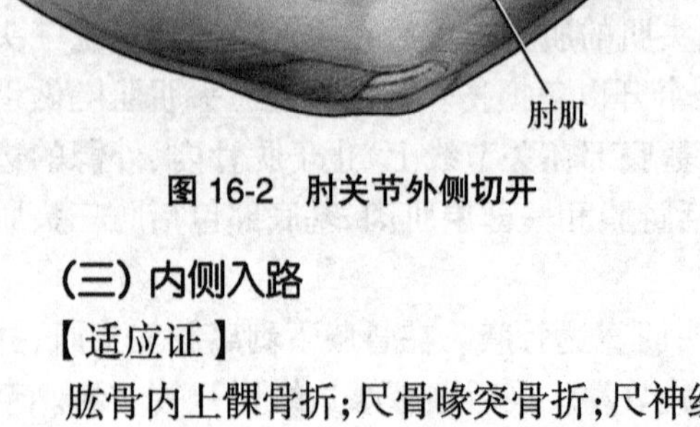

图 16-2 肘关节外侧切开

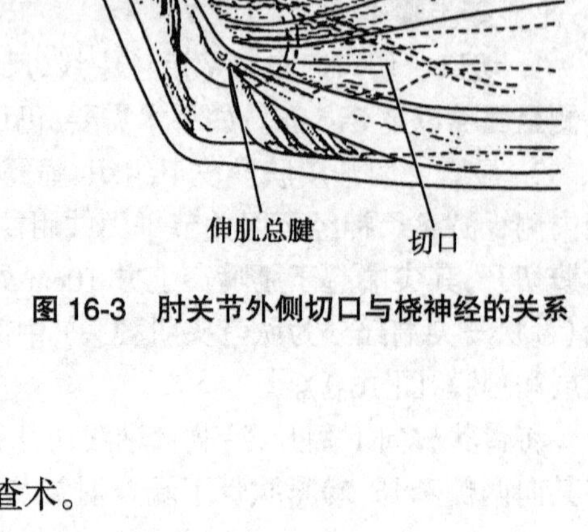

图 16-3 肘关节外侧切口与桡神经的关系

(三) 内侧入路

【适应证】

肱骨内上髁骨折；尺骨喙突骨折；尺神经探查术。

【显露步骤】

1. 切口　以肱骨内上髁为中心，在肘内侧做一长 8~10cm 长的弧形切口。

2. 显露　在肱骨内上髁后侧的尺神经沟中摸清尺神经，切开尺神经表面筋膜，将其充分游离并套入一橡皮条轻轻将其牵向内侧。牵开前侧皮瓣和筋膜，显露前臂屈肌群在肱骨内上髁的起点(图 16-4)。沿旋前圆肌与肱肌间隙分离，轻柔地将旋前圆肌牵向内侧，注意勿损伤在近中线处进入旋前圆肌的正中神经。确认尺神经已被牵向内侧后，用一锐利骨刀切断内上髁，连同附着其上的屈肌群一起翻向远侧，注意不可过度牵拉，以免损伤由正中神经发出并进入屈肌群的神经分支。向近侧沿肱肌与肱三头肌之间的间隙分离，将肱肌向前方牵开，将肱三头肌牵向后方。切开内侧关节囊和尺侧副韧带，即可进入关节(图 16-5)。做肱骨内上髁切骨之前，必须先从尺神经沟中游离尺神经(图 16-6)。

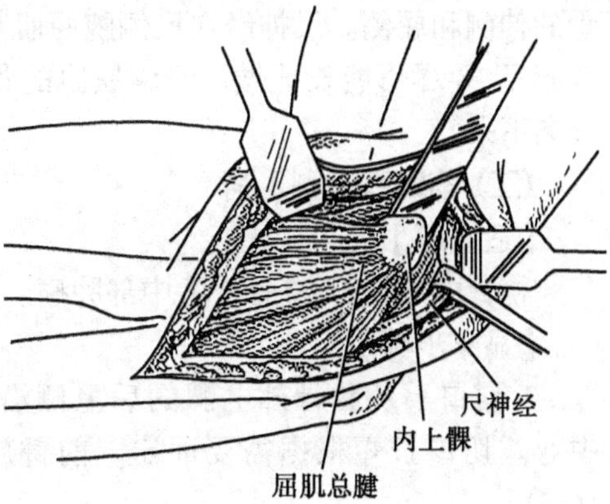

图 16-4　牵开皮瓣和筋膜，显露前臂

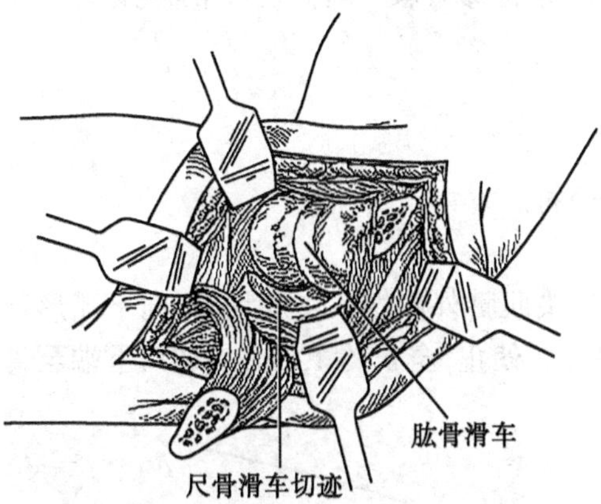

图 16-5　切开关节囊和内侧副韧带，屈肌群在肱骨内上髁的起点

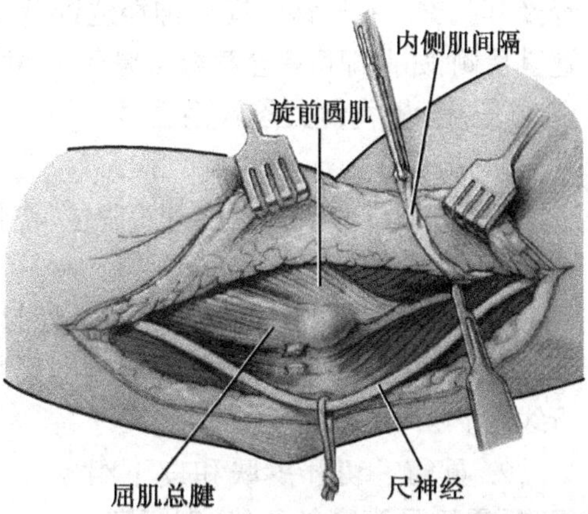

图 16-6　自尺神经沟中游离尺神经显露关节

二、前臂部的手术入路

(一) 前臂背尺侧入路

【适应证】

尺骨骨折；尺骨不愈合；尺骨截骨术；尺骨慢性骨髓炎、尺骨延长术。

【显露步骤】

1. 切口　沿尺骨下缘做纵行切口，其长度视需要而定，骨折病例，切口的中点要在骨折处。

2. 显露　切开皮肤后适当游离，沿尺侧腕屈、伸肌之间间隙纵行切开深筋膜。沿尺骨纵轴切开骨膜，环绕尺骨做骨膜下剥离。使尺骨周围的所有重要组织得到保护，显露尺骨的伸侧和屈侧。尺神经在尺侧腕屈肌与指深屈肌之间下行，为安全起见，要尽可能长地做尺侧腕屈肌的骨膜下剥离，将它从尺骨上分离下来。

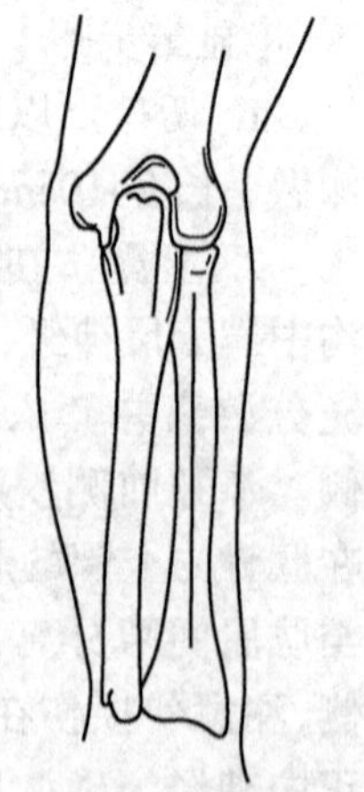

图 16-7　皮肤切开线

(二) 前臂背桡侧入路

【适应证】

桡骨中部骨折；桡骨干上中部肿瘤。

【显露步骤】

1. 切口　从肱骨外上髁的后上侧沿桡骨外侧向下，朝向腕背中心。切口长短根据需要而定。前臂旋前时，此切口为直线(图 16-7)。

2. 显露　切开浅、深筋膜，可自两个不同间隙进入，一是自移动的伸肌束后侧进入，此束系指肱桡肌和桡侧腕长、短伸肌，可用手提起并向前后移动；亦可在桡侧腕短伸肌与指伸肌之间进入。为更好显露，也可将指伸肌附于外上髁的起点剥离，进一步向内牵开。当旋后肌显露后，须注意骨间后神经，后者在旋后肌浅、深层之间斜行，并在其下 1/3 处穿出。必须切开时，宜将前臂旋前，使神经远离桡骨，在桡骨粗隆肱二头肌腱外侧向下切断旋后肌，以防损伤骨间后神经及其肌支。在确认骨间后神经位置后，可自桡骨前侧做骨膜下剥离，并围绕桡骨外侧而达其后侧，如此即可完全显露桡骨干上、中 1/3。

(三) 前臂背侧上段入路

【适应证】

尺骨上 1/3 骨折合并桡骨头脱位；桡骨上端骨折。

【手术步骤】

1. 切口　从肘关节上方 2~3cm 处起，沿肱三头肌腱外侧做一皮肤切口，向下弧形延伸，经过尺骨鹰嘴突外缘、尺骨背侧到尺背上、中 1/3 处止，全长约 12cm，或切口下端至骨折线以下 2~3cm。

2. 显露　切开皮肤和皮下组织，暴露尺骨鹰嘴外侧缘、肘后肌、尺侧腕伸肌和内侧的尺侧腕屈肌等(图 16-8)。然后切开尺骨与肘后肌、尺侧腕伸肌之间的深筋膜。再沿尺骨背侧缘切开骨膜，做骨膜下剥离。向桡侧牵开肘后肌和尺侧腕伸肌，暴露尺骨上 1/3 及附着于尺骨的旋后肌、环状韧带及后侧关节囊。为了避免桡神经深支损伤，应靠近尺骨切断旋后肌，并将其与肘后肌、尺侧腕伸肌牵向桡侧，显露桡骨上 1/4。至此尺骨上 1/3 及桡骨上 1/4 均已充分显露。

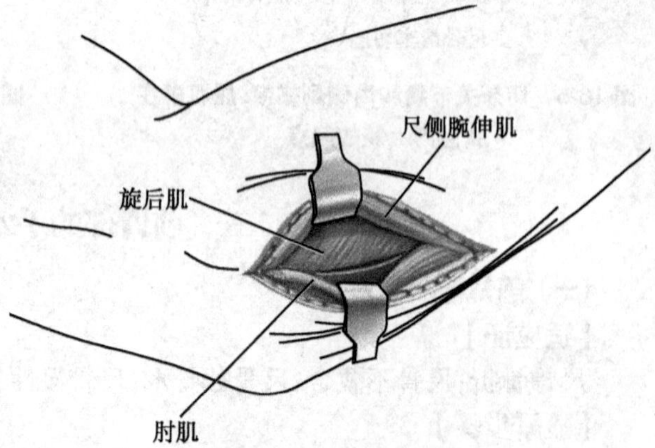

图 16-8　前臂背侧上段切口

第二节　肱骨远端骨折的手术

一、肱骨髁上骨折内固定术

【适应证】

肱骨髁上骨折;畸形愈合有功能障碍者;合并血管、神经损伤者。

【麻醉】

颈丛麻醉或全身麻醉。

【体位】

仰卧,上肢外展位。

【手术步骤】

1. 切口与显露　采用肘关节外侧切口切开皮肤、皮下组织,沿肱骨外上髁嵴切开骨膜,并做骨膜下剥离。将肱桡肌和桡侧伸腕长肌牵向前方,肱三头肌牵向后方,清除积血,无需切开关节囊,即可清楚地显露骨折部。

2. 复位与固定　清除两骨折端间的肌肉纤维、筋膜、骨碎片或肉芽组织,充分游离上、下两骨折端,将肘关节略屈曲,向下牵引前臂,同时以骨膜剥离器撬动两骨折端,使骨折准确复位。在保持骨折端对位良好的情况下,用手摇钻将粗细合适的克氏针从外上髁斜向上内方钻入,通过骨折线达骨折近段,使钢针在距骨折线上方 3~5cm 的内侧骨皮质处穿出约 2mm,不可穿出过长,以免刺伤尺神经或其他软组织。然后再于内上髁部另做一皮肤小切口,仍按上述方法从内上髁穿一克氏针,使两针交叉将骨折固定(图 16-9)。固定的克氏针以 2~2.5mm 直径粗细为宜。穿针时要准确,争取一次成功,不可反复多次,否则易致钢针松脱,固定不牢。骨折复位固定后,用 X 线机透视,检查远折段是否有旋转。手术成功后,松开止血带,彻底止血,用生理盐水冲洗切口。缝合深筋膜、皮下组织、皮肤。剪掉多余的钢针,使针尾留在皮肤外 1~2cm,无菌敷料包扎。

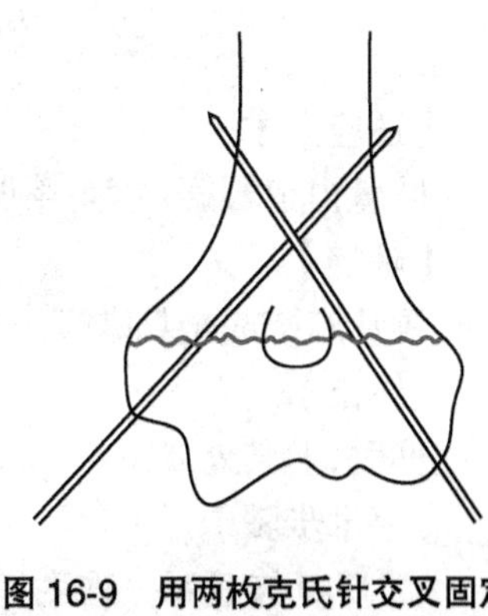

图 16-9　用两枚克氏针交叉固定

【术后处理】

用石膏托将患肢固定于屈肘 90°位,三角巾悬吊。早期功能锻炼,术后 4~6 周拆除石膏。

二、肱骨外髁骨折(或骨骺分离)内固定术

【适应证】

骨折块有严重的分离并有不同程度的反转,或骨折块包括滑车(骨骺)。

【麻醉】

颈丛麻醉或全身麻醉。

【体位】

仰卧,上肢外展位。

【手术步骤】

1. 切口与暴露　取肘关节外侧切口。以肱骨外髁为中心,做弧形切口,长5~7cm。切开皮肤、皮下组织,将肱桡肌牵向外侧,注意勿损伤桡神经。纵行切开关节囊,即可见到血肿和骨折部。清除两骨折断面的小碎骨片和关节内血块。将肱骨下端外侧部做骨膜下剥离,显露骨折侧面。骨折远侧面常已被伸肌群牵拉而旋转,骨折面朝外。注意不可切断附着在外髁骨块上的任何软组织。

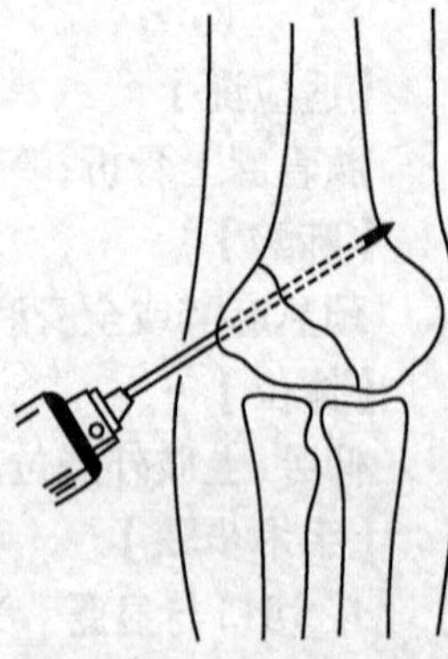

图 16-10　用克氏针固定骨折断端

2. 复位与内固定　将两断面清理后,用布巾钳夹住远侧骨块,并旋转复位,使两断面对合贴紧。然后用1~2枚克氏针将外髁骨折块固定,其方向由外下向内上,成45°~60°角(图16-10)。把骨外的钢针弯成钩形,并剪去多余部分,仅留2~3mm于骨外,以便日后拔出。放松止血带,彻底止血,然后分层缝合切口。

【术后处理】

用小夹板或石膏托屈肘90°固定3周,此间可练习手的屈伸、握拳活动。3周后开始练习肘关节的屈伸活动。6周后可活动肢体。术后1周必须摄X线片,观察骨折复位情况。术后4~6周再照X片复查,证实骨折已愈合后,拔出克氏针。

三、肱骨内髁骨折(或骨骺分离)内固定术

【适应证】

肱骨内上髁第Ⅱ度至第Ⅳ度骨折。

【麻醉】

颈丛麻醉或全身麻醉。

【体位】

仰卧,上肢外展位。

【手术步骤】

1. 切口与显露　取肘关节内侧切口,以肱骨内上髁为中心,做弧形切口,长约6cm。切开皮肤、皮下组织和深筋膜,清除关节内积血和血凝块,即可见到内上髁的近端骨折面和旋转变位的骨折块。用布巾钳夹持骨折块并将其向上牵拉复位(图16-11)。如骨块进入关节间隙中,应将肘关节外展,以加大内侧关节间隙,并将其由关节中提出,回复原位。

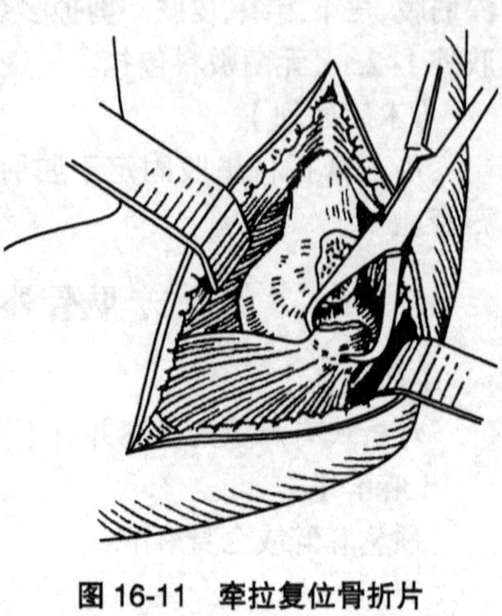

图 16-11　牵拉复位骨折片

2. 复位与固定　将骨折块复位后,利用周围的软组织与骨膜,将骨折块缝合固定。如不稳定,可用一枚螺丝钉或克氏针斜向外上方钻入,将骨折块固定。必要时可游离尺神经,将其移至肘前方,用缝线间断缝合固定于屈肌与旋前圆肌筋膜上,埋于脂肪

组织内。

【术后处理】

用石膏托将肘关节固定于屈肘 90°位 3 周，逐渐练习肘关节的屈伸活动。待骨折坚固愈合后方可取出螺丝钉或克氏针。

第三节　尺骨鹰嘴骨折内固定术

【适应证】

尺骨鹰嘴横行骨折、斜形骨折及不严重的粉碎性骨折，骨折块向上移位较多，手法复位失败者。

【麻醉】

颈丛麻醉或全身麻醉。

【体位】

仰卧，上肢外展位。

【手术步骤】

1. 切口与显露　从尺骨鹰嘴突上方 2cm 处起，沿着其桡侧缘向远侧延伸 6cm 做弧形切口。切开皮肤、皮下组织，并向两侧游离牵开，即可见到断裂的深筋膜和骨折端。屈曲肘关节，彻底清除关节内积血块或小碎骨片，用生理盐水冲洗切口。

2. 复位与固定　伸直肘关节，以松弛肱三头肌。利用布巾钳对合骨折端。然后采用下列方法之一进行内固定。

(1) 螺丝钉内固定法：在肱三头肌止点稍上方处做一纵行小切口，直达鹰嘴突面，由此凸面中点后方用细钻头向尺骨纵轴稍前的方向钻孔，再钻入对侧骨质少许，然后拧入合适的螺丝钉，将骨折块固定。

(2) 不锈钢丝环扎法：在远近两骨折端用细钻头各横钻一骨孔，钻孔的部位均在尺骨鹰嘴前后径的中、后 1/3 交界处，距骨折线约 1.5cm 处，由外向内钻通对侧骨皮质。然后将钢丝从一孔道穿入，经另一孔道穿出，并将钢丝两端拧紧。钢丝打结的尖端扭弯埋于筋膜下，也可将钢丝做“8”字形打结固定。如近折端有向后成角的趋势，可从鹰嘴突尖段插入两枚克氏针，进入尺骨髓腔，加强固定。针的位置应贴近后侧骨皮质，针尾弯成伞柄状，以免移入骨内(图 16-12)，此法亦称钢丝张力带内固定。

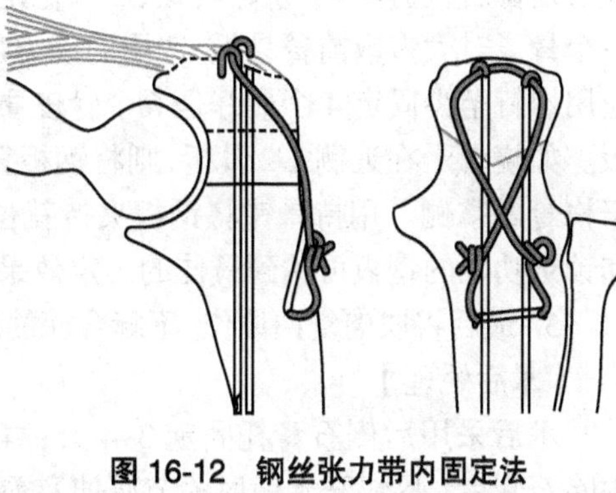

图 16-12　钢丝张力带内固定法

(3) 钢板内固定：在粉碎性骨折伴有骨缺损时，可采用有限接触动力加压钢板内固定，此法最为简单，只需暴露尺骨鹰嘴背侧，将钢板进行必要的塑性，并放置于尺骨鹰嘴背侧，用螺钉固定即可。

【术后处理】

术后用长臂石膏前后托将肘关节制动于屈肘 90°位两周。术后当日即可开始手指、手腕部的活动。术后两周去除石膏托,开始肘关节功能锻炼。

第四节 桡尺骨干双骨折内固定术

【适应证】

桡尺骨干双骨折,经复位后不稳定者;一骨或双骨多段骨折,移位严重者;陈旧性尺桡骨干双骨折不愈合或畸形愈合者。

【麻醉】

颈丛麻醉或全身麻醉。

【体位】

仰卧,上肢外展位。

【手术步骤】

1. 切口 通常采用前臂背桡、尺侧双切口。

2. 显露桡骨骨折 采用后侧途径将桡骨折部分显露。如果骨折位于桡骨远侧 1/2,可用 Henry 前侧入路显露。切口长度按骨折类型及钢板长度而定。清除骨折断端之间的血凝块。在每一骨折断端剥离骨膜,使之有利于复位,但应避免广泛剥离。用小刮匙刮除骨折断端髓腔内和断端骨尖齿间的血块。然后按骨尖齿形状准确地整复骨折,用夹式持骨器保持骨折复位后的位置。对桡骨骨折安放的钢板应尽可能恢复桡骨桡侧和背侧的弧度。用折弯器或折板钳及扭转扳子将钢板仔细地进行改形。

3. 显露尺骨骨折 在尺骨皮下缘切一 10cm 长的切口,其中心位于皮下的骨折部位,确认并分开尺侧腕屈肌和尺侧腕伸肌的间隙,切开尺骨骨膜。适当剥离两侧骨折断端的骨膜,但应避免广泛剥离骨膜。用小刮匙刮除骨折断端髓腔内和断端骨尖齿间的血块。然后按骨尖齿形状准确地整复骨折。

4. 固定在对任何一骨折做内固定之前,应先显露及整复两个骨折。确定两个骨折都容易复位后,选择一个粉碎较轻、形状稳定的骨折,首先将其整复内固定,然后整复固定另一个骨。对大多数前臂骨折,选用的动力加压钢板至少要有 6 个孔,允许在骨折的每一侧应用螺钉至少固定 4 个最好是 6 个骨皮质。比较粉碎的或长斜形的骨折需要用较长的钢板。如桡骨干在近侧 1/2 骨折,则将钢板置于桡骨的背侧;如骨折在远侧 1/2,则将钢板置于桡骨的掌侧。用持骨钳将钢板夹持就位后,钻孔、测深、攻丝、拧入螺钉(选择具有加压和锁定功能的钢板可达到最佳的固定效果)。

5. 最后将肌肉复回原位,不缝合深筋膜,或松松地缝合 1~2 针。

【术后处理】

术后采用后侧石膏托固定 3~4 天,24 小时后拔引流管。前臂的肿胀减轻后(通常在去除石膏后),尽快开始做肘关节屈伸及前臂的旋转活动练习。骨折愈合后方可行前臂旋转活动练习。

第五节 桡骨远端骨折内固定术

桡骨远端根据骨折受伤时的体位及骨折端移位的情况,常见骨折类型分为两类:伸直型骨折(Colles 骨折);屈曲型骨折(Smith 骨折)。

(一) Colles 骨折

【适应证】

严重粉碎骨折,向背侧桡侧移位明显,桡骨远端关节面破坏;闭合复位失败,或复位成功,外固定不能维持复位;陈旧性骨折。

【手术步骤】

经腕背桡侧做弧形切口,长约 6cm。切开皮肤、皮下组织和筋膜,于指总伸肌腱的桡侧切开腕背侧韧带,将指伸肌腱、桡侧腕短伸肌腱、拇长伸肌腱牵向尺侧,显露骨折端,在直视下将骨折片复位,用 T 形钢板、螺钉或钢针固定。若骨折块碎裂、塌陷,有骨缺损,骨折片无法复位,经牵引复位后,可分别于桡骨骨折近端及第 2 掌骨穿针,用外固定支架维持复位,取髂骨植骨,充填缺损,用螺钉或钢针固定。检查复位满意,固定可靠,彻底止血,先缝合腕背侧韧带,再逐层缝合,妥善包扎。6~8 周后可去除外固定支架。

(二) Smith 骨折

【适应证】

严重粉碎骨折,向掌侧、桡侧移位明显,桡骨远端关节面破坏;闭合复位失败,或复位成功,外固定不能维持复位;陈旧骨折。

【麻醉】

颈丛麻醉或全身麻醉。

【体位】

仰卧,上肢外展位。

【手术步骤】

于腕掌侧做一弧形切口,长约 6cm,切开皮肤、皮下和深筋膜。再于桡侧腕屈肌与掌长肌之间做切口,切开腕掌侧韧带和肌膜。将桡侧腕屈肌、拇长屈肌牵向桡侧,掌长肌、正中神经和其他肌腱牵向尺侧。将旋前方肌于桡骨附着处切开至骨膜做骨膜下剥离,显露骨折端,将桡骨直视下复位,用 T 形钢板、螺钉固定;也可用钢针交叉固定。如有骨缺损须行骨移植填充骨缺损。检查复位满意,固定可靠,冲洗创口,先缝合腕掌侧韧带,再逐层缝合创口,妥善包扎。是否行石膏固定视内固定牢固程度而定。

学习小结

1. 学习内容

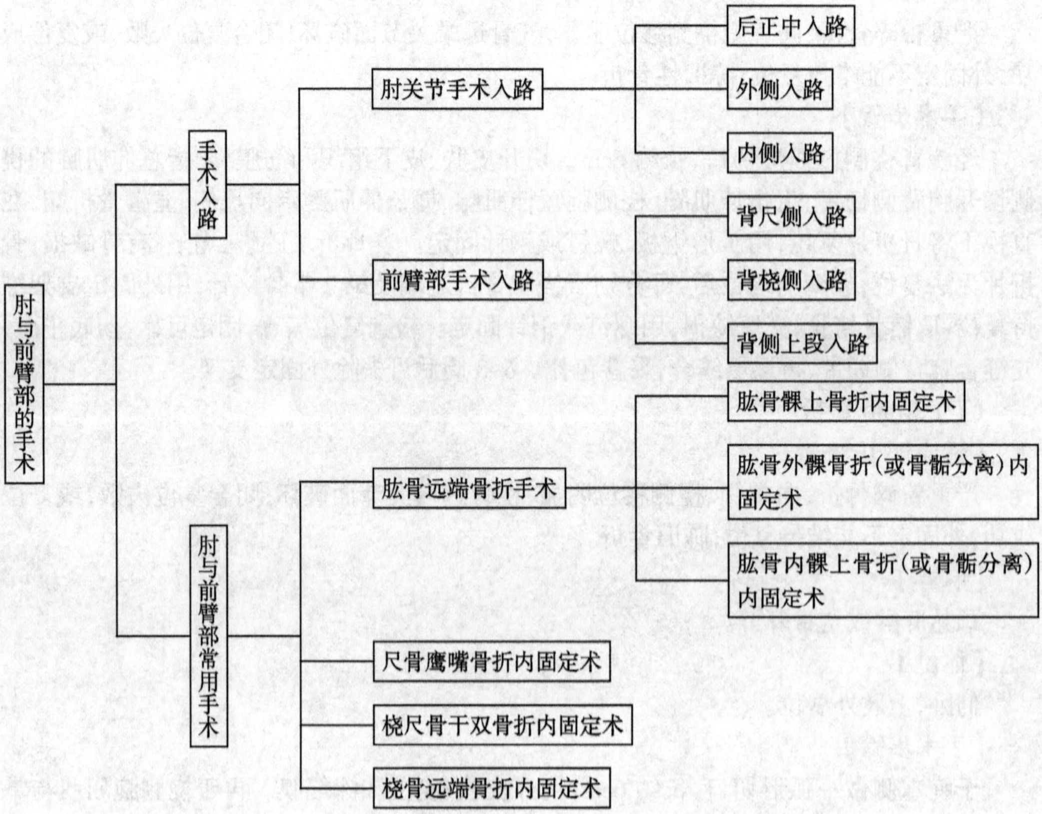

2. 学习方法　学习前复习肘与前臂部的相关局部解剖知识，熟悉神经、血管、肌肉的分布；对于手术具体操作要掌握其要点，有条件的可通过临床见、实习，不断加深认识与理解。

(曾展鹏)

复习思考题

1. 前臂骨折中哪些骨折需要考虑前臂骨间膜损伤?
2. 前臂骨折中最严重的并发症是什么? 有哪些处理措施?

第十七章　腕、手部的手术

学习目的

腕、手部是骨折、脱位的好发部位，本章通过对舟骨骨折、月骨脱位、腕管切开减压术的手术适应证及手术操作要点等内容的学习，熟练掌握该部伤病手术的步骤，为临床进一步深入学习奠定理论和实践基础。

学习要点

腕、手部手术的原则；腕、手部的常见手术操作方法。

第一节　腕、手部的手术原则

由于腕、手部的结构细致而复杂，主要功能为精细操作，手术时必须精细、确切地施行无创伤技术。特别是手部手术切口的选择尤为重要，如果选择不当，将会影响手部的功能。

手部手术切口设计原则：不影响手部血液循环；手部解剖结构容易显露；预防术后线性瘢痕挛缩。

一般皮肤切口，应按皮纹方向做切口。手指部，多采用侧方（相当于指横纹的尽处）做纵行切口，此切口可避开神经血管束，也可远离肌腱而避免肌腱粘连。手掌部，应按掌纹的方向做切口，分离至深层时，再沿血管、神经、肌腱的行走进行切开。如切口需横越关节时，要切成弧形或“S”形，以免瘢痕挛缩（图 17-1）。手背部切口应做横行或纵弧形切口，此切口与肌腱只相交一点，可减少切口瘢痕与肌腱的粘连。虎口或指蹼处切口应做垂直切口，以免影响分指功能。

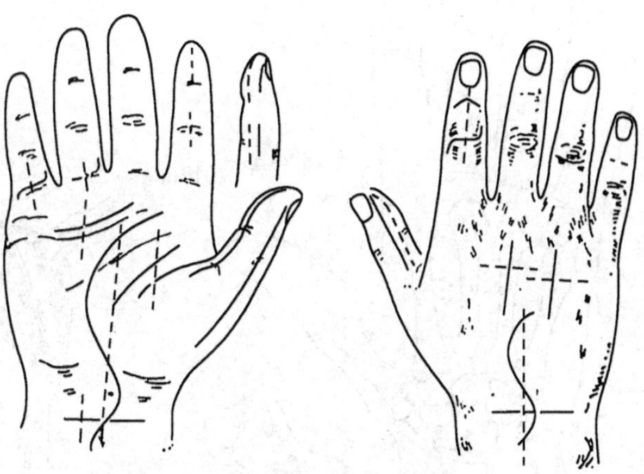

实线：正确切口　　　虚线：错误切口

图 17-1　手部的皮肤切口

术前用笔认真仔细地设计切口线图案。要设计出能够避免损伤血管和神经，获得广泛的术野，且能再向上、向下方向随意延长的切口。

第二节 舟骨骨折内固定术

【适应证】

非手术疗法失败、有移位的不稳定型的舟骨骨折。

【麻醉】

臂丛麻醉或全身麻醉。

【体位】

仰卧位，患肢外展置于手术床边桌上。

【手术步骤】

1. 切口与暴露　手术采用掌侧入路：从腕掌侧横纹近端 3cm 开始，沿桡侧屈腕肌腱切开皮肤，向远端至腕横纹，沿腕横纹向桡侧并弧形切开至第一腕掌关节近侧，沿桡侧屈腕肌腱牵向桡侧，切开桡舟关节囊，显露骨折，注意保护舟骨周围的软组织，保护舟骨的血液供应。

2. Herbert 钉固定　观察骨折是否粉碎，尤其是掌侧有无骨缺损，清除碎骨屑，生理盐水冲洗关节腔，复位骨折端，纠正旋转和成角畸形，骨折复位后，于舟骨偏尺侧打入细克氏针作为临时固定，上 Herbert 钉导具，钻孔，攻丝，测深，旋入合适长度的 Herbert 钉，由于钉的头端螺距大于尾侧，随着头端进入骨折块近端，骨折端产生加压作用。取出克氏针和导具，修复韧带和关节囊。对于粉碎骨折，尤其是掌侧面粉碎性骨折应取髂骨或桡骨茎突植骨。该方法操作简单，对骨折端有加压作用（图 17-2）。

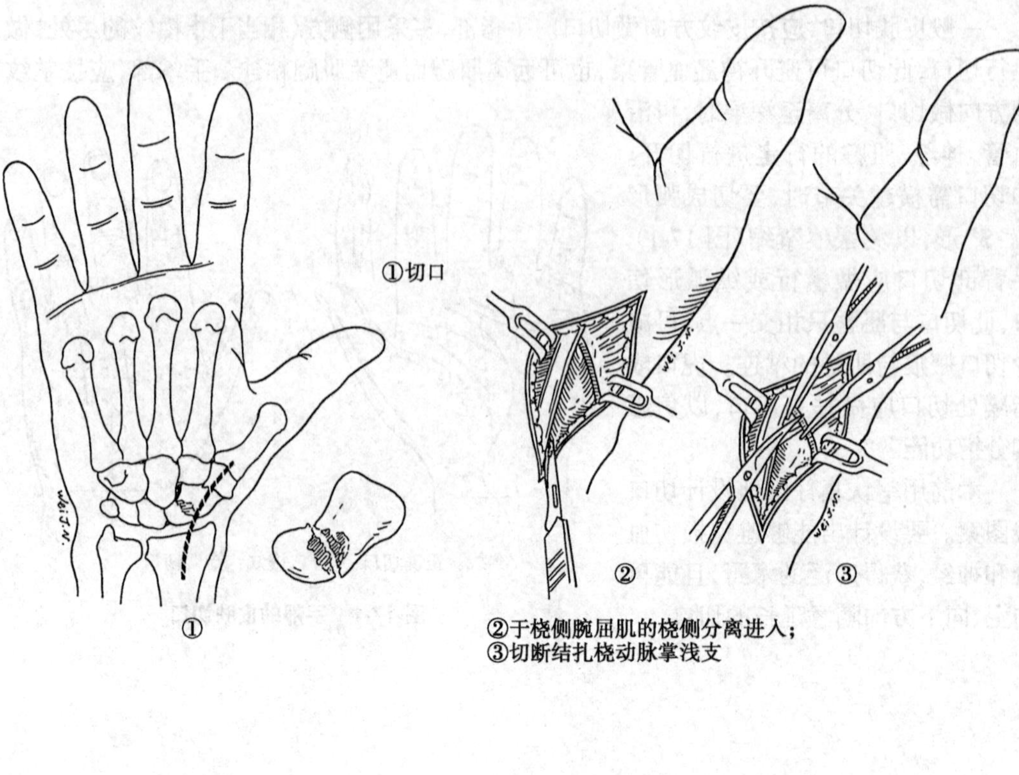

①

②于桡侧腕屈肌的桡侧分离进入；
③切断结扎桡动脉掌浅支

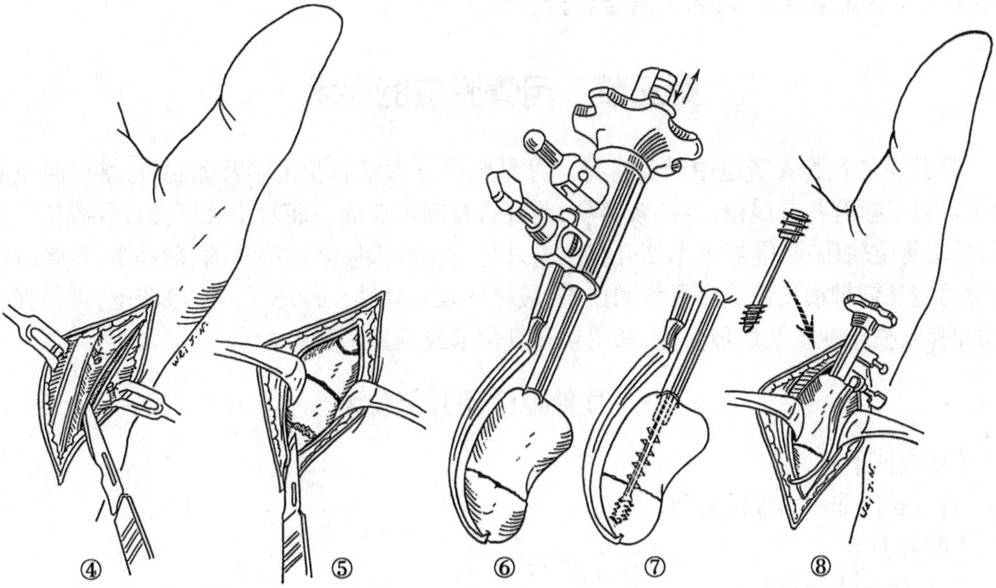

④、⑤切开关节囊显露舟状骨全貌；⑥、⑦、⑧应用Herbert螺丝钉钻模和夹具旋入螺丝钉

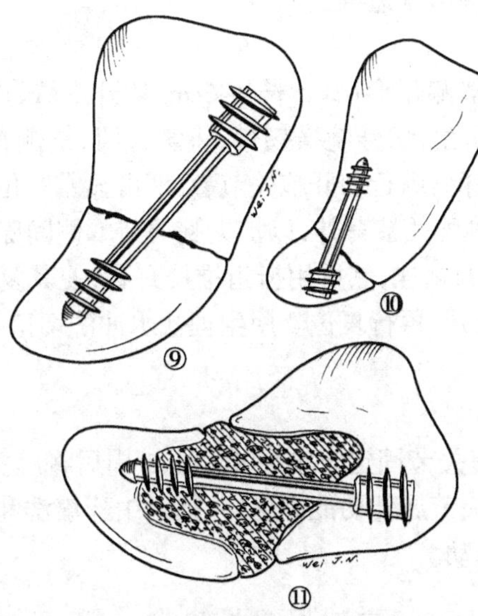

⑨、⑩根据舟骨骨折不同的类型选用粗细不同的螺钉；⑪大块髂骨植骨加Herbert螺丝钉治疗舟骨骨折不愈合、近段缺血坏死、囊性变或粉碎骨折

图 17-2　舟骨骨折 Herbert 螺丝钉固定术

【术后处理】

腕关节掌侧石膏托制动于中立位两周，2周后拆线，改用石膏管型制动腕关节功能位6~8周。术后定期复查X线片，直至骨折愈合。

第三节 月骨脱位的手术

月骨脱位在腕骨脱位中最为常见。月骨脱位分为掌侧脱位和背侧脱位，掌侧脱位更常见。对于新鲜月骨脱位，复位较容易，前臂石膏固定3周。而对于陈旧性月骨脱位的患者，手法复位较困难，需要手术切开复位。月骨的血液供应来自桡月前、后韧带，月骨脱位后常因桡月韧带损伤而破坏月骨的血供，最终导致月骨缺血性坏死。在临床上，可根据脱位的时间、临床症状及病理变化，采用切开复位术或月骨摘除术。

一、月骨脱位切开复位术

【适应证】

月骨脱位非手术疗法失效。

【麻醉】

臂丛麻醉或全身麻醉。

【体位】

仰卧位，患肢外展置于手术床边桌上。

【手术步骤】

1. 切口与暴露 行腕掌侧弧形切口，长4~6cm，切开皮肤、皮下组织，于掌长肌腱和桡侧腕屈肌腱之间切开深筋膜，切开腕横韧带，将掌长肌、桡侧腕屈肌、正中神经拉向桡侧，将指浅、深屈肌腱拉向尺侧，纵行切开腕关节囊，即可显露脱位的月骨。

2. 脱位月骨的复位 将腕关节背伸，以扩大腕关节掌侧间隙。清除关节腔内的血肿和机化组织，分离月骨周围的粘连，然后用拇指推按月骨，使其复位。如复位困难可用骨膜剥离器将头状骨向远侧推开，再行复位。用生理盐水冲洗切口，止血后，缝合关节囊、腕横韧带、皮下组织及皮肤。

【术后处理】

用前臂背侧石膏托将腕关节固定于掌屈45°位，1周后将腕关节改为中立位，继续固定2周后解除固定，进行腕关节屈伸功能锻炼，并辅以中药熏洗和物理疗法，在固定期间，应鼓励患者进行手指主动活动。

二、月骨摘除术

【适应证】

月骨陈旧性脱位，月骨缺血性坏死并创伤性关节炎者。

【麻醉】

臂丛麻醉或全身麻醉。

【体位】

仰卧位，患肢外展置于手术床边桌上。

【手术步骤】

1. 切口与暴露 与切开复位术同。应在止血带下进行，保持切口内解剖层次清晰，防止误摘其他腕骨，术中注意保护正中神经。

2. 摘除月骨 切开腕关节的关节囊显露月骨后，用带齿钳夹住月骨，用小尖刀或弯剪刀分离月骨周围的粘连和软组织，即可摘除坏死的月骨。用生理盐水冲洗切口，止血后，逐层缝合。

【术后处理】

月骨摘除后，用前臂掌侧石膏托将腕关节固定于功能位，3周后解除固定，进行腕关节屈伸活动。固定期间练习手指活动。

第四节 第一掌骨基底部骨折、脱位切开复位术

【适应证】

第一掌骨基底部骨折、脱位。

【麻醉】

臂丛麻醉或全身麻醉。

【体位】

仰卧位，患肢外展置于手术床边桌上。

【手术步骤】

1. 切口与显露 在第一掌骨背侧，从远侧1/3处开始向近侧到腕桡侧窝上，做一长4~5cm的直切口。切开皮肤、皮下组织，在拇长伸肌腱与拇短外展肌之间切开深筋膜，牵开上述两肌，沿掌骨之方向纵行切开骨膜并显露之，再于切口的近侧端切开腕掌关节囊，则关节和骨折处即显露于手术野。

2. 复位与内固定 术者用手握住患者之拇指进行牵引，矫正短缩畸形，同时术者的拇指顶在掌骨基底部外侧向尺侧压迫，使骨折、脱位完全复位。使用无菌巾钳暂时固定骨折两断端，再用直径1mm的克氏钢针贯穿两骨折段，并将针尾埋于皮下(图17-3)。如掌骨基底部的三角形骨折片较小也可将掌骨与大多角骨直接固定。但应在固定前，将拇指置于外展、对掌功能位。以生理盐水冲洗创口，止血后按层缝合之。

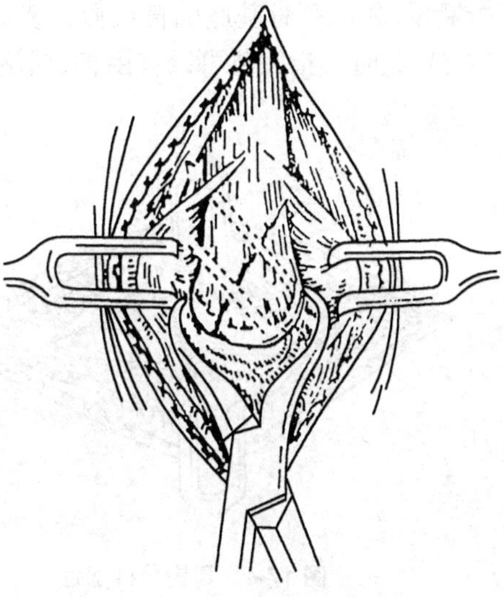

图17-3 用两根钢针固定

【术后处理】

用前臂石膏将拇指置于外展、对掌功能位。远侧端应包括拇指近节指节。术后2周拆线，3周拆除石膏，4~6周拔除克氏钢针，练习功能运动，同时开始物理疗法。

第五节 掌、指骨折内固定术

一、掌骨骨折钢针内固定术

【适应证】

掌骨骨折。

【麻醉】

臂丛麻或全身麻醉。

【体位】

仰卧位，患肢外展置于手术床边桌上。

【手术步骤】

在手背侧掌骨骨折部做长约2cm的切口。如为开放性骨折可按创口形状纵行延长，以显露骨折断端。切开皮肤、皮下组织，注意保护较大的手背静脉及皮神经分支，将手背静脉向侧方牵开，切开深筋膜并牵开指伸肌腱，即可达骨折部（图17-4）。清除积血，显露骨折断端。将克氏钢针安装在手摇钻上，先插入掌骨远侧断端的髓腔中，向桡侧和掌侧方向斜形钻入。为了避免损伤近节指骨的关节面，可将掌指关节屈曲90°，将钢针由指蹼处穿出皮肤，再继续向前推进。当针尾已接近骨折断端时，将手摇钻取下，用骨锤敲击针尾使其与骨折断端平齐，将骨折复位。再将骨折的远端用手摇钻，由远侧段钻入近侧骨折断段，并从掌骨基底的背尺侧及皮肤穿出，直到使钢针退回到掌骨头关节面下为止（图17-5）。此时掌指关节可以自由伸、屈活动。咬掉钢针之多余部分，将其弯成钩状埋于皮下。

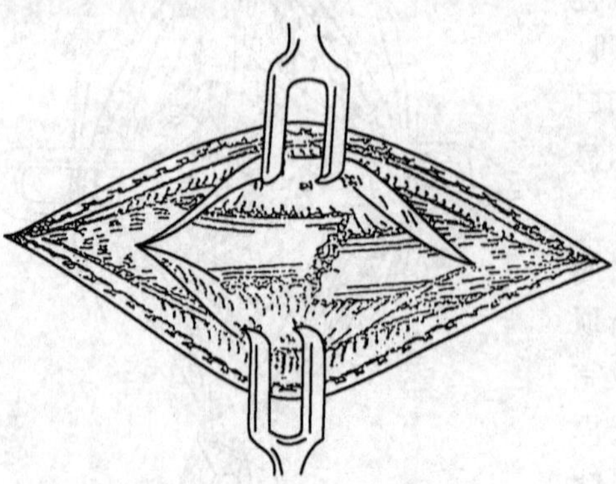

图17-4 显露骨折部位

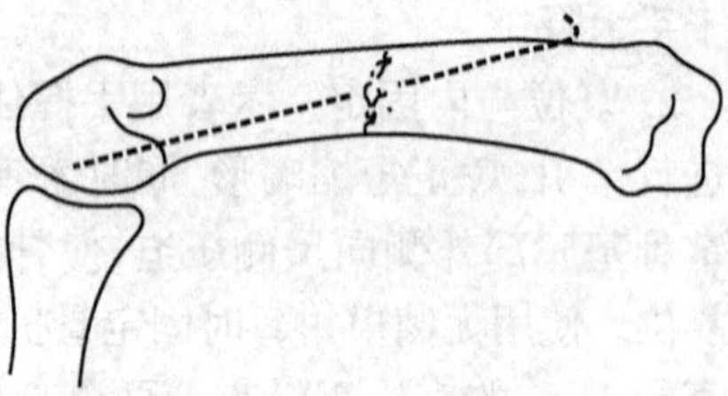

图17-5 掌骨骨折钢针固定

二、指骨骨折钢针内固定术

【适应证】

指骨骨折。

【麻醉】

臂丛麻或全身麻醉。

【体位】

仰卧位，患肢外展置于手术床边桌上。

【手术步骤】

将伤指放在手指托架上。沿指骨侧方正中切开皮肤、皮下组织，牵开指伸肌腱束以显露骨折部。对第一、二节指骨骨折可用双钢针交叉固定。对末节指骨骨折则可用单钢针由指尖直接钻入固定。将备好的钢针安装在手摇钻上，逆行钻入远侧端的骨髓腔内，并由远端内侧的骨皮质和皮肤钻出。再用另一根钢针以同样的方法，从指骨远端的外侧穿出。将骨折复位，再调转方向将钢针钻入近侧骨折段，抵达指骨的基底部穿出，勿损伤关节面，然后咬掉钢针远侧的多余部分，将近端弯成钩状埋入皮下（图 17-6）。缝合切口。

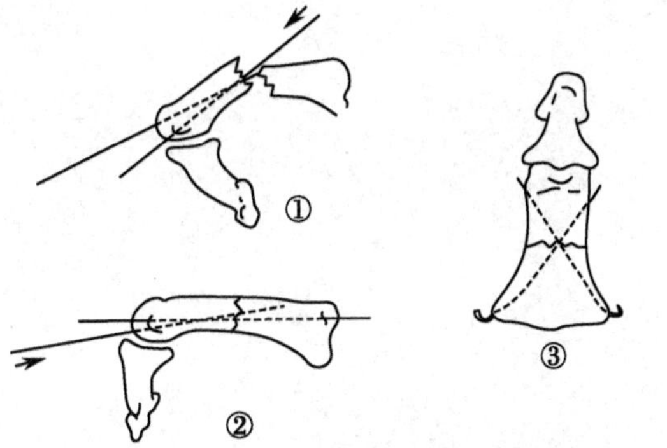

①穿入远侧折段　②穿入近侧折段　③针尾弯成钩状埋于皮下

图 17-6　指骨骨折逆行穿针固定

【术后处理】

如钢针固定较牢，一般不需外固定。术后 3 天即开始练习掌、指关节活动。术后定期拍 X 线片，如 4~6 周已达临床愈合则可拔除钢针。

学习小结

1. 学习内容

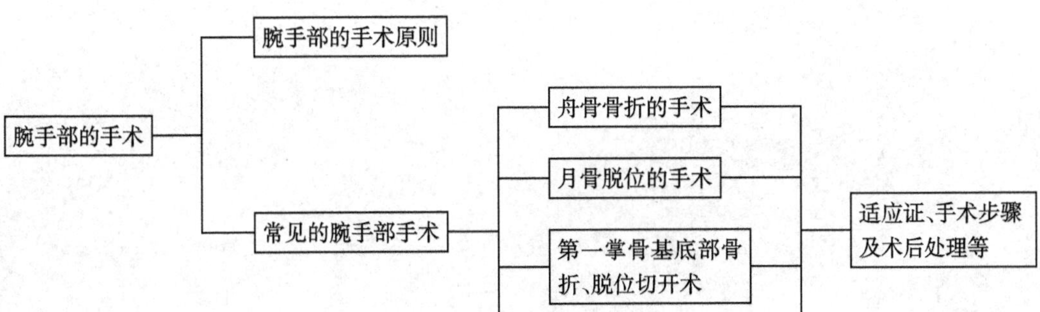

2. 学习方法　本章主要讲述一些常见腕关节、手部手术的原则、适应证、手术步骤、术后处理。手术步骤是本课程的重点内容、难点内容。本章内容与人体解剖学的相关知识联系紧密，因此，对于上述课程的及时复习十分必要。对于特定的腕、手部损伤，掌握手术操作的方法是关键。此外，在学习过程中，要勤于观察和思考，努力培养动手实践能力。

（孟　凯）

复习思考题

1. 舟骨骨折的手术方式有哪些？
2. 手部手术需要遵循哪些外科原则？
3. 第一掌骨基底部骨折、脱位如何进行复位和有效的固定？

第十八章　髋关节及大腿部的手术

学习目的

髋关节及大腿部是骨折、脱位、骨肿瘤、骨关节炎的好发部位，本章通过对股骨颈骨折、髋关节后脱位、股骨转子间骨折的手术适应证及手术操作要点等内容的学习，熟练掌握该部伤病手术的步骤，为临床进一步深入学习奠定理论和实践基础。

学习要点

股骨颈骨折、髋关节后脱位、股骨转子间骨折的手术适应证及手术操作。

第一节　髋部、大腿部的手术入路

一、髋部手术入路

(一) 髋关节的前侧入路

髋关节前侧入路简称S-P入路，是髋关节手术常用的手术入路。该入路浅层利用了缝匠肌(股神经)和阔筋膜张肌(臀上神经)之间的神经界面，深层利用了股直肌(股神经)和臀中肌(臀上神经)之间的神经界面，分离髋关节的浅层肌性结构，可以安全地显露髋关节和髂骨。

【适应证】

股骨头缺血性坏死手术、髋关节融合术、成形术和髋关节疾病经前侧的病灶清除术等。

【显露步骤】

患者仰卧位，切口自髂嵴中点起，沿髂嵴向前至髂前上棘，再转往髌骨外缘的方向10~12cm(图18-1)。切开皮肤、皮下组织、深筋膜，于髂嵴外缘切开骨膜，在骨膜下将臀中肌、阔筋膜张肌剥离并外翻，纱块填塞止血。再切开大腿阔筋膜，从肌间隙进入深部，把缝匠肌及股外侧皮神经往内侧拉，把阔筋膜张肌往外侧拉开，即可显露深层的股直肌和臀中肌，为更充分显露关节囊，可将股直肌的直头在髂前下棘处切断，其斜头在髋

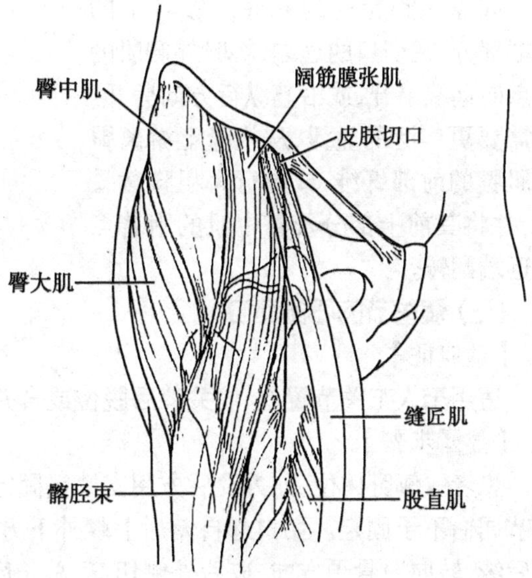

图18-1　显露切口

臼上方处切断，然后将其向下翻，便可将髋关节囊的前、上面均显露。在股直肌翻开时可见到一横行的旋股外侧动脉分支，如不利用，可结扎、切断。将髋关节囊做“T”或“十”字形切开。

(二) 髋关节的外侧切口

【适应证】

股骨颈骨折和转子间骨折的切开复位内固定术。

【显露步骤】

皮肤切口有弧形切口和直切口两种形式：弧形切口起自髂前上棘后外侧 2~3cm 处，向后下呈弧形延伸，经股骨大转子后侧 1/3 下行至股骨外侧(图 18-2)。直切口以股骨大转子的顶端为中心，在髋关节外侧做纵行皮肤切口，长 12~15cm，切口经大转子后侧 1/3 下行至股骨外侧。切开皮肤、皮下组织及阔筋膜，确定臀中肌和阔筋膜张肌的间隙，沿阔筋膜张肌的后缘，由远向近切开阔筋膜并向前方牵开，显露深层肌肉，切口近端为臀中肌，远侧为股外侧肌。臀中肌和阔筋膜张肌间隙有臀上动脉横穿该肌间隙，需予以切断结扎。将臀中肌向后侧牵开，显露出位于股骨颈前上方的关节囊和位于关节囊表面的脂肪垫。

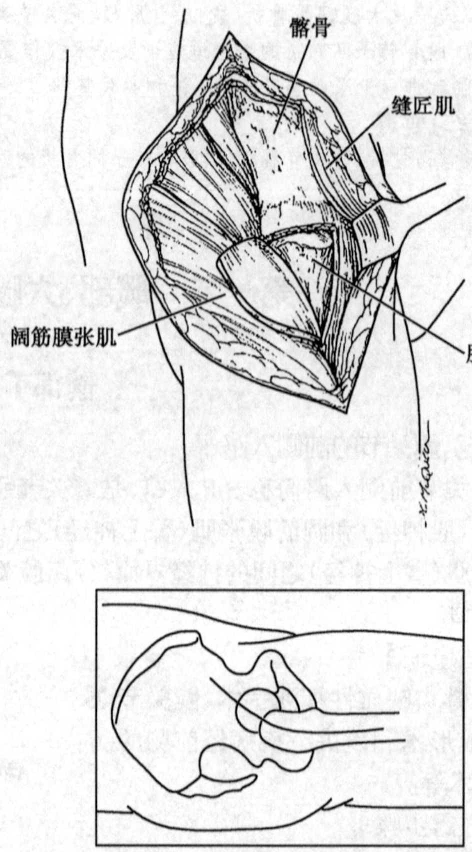

图 18-2 髋关节的外侧皮肤切口

如需显露粗隆的基底及股骨干的近端部分，在切口的远端，将股外侧肌的起点向远端牵开，或沿其纵行方向劈开。如需要更广泛的显露，从粗隆上游离臀中肌腱的前部纤维，或施行大粗隆截骨术，并将其前上部分及臀中肌的附着点向近端翻转。

(三) 髋关节的后侧切口

【适应证】

适用于人工关节置换、髋关节后脱位或合并髋臼后缘骨折切开复位术等。

【显露步骤】

患者取侧卧体位，前方及后方用支撑垫固定骨盆于真正的侧卧体位，患肢髋关节及膝关节屈曲不予固定。切口起自髂后上棘外下方约 5cm 处，沿臀大肌纤维方向至股骨大转子后缘，转向股骨干方向，取后外侧切口，总长度 12~15cm(图 18-3)。切开皮肤、皮下组织及深筋膜，筋膜切口应正好位于大转子区内，钝性分离臀大肌的纤维拉向后侧，再将臀大

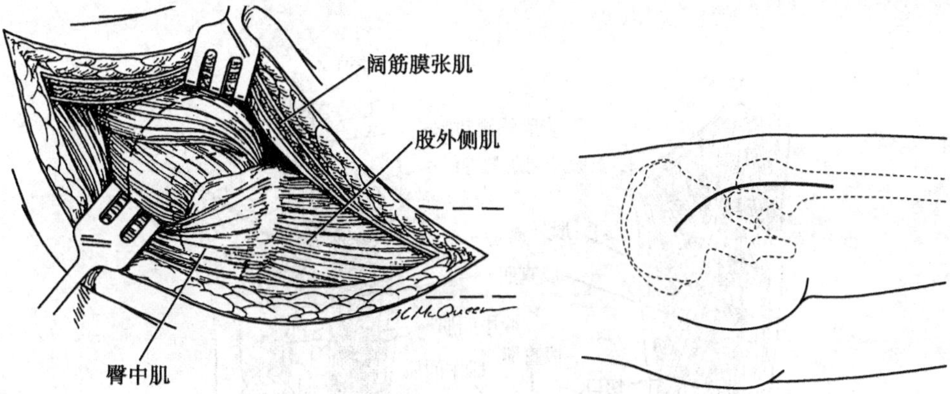

图 18-3　髋关节的后侧皮肤切口

肌在阔筋膜的附着处纵行向下切开 5cm，显露出位于切口近侧的臀中肌和远侧的股外侧肌。向前牵开臀中、小肌，显露外旋肌群及其表面的脂肪组织，将髋关节内旋使外旋肌群紧张，在肌腱大转子后部止点处切断梨状肌、闭孔内肌、上孖肌、下孖肌(图 18-4)，向内侧翻开上述各肌，使其覆盖坐骨神经，起到保护作用，若需要更加充分显露髋关节囊，可将股方肌的上部自其肌止处切断。显露关节囊后方，沿股骨颈纵轴方向纵行切开或“T”形切开关节囊，显露股骨头、股骨颈及髋臼后缘。

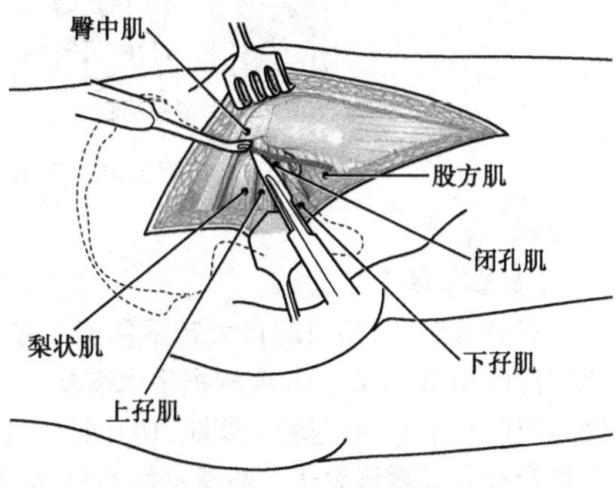

图 18-4　切开外旋肌群

二、大腿部手术入路

(一) 大腿前外侧入路

【适应证】

股四头肌成形术。

【显露步骤】

患者仰卧位，切口在髂前上棘和髌骨外侧缘连线上，皮肤切口的位置和长度取决于手术的要求。按皮肤切口线切开深筋膜，用手指易于触知股直肌与股外侧肌之间的间隙，沿间隙钝性分开股直肌和股外侧肌，须注意在近端小心保护横越手术野的股神经分支和旋股外侧动脉降支，分别向内外牵开股直肌和股外侧肌，显露深层的股中间肌，沿肌纤维方向切开股中间肌，直达股骨(图 18-5)。

(二) 大腿外侧切口和后外侧切口

大腿外侧入路

【适应证】

股骨干骨折、股骨髁上骨折或转子间骨折切开复位内固定术等。

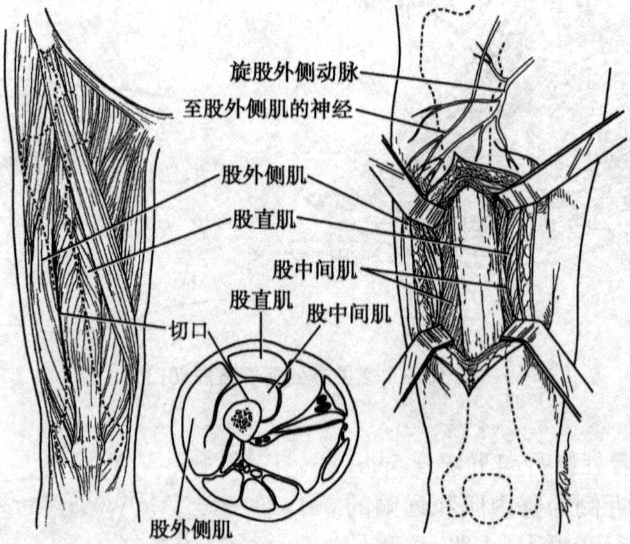

图 18-5 手术切口及股骨显露

【显露步骤】

患者仰卧位，切口起自大转子顶点上方 2~4cm，向下经大转子中点，沿大腿外侧做一纵行皮肤切口，切口的长度根据手术需要而定。沿皮肤切口切开阔筋膜，将阔筋膜及阔筋膜张肌向前牵开，显露股外侧肌，切开股外侧肌表面筋膜，沿其肌纤维方向分开，分别向前后侧牵开以显露股骨干。股深动脉有许多穿支横穿股外侧肌，经此进入时难免损伤这些血管，应注意将其结扎切断或电凝止血，轻柔的钝性分开股外侧肌较直接锐性切开该肌，更容易辨认这些血管穿支，以利止血（图 18-6）。

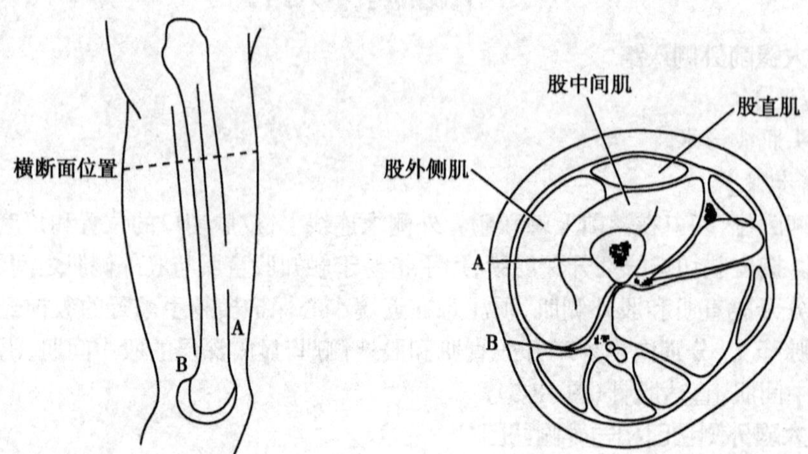

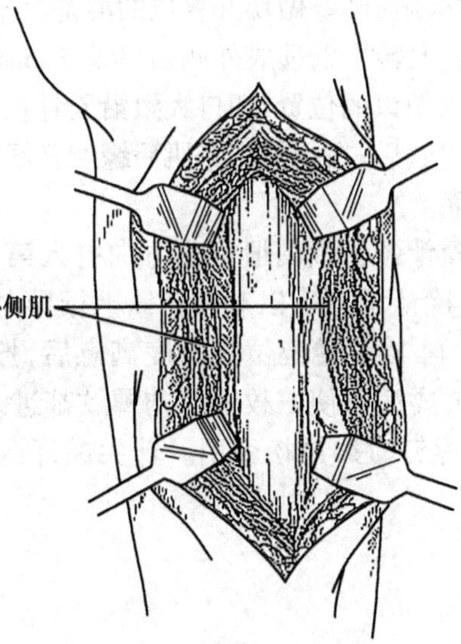

图 18-6　为外侧入路，股外侧肌和股中间肌已按纤维方向切开

第二节　股骨颈骨折的手术

【适应证】

股骨颈骨折者。全身情况稳定，没有慢性疾病的 65 岁以下患者应急诊手术，75~80 岁的患者应行假体置换手术。有较高功能要求且骨质量好的患者应选择内固定。

【禁忌证】

全身情况很差，不能接受手术者。受伤前已经长期卧床或不能独立行走者。患侧局部皮肤条件差，有褥疮、坏死、感染等。风湿性关节炎、髋关节附近的中度骨关节炎、骨密度差、估计寿命有限的患者，由于肿瘤导致病理性骨折者。

【麻醉】

硬外麻或全身麻醉。

【体位】

患者置于骨折手术床，患肢由牵引装置进行牵引和固定，对侧肢体做截石位，方便床边术中透视，患侧上肢悬吊于胸前以免影响术区操作。

一、加压螺钉内固定术

【手术步骤】

1. 闭合复位　麻醉后，患者仰卧于牵引手术床，会阴部由柱状附件抵住(图 18-7)，患肢保持外旋姿势，外展约 20°，适当牵引使患肢稍超过正常的长度，然后患肢同时内收、内旋，内旋度数约 20°，一般将股骨颈前倾角旋转至与地面平行，最后可采取适当叩击股骨大转子促使骨折端

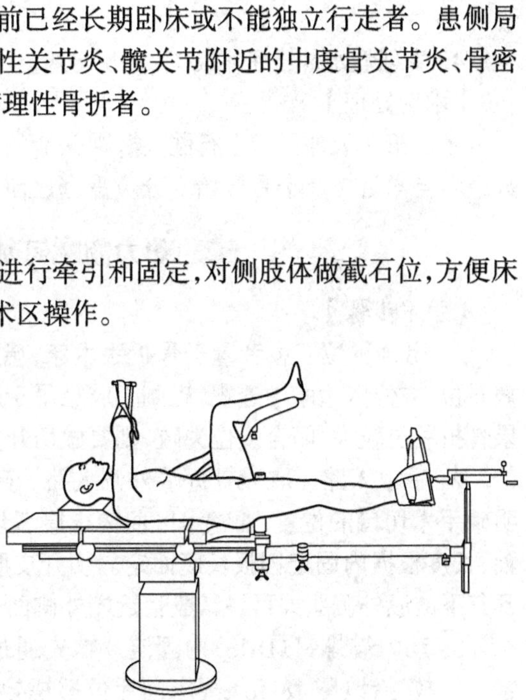

图 18-7　体位

相互嵌插。如果骨折移位较大,闭合复位失败,则要做切开复位的准备。

2. 手术入路 取股骨近端外侧入路,大转子以远股外侧切口长 5~6cm。建议在前后位透视下确定股骨颈中轴线进而明确手术切口的位置,切口大致沿股骨长轴,通常术区肌肉丰厚者切口相应会稍偏向远端。切开皮肤后,在阔筋膜张肌后缘切开阔筋膜,钝性分开其下的股外侧肌即可显露股骨近端外侧面。

3. 加压螺钉内固定 经导向器顺股骨颈长轴向股骨头方向打入第一根导针,C 臂机透视,了解在股骨颈内的位置及角度,确认满意后以双联套筒平行导向器调整好两钉间隔,分别置入其余两根导针(图 18-8),再 X 线透视位置深度满意后,拧入三枚 7.0mm 或 7.3mm 空心松质骨螺钉固定(图 18-9),要注意使三枚螺钉的螺纹都进入股骨头,而非跨越骨折线。如使用骨折牵引床,拧入螺钉时须放松牵引。针尖最好达到关节软骨下 5~10mm。

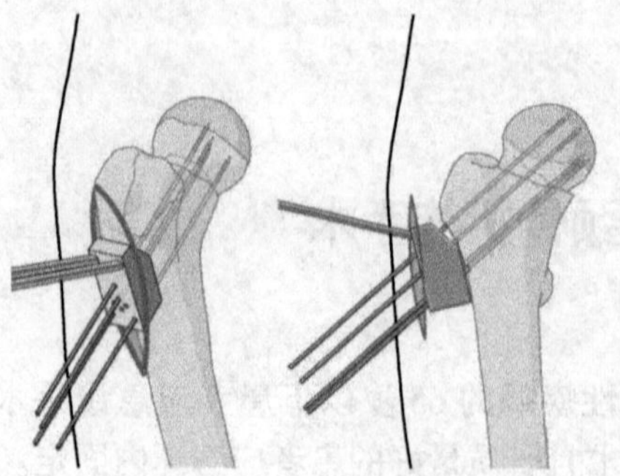

图 18-8 钻入三枚导针

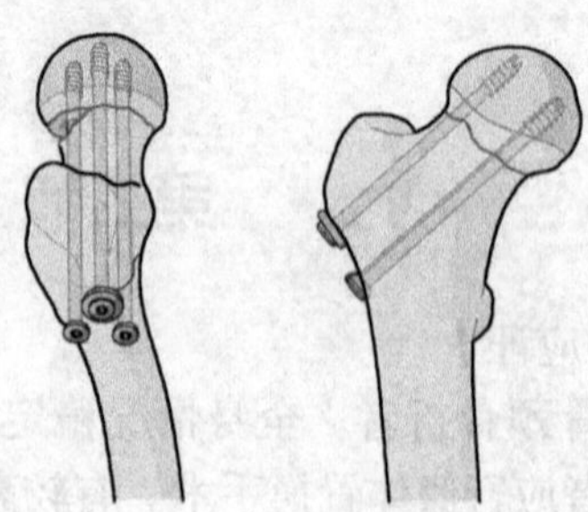

图 18-9 空心加压螺钉内固定

4. 生理盐水冲洗手术切口,逐层缝合。

【术后处理】

术后第 2 天即可床上行髋、膝、踝关节的屈伸活动。定期复查摄片复查,如无异常,多数患者自术后 2~3 个月开始部分负重,愈合时间一般为 4~6 个月。

二、动力髋螺钉加空心钉内固定术

【手术步骤】

1. 闭合复位 患者置于骨折手术床,患肢由牵引装置进行牵引和固定,对侧肢体做截石位,方便床边术中透视,患侧上肢悬吊于胸前以免影响术区操作。复位方法同上。如果骨折移位较大,闭合复位失败,则要做切开复位的准备。

2. 手术入路 取股骨近端外侧入路。建议在前后位透视下确定股骨颈中轴线进而明确手术切口的位置,通常术区肌肉丰厚者切口相应会稍偏向远端。切口大致沿股骨长轴,长度根据内固定钢板长度而定。切开皮肤后,在阔筋膜张肌后缘切开阔筋膜,钝性分开其下的股外侧肌即可显露股骨近端外侧面。

3. 动力髋螺钉(DHS)内固定 首先通过固定角度的 DHS 导向器向股骨头、颈部位置入一枚导针(图 18-10),要求前后位透视导针位于股骨颈正中或稍偏下,尖端尽量靠近股骨头软骨下骨;侧位透视导针位于中央,与股骨颈长轴平行。接着测深后通过导针引导,

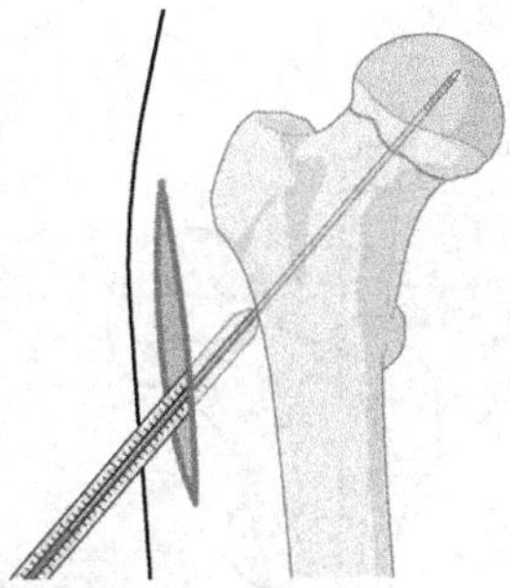

图 18-10　置入一枚位置合适的导针

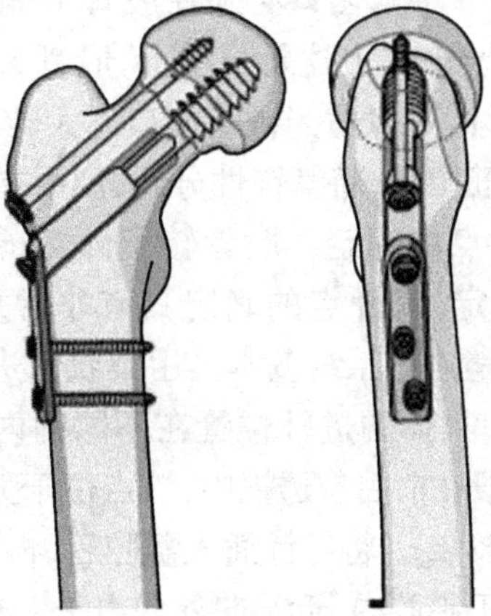

图 18-11　动力髋螺钉 + 空心螺钉内固定

依次开路、攻丝，置入髋螺钉，长度要足够（离关节软骨不能大于 10mm）；然后取合适长度的钢板，套入髋螺钉尾端，钢板本身紧贴于股骨外侧，在髋螺钉和钢板套接处安置加压螺钉。最后使用螺钉将钢板固定到股骨上。观察复位情况，如果还有残留的分离移位，可以使用加压尾钉对骨折进行加压。最后在髋螺钉上端再置入一枚空心钉（图 18-11）。

4. 止血后，用生理盐水冲洗手术切口，逐层缝合。

【术后处理】

术后第 2 天即可床上行髋、膝、踝关节的屈伸活动。定期复查摄片复查，如无异常，多数患者自术后 2~3 个月开始部分负重，愈合时间一般为 4~6 个月。

第三节　股骨转子间骨折手术

【适应证】

股骨转子间骨折。

【禁忌证】

全身情况很差，不能接受手术者；受伤前已经长期卧床或不能独立行走者；患侧局部皮肤条件差，有褥疮、坏死、感染等。

【麻醉】

硬外麻或全身麻醉。

【体位】

见第二节股骨颈骨折（见图 18-11）。

一、股骨转子间骨折髓内钉内固定术

【手术步骤】

1. 闭合复位　通常使用手术床的牵引装置牵引，在轻度内旋髋关节就可以获得满意效果。如果骨折移位较大，闭合复位失败，则要做切开复位的准备。

2. 入路　手术切口必须在股骨干侧面观的弧形延长线上，这比通常以为的切口要稍微偏后一些。在上述延长线上，股骨大转子顶点以近大约5cm处（根据髓内钉及其连接工具的设计，可以适当调整切口离大转子顶点的位置）开始向近端做5~8cm长的切口。切开臀大肌筋膜后，将其钝性分开，用手指探及大转子顶点。

3. 入针点的确定　股骨转子部骨折进行髓内固定系统的固定，入针点的确定具有非常重要的意义。目前使用的髓内钉系统基本已由梨状窝进针改为大转子顶点进针，具体的进针位置在不同的内固定设计有所不同。一般在前后位透视中，该点位于大转子顶点稍偏外侧（图18-12）。将导针插入髓腔后，再次透视确认，导针尖端位于髓腔内，近端向外偏出于大转子顶端。

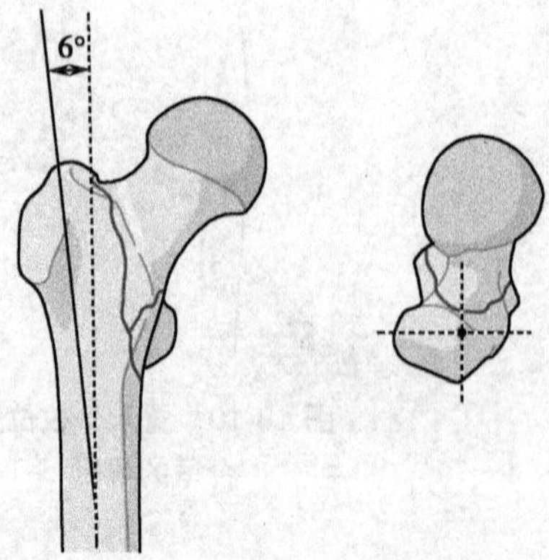

图18-12　导针进针点的确定

4. 扩髓进钉　用电动钻头在导针的引导下，高速、缓慢地打开大转子顶端，注意不要令大转子骨折块出现明显分离。将连接好把手的髓内钉插入髓腔内，注意不能大力敲击，如果进入困难应该再次扩髓至骨干部位，透视下确认位置合适。

5. 固定　将头颈钉和远端的交锁钉分别进行固定。止血后，用生理盐水冲洗手术切口，逐层缝合。

【术后处理】

术后6周内只能部分负重，6周时如果X线照片显示有明显的骨折愈合进展，可以逐步增加负重。

二、股骨转子间骨折钢板螺钉内固定术

【手术步骤】

1. 闭合复位　复位方法同髓外固定系统。

2. 手术入路　取股骨近端外侧入路，在前后位透视下确定股骨颈中轴线进而明确手术切口的位置，通常术区肌肉丰厚者切口相应会稍偏向远端。切口大致沿股骨长轴，长度根据内固定钢板长度而定。切开皮肤后，在阔筋膜张肌后缘切开阔筋膜，钝性分开其下的股外侧肌即可显露股骨近端外侧面。

3. 动力髋螺钉（DHS）内固定（与股骨颈骨折相同）。

【术后处理】

根据患者具体情况设计积极的术后锻炼计划。

第四节　股骨干骨折的手术

一、股骨干骨折髓内钉内固定术

【适应证】

股骨干骨折。

【禁忌证】

活动的局部或全身性感染。对骨骺未闭的青少年患者。髓腔过窄或原有畸形、骨病致髓腔大部分闭塞导致无法闭合穿髓内钉。受伤前已经长期卧床或不能独立行走者。患侧局部皮肤条件差,有褥疮、坏死、感染等。

【麻醉】

硬外麻或全身麻醉。

【体位】

体位的摆放方面要适当内收患侧髋关节,同时上身要向健侧倾斜,以方便患侧大粗隆顶端的暴露和手术操作(图 18-13)。

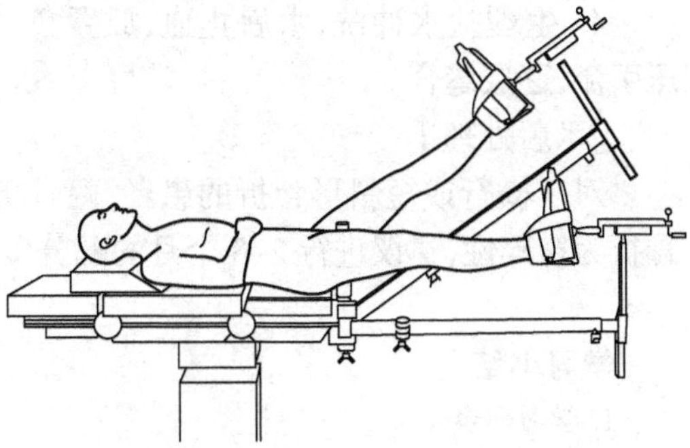

图 18-13　股骨干骨折髓内钉内固定术体位

【手术步骤】

1. 闭合复位　通常使用手术床的牵引装置牵引,根据骨折的不同平面,可方便地纠正肢体的内收、外展等畸形。有时医生的手法操作或利用支架可能对成角骨折的复位有帮助。术中如果骨折移位较大,闭合复位失败,则要做切开复位的准备。

2. 手术切口　在股骨大转子顶点近端做 3~5cm 纵向切口,切开皮肤、皮下组织,钝性分离臀中肌,显露大转子及犁状窝。

3. 入针点的确定　根据不同的髓内钉设计选择大转子顶点或犁状窝为合适的进针点,用 C 臂机透视确保进针点在正、侧两个平面上均在股骨髓腔中央。

4. 扩髓进针　沿导针方向,空心钻打开近端股骨。透视下将可屈曲的带球形头的导丝放入骨髓腔。扩髓钻扩髓,直径每次增加 0.5mm,直至扩髓钻通过股骨峡部直到阻力消失。扩大后髓腔的内径应比选择的髓内钉的直径大 1~1.5mm。将选择好的髓内钉与打入器牢固固定,平稳置入髓内钉达到预置位置,钉的近端与大粗隆平齐或刚刚在其下方。按照不同的设计,将近端和远端的交锁钉分别进行固定。

二、股骨干骨折钢板螺钉内固定术

【麻醉】

硬外麻或全身麻醉。

【体位】

患者仰卧位。

【手术步骤】

1. 手术切口　大腿外侧入路,以骨折部为中心做直切口,按固定钢板长度确定切口的长度。切开皮肤、皮下组织及阔筋膜,将股外侧肌向前掀起,大约每隔 3cm 便有垂直于股骨干的血管穿支,将其切断后结扎肌肉端。显露骨折端及所需长度的骨质,尽量减少骨膜剥离范围。

2. 骨折端局部处理　清除骨折端内被锐利骨折缘刺伤的软组织碎块及嵌压骨折端的血块、软组织,复位骨折端,克氏针或持骨器等临时固定。

3. 钢板螺丝钉内固定　钢板置放于骨折部位外侧面,钢板中段对准骨折线(图

18-14)。根据骨折的个性，选择加压、中和、桥接等方式钢板固定。钻孔，测深，在骨折远近段分别拧入合适长度的固定螺钉，旋至松紧合适。

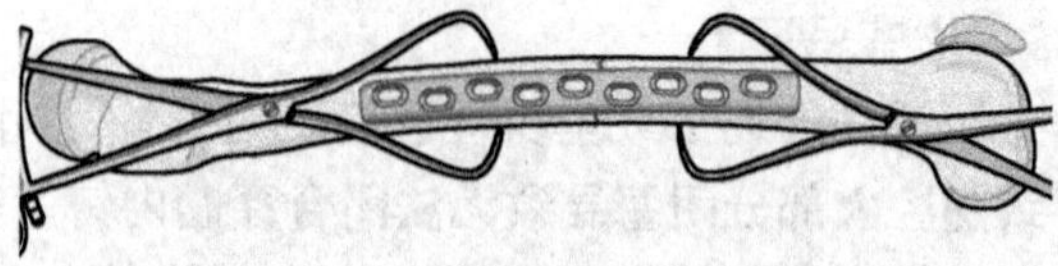

图 18-14 放置钢板于合适的位置

4. 生理盐水冲洗，术后止血，放置负压引流，逐层缝合。

【术后处理】

对于横行或短斜形骨折的患者，两骨折块间能达到稳定，术后几天即可开始行走，当骨折为粉碎性，建议进行 2~3 个月的部分负重以使骨痂形成。

学习小结

1. 学习内容

- 髋关节及大腿部的手术
  - 髋部及大腿部的手术入路
    - 髋部手术入路
    - 大腿部手术入路
  - 股骨颈骨折的手术
    - 加压螺钉内固定术
    - 动力髋螺钉 + 空心钉内固定术
  - 股骨转子间骨折的手术
    - 髓内系统
    - 髓外系统
  - 股骨干骨折的手术
    - 髓内钉内固定术
    - 钢板螺钉内固定术

2. 学习方法　学习髋关节及大腿部的手术先掌握相关骨骼肌肉血管神经解剖。对髋部及大腿部的骨折、脱位，重点在于掌握其适应证、禁忌证、手术步骤及术后处理，学习中要重视不同手术入路间的异同点。要注意不同固定方式的异同点。要注意各个不同部位和类型骨折、脱位的固定时间和练功锻炼，减少后遗症，促进骨折后肢体的早日康复。

（黄　枫）

复习思考题

1. 髋关节及大腿部手术常用手术入路有哪些步骤？
2. 股骨颈骨折及转子间骨折的手术适应证、禁忌证及手术时机分别是什么？
3. 股骨干骨折髓内钉内固定及钢板螺钉内固定手术步骤及术后处理注意事项有哪些？

第十九章　膝关节及小腿部的手术

学习目的

膝关节及小腿部是骨折脱位的好发部位，本章通过对股骨下端骨折、髌骨骨折、胫骨上端骨折、胫腓骨干骨折、膝关节韧带损伤的手术适应证及操作要点等内容的学习，熟练掌握该部伤病手术的步骤，为临床进一步深入学习奠定理论和实践基础。

学习要点

膝、小腿部手术入路，股骨下端骨折、髌骨骨折、胫骨上端骨折、胫腓骨干骨折、膝关节韧带损伤的手术适应证及操作要点。

第一节　膝、小腿部的手术入路

一、膝关节与腘窝部手术入路

(一) 膝前内侧入路

【适应证】

膝关节病灶清除术、膝关节置换术。

【体位】

平卧体位，膝关节屈曲 30°。

【显露步骤】

切口从髌骨内侧绕过，称为膝前内侧纵切口；如从髌骨外侧绕过，称为膝前外侧纵切口。膝前内侧纵切口自髌骨上 6cm 处开始，沿股四头肌腱内侧缘向下，绕过髌骨内缘向下，长 12~14cm。切开皮肤、皮下组织后，向旁侧牵开切口内侧的隐神经的髌下支，纵行切开深筋膜，于股直肌腱与股内侧肌连接处的腱性部切开，向下沿髌骨内缘，切开内侧支持带及关节囊，将髌骨拉向外侧，屈膝即可充分暴露关节腔(图 19-1)。如要显露关节囊的后部，则需把交叉韧带切除。

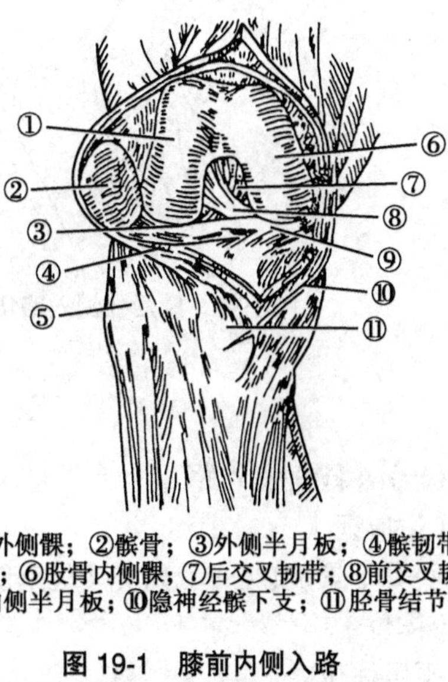

①股骨外侧髁；②髌骨；③外侧半月板；④髌韧带；⑤腓骨头；⑥股骨内侧髁；⑦后交叉韧带；⑧前交叉韧带；⑨内侧半月板；⑩隐神经髌下支；⑪胫骨结节

图 19-1　膝前内侧入路

(二) 膝后外侧入路

【适应证】

股骨髁上骨折、髁间骨折、胫骨髁骨折。

【体位】

平卧体位，膝关节屈曲 30°。

【显露步骤】

切口沿股二头肌腱至腓骨头前缘，长 6~8cm（图 19-2）。切开皮肤、皮下组织后，沿股二头肌前缘切开深筋膜，把膝稍屈曲，将股二头肌向后侧牵开，注意保护其内侧的腓总神经，一并向后牵开，向深层分离，暴露后外侧关节囊，纵行切开，便可显露关节腔后外侧。

（三）膝后侧入路

【适应证】

腘窝部肿物切除、腘窝血管神经损伤、后叉韧带损伤。

【体位】

俯卧体位。

【显露步骤】

切口为“S”形。如行“S”形切口，自腘窝上外缘开始，下行至关节处的皮肤横纹时弯向内，再沿腘窝下内缘向下达小腿上部，拐弯处应保持钝角。直切口即膝后正中切口（图 19-3）。切开皮肤后，于浅筋膜内找到小隐静脉、腓肠内侧皮神经，并向旁侧牵开，沿中线切开深筋膜，即可显露腘窝。分开脂肪组织，于腘窝中线处找出胫神经，在股二头肌腱内侧缘找到腓总神经。腘窝部的血管在胫神经的内侧深部，将腘窝的血管及神经牵向内侧，便可显露膝关节囊后壁，切开关节囊，即暴露关节腔。腘动脉的分支可结扎切断，但神经的肌支应予以保护。

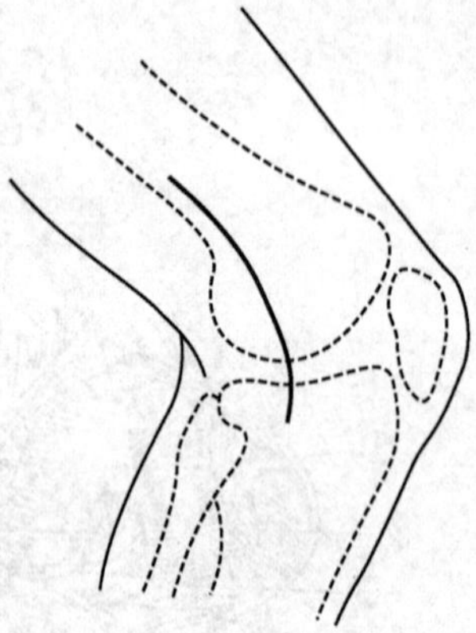

图 19-2　膝后外侧入路切口

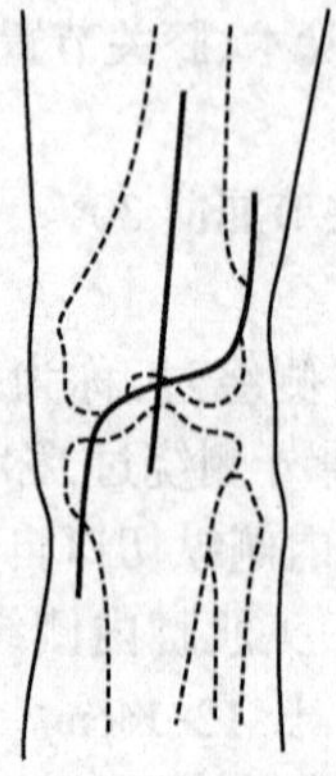

图 19-3　膝后侧入路切口

二、小腿部手术入路

（一）小腿前侧入路

【适应证】

胫骨干骨折、胫骨骨髓炎病灶清除术。

【体位】

平卧体位。

【显露步骤】

切口沿胫骨前缘纵行切开，或成弧形切开（图 19-4）。如做弧形切口，其凸面应朝向外侧，因外侧肌肉多，血液循环丰富，有利于切口愈合。切开皮肤、皮下组织后，于胫骨嵴外侧切开深筋膜。将外侧的肌肉拉向外，连同血管神经亦同时牵开，便可显露胫骨的外侧面。按需要切开骨膜，即可暴露骨质。因胫骨局部血液循环较差，故手术时不可过多地剥离骨膜。

（二）小腿外侧入路

【适应证】

腓骨干骨折、腓骨取骨。

【体位】

平卧体位。

【显露步骤】

切口自腓骨外侧纵行切开皮肤、皮下组织（图 19-5），沿腓骨长肌后缘切开深筋膜。因腓骨的上、中、下段的解剖关系不同，操作有异。如切口靠上，可在股二头肌腱后缘寻找腓总神经，剥开附着于腓骨的腓骨长肌，这样便可将腓总神经往前方牵开，离开腓骨小头。如切口近中部，将腓骨长、短肌自腓骨向后剥离，并牵开，但注意勿损伤腓浅神经。如取带血管的腓骨移植者，从上端开始，在腓动脉的起点连同腓骨及骨膜和部分软组织，按需要长度取下。如取单纯的腓骨骨质移植，可在腓骨的中下段外侧切取，因此段紧贴皮下，易于暴露。但应保留腓骨的下 1/4，维护踝关节的完整性和稳定性。

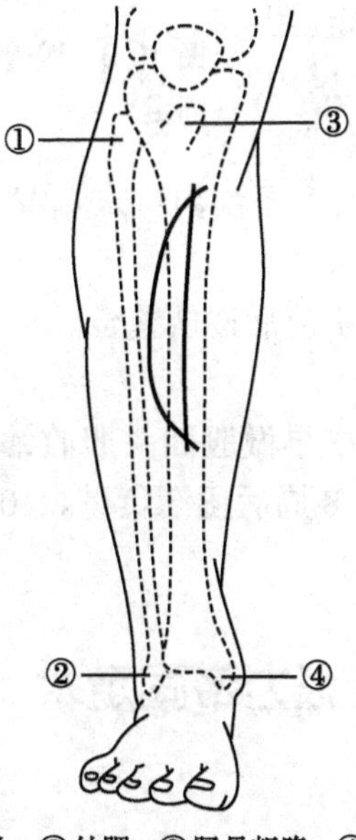

①腓骨头；②外踝；③胫骨粗隆；④内踝

图 19-4　小腿前侧入路皮肤切口

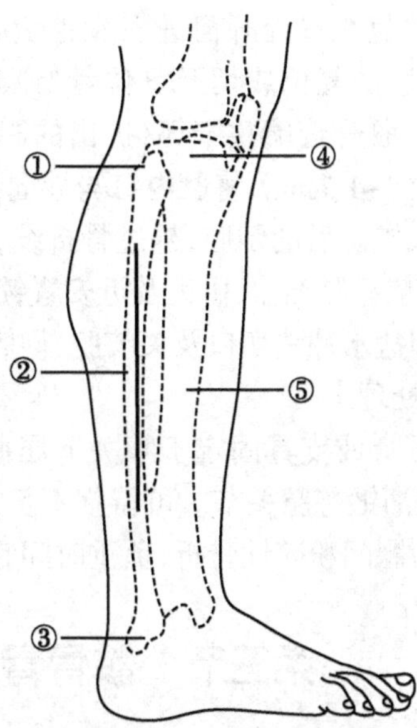

①腓骨头；②腓骨干；③外踝；
④胫骨外髁；⑤胫骨干

图 19-5　小腿外侧入路皮肤切口

第二节　股骨下端骨折内固定术

【适应证】

股骨髁上骨折、股骨髁骨折、股骨髁间骨折，合并侧副韧带损伤者，股骨下端骨折合并血管、神经损伤者。

【麻醉】

硬外麻或全身麻醉。

【体位】

平卧体位，膝关节屈曲15°

【手术步骤】

1. 股骨髁上骨折钢板内固定术　牵引小腿，以骨膜剥离器撬动骨折端，使之复位，将骨撬放入骨折端两侧，以维持复位后的位置。把选定的重建钢板对照股骨侧面的弧度，用折弯器把钢板的弯曲度调节至伏贴后，通过钢板孔钻好骨孔后，分别在骨折端拧入合适长度螺钉。股骨髁骨折、股骨髁间骨折可用锁定钢板内固定（图19-6）。

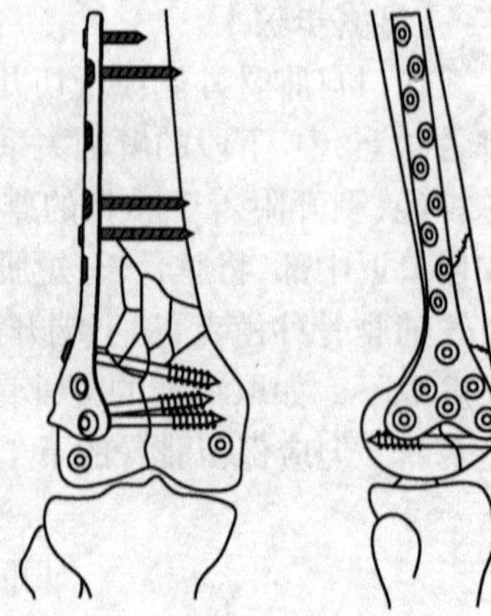

图19-6　股骨髁间骨折钢板内固定

2. 逆行髓内钉固定术　在髌腱正中做5cm直切口，从髌骨下极延伸到胫骨结节上1cm，经皮插入时，显露髁间窝，在髁间窝的前方即后交叉韧带起点的前方或股骨髁后侧皮质前5cm处开窗进入股骨髓腔，用髓腔锉锉至骨折线处，手法复位或切开复位骨折端，持骨器固定，用髓腔锉锉至股骨近端狭窄部（扩出的髓腔至少要比髓内钉直径大上1~1.5mm），将髓内钉与导向器相连，自远端将髓内钉插入扩髓后的髓腔，越过骨折线，进入股骨干，直至髓内钉末端沉入髁间窝软骨面下2~5mm，依靠瞄准器，由远及近安置锁定。

用生理盐水冲洗切口及关节腔，彻底止血，放置引流后逐层缝合。

【术后处理】

患肢石膏或支具固定于膝关节屈曲20°位置，尽早做股四头肌收缩及足部的活动。4~6周后逐渐锻炼膝关节。可持拐不负重离床活动，8周后逐渐负重。10周左右，可弃拐活动。如为髁间粉碎性骨折，负重时间宜晚。

第三节　髌骨骨折克氏针张力带固定术

【适应证】

髌骨中部横断骨折或斜面骨折分离移位、陈旧性骨折、粉碎性骨折。

【麻醉】

硬外麻或全身麻醉。

【体位】

平卧体位，膝关节屈曲 15°。

【手术步骤】

1. 切口与暴露　采用髌骨前纵切口（正中、内、外侧弧形），或下方横弧形切口。膝前横弧形切口要远离骨折部位，防止术后粘连，切口内侧亦需小心保护隐神经髌下支。切开皮肤皮下组织及深筋膜，在深筋膜行锐性剥离，显露包括骨折端在内的髌骨及两侧支持带，股四头肌及髌韧带附着部。

2. 骨折端处理　冲洗关节腔，清除血块及游离的小碎骨片，并吸净。试行复位，临时固定。对陈旧性骨折，需用刮匙刮除骨折面表层，使之形成新的粗糙面。

3. 克氏针张力带固定　对横断骨折者，髌骨复位后，并用布巾钳在髌骨两侧加以固定。在髌骨的中、内 1/3 交界和中、外 1/3 交界处，从髌骨的上缘向下缘纵向平行钻入两枚克氏针，在下缘突出 0.3~0.5cm，把在上缘突出的针尾部紧贴骨缘弯曲，多余部分剪除；缝合断裂的股四头肌腱；然后用不锈钢丝绕过髌骨上下缘突出的克氏针后侧，跨过髌骨前面，捆扎固定。对粉碎骨折，但骨折块不多且较大时，应先予以克氏针或螺丝钉固定，使粉碎骨折变成横断骨折，再行张力带固定。若髌骨上下极骨折块较大，而中央粉碎者可去除中央部分休整为两大骨折块，再行张力带固定。对于移位不明显的粉碎骨折，可先于髌周行钢丝捆扎后，再行张力带固定（图 19-7）。生理盐水洗净切口，止血、放置引流后逐层缝合。

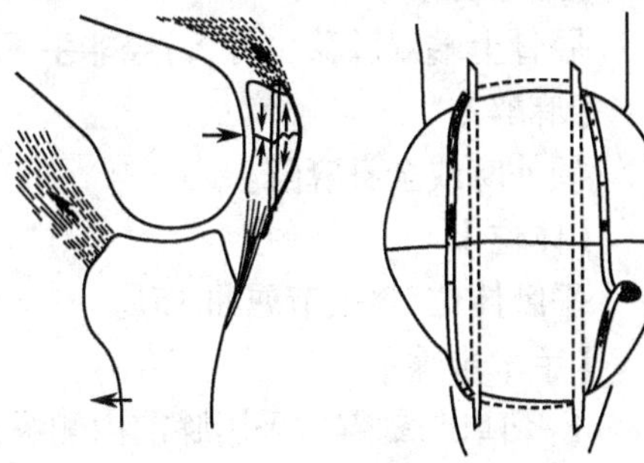

图 19-7　克氏针张力带固定

【术后处理】

术后即行肌肉收缩锻炼，1~2 天拔除引流，横断性骨折 2~3 周即可拄拐下床锻炼，3~4 周即可负重行走，若为粉碎性骨折，则应适当延长时间。

第四节　胫骨上端骨折的手术

一、单髁骨折内固定术

【适应证】

胫骨内或外髁骨折，骨折块移位或合并塌陷畸形。

【麻醉】

硬外麻或全身麻醉。

【体位】

平卧体位，膝关节屈曲 15°。

【手术步骤】

1. 切口与暴露　因外髁髌骨折较多见，以外髁骨折手术为例叙述。自患膝外侧关节间隙上方 2~3cm 起，沿外侧的侧副韧带前方向下，稍向内弯曲至髌韧带外缘，达胫骨结节下 2cm 左右，切开皮肤、皮下组织、深筋膜，在膝外侧副韧带前缘切开关节囊，进入关节腔，牵开关节囊，用生理盐水冲洗，清除积血和组织碎屑，显露关节腔及骨折部。

2. 复位内固定　将关节面塌陷的部分抬起，使关节软骨面恢复原正常位置。小的碎骨片，可把它填塞在带软骨的骨块下，以支持较大的骨块能维持关节面平整。根据骨折情况决定是使用螺丝钉还是接骨板内固定。

冲洗切口及关节腔，彻底止血，放置引流后，缝合关节囊及各层组织。

【术后处理】

术后患肢石膏托于屈膝 10° 位，待麻醉恢复后，可在外固定下做患肢肌肉收缩运动。8~12 周拆除石膏，做膝关屈伸活动，4 个月后逐步负重锻炼。

二、胫骨双髁骨折内固定术

【适应证】

胫骨上端双髁移位骨折，经非手术复位、外固定失败者。

【麻醉】

硬外麻或全身麻醉。

【体位】

平卧体位，膝关节屈曲 15°。

【手术步骤】

1. 切口与暴露　采用膝前内侧纵向切口。从膝关节间隙上 2~3cm 开始，向下至在胫骨平台下可放入钢板的长度为准，切开皮肤、皮下、深筋膜，注意保护隐神经的髌下支。在切口的上段切开股直肌与股内侧肌的连接部，并在其下部切开关节囊。显露关节腔及骨折部位。冲洗并清除关节腔内及骨折部的积血、组织碎屑，检查半月板是否损伤，已损伤者，先予以切除或修补。

2. 复位内固定　由助手握住小腿向下牵引，术者用双手在胫骨上端内、外髁处用横向挤压手法，使骨折复位，让关节恢复正常位置。分别在胫骨的内、外侧面放置已塑形的钢板，横向钻好骨孔道，分别拧入长短适合的螺丝钉固定之(图 19-8)。

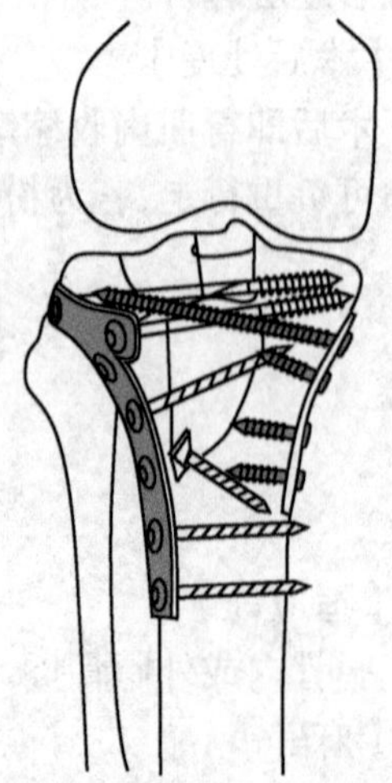

图 19-8　胫骨髁骨折双钢板固定

生理盐水冲洗切口，清除骨屑，彻底止血，放置引流后，缝合关节囊及各层组织。

【术后处理】

同单髁骨折术后，下地负重时间更要推迟，必须经 X 线照片证实骨折已坚固愈合才能下地负重行走。

第五节　胫腓骨干骨折的手术

一、胫腓骨干骨折钢板螺钉内固定术

【适应证】

成人胫、腓骨干骨折经非手术疗法失败、骨折不愈合及畸形愈合影响功能者。

【麻醉】

硬外麻或全身麻醉。

【体位】

平卧体位，膝关节屈曲 15°。

【手术步骤】

1. 切口与暴露　若胫骨一处骨折，则以骨折端为中心在小腿前侧、胫骨前嵴的外缘做一比钢板长 2~3cm 的弧形切口，其凸面向外。切开皮肤、皮下组织、深筋膜，将皮瓣翻向内侧，在胫骨前嵴稍外后处切开骨膜，并把胫骨外侧面的骨膜剥开，暴露远、近骨折端。

2. 局部处理　用生理盐水冲洗骨折端，清除积血及碎骨片等。然后由助手施以整复手法，术者用骨膜剥离器撬动骨折端，使骨折端复位，观察并认定复位后的立体位置，且估计做固定可能遇到的各种情况。

3. 钢板螺钉固定　把切口的软组织牵拉开，予以准确复位，推开已剥离的骨膜，在胫骨的前外侧面，放置一适合的钢板，用骨钻按需要钻好骨孔后，拧入相适应的螺丝钉固定（图 19-9）。

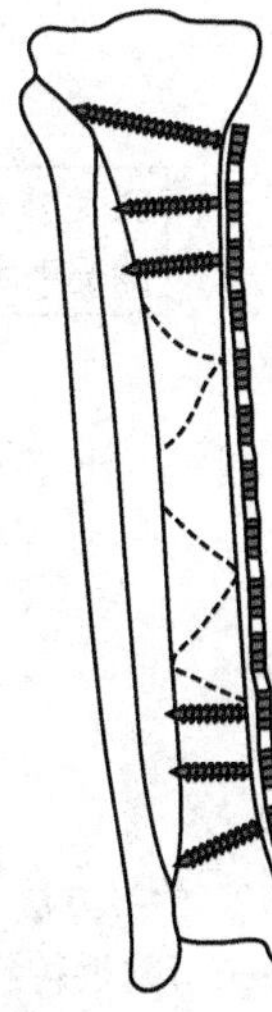

图 19-9　胫骨骨折钢板内固定

当固定牢固后，术中透视位置可靠后，用生理盐水，冲洗切口，彻底止血，放置引流，按层缝合各切口。

【术后处理】

术后即开展患肢肌肉舒缩功能锻炼，术后 4~6 周可扶拐部分负重。

二、胫腓骨干骨折髓内钉内固定术

【适应证】

同钢板螺钉内固定。

【麻醉】

硬外麻或全身麻醉。

【体位】

平卧体位，膝关节屈曲 15°。

【手术步骤】

沿髌韧带内侧切口长 5~8cm，显露胫骨结节以上区域，髌韧带拉向外侧，在近髌腱附着点上方以专用开口器钻开髓腔，注意开口器长轴应与胫骨长轴一致，牵引下手法复位骨折，维持骨折长度，对位及轴线，用扩髓钻从小号开始扩髓至比所选用髓内钉直径大约

1mm，将髓内针插入，如选择非扩髓方法，可直接将髓内钉插入，C臂透视下骨折复位满意，经瞄准器引导小切口安装远近锁钉。

【术后处理】

一般不用外固定，及早功能锻炼，患肢不负重扶拐行走。

学习小结

1. 学习内容

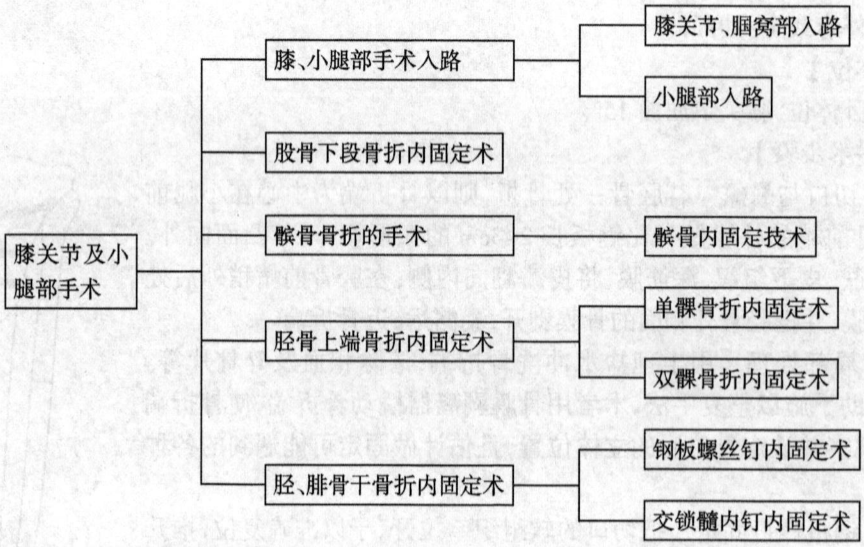

2. 学习方法　对本章的学习，首先要熟悉膝关节及小腿部位的解剖，课前复习人体解剖学，重点复习膝关节附近神经血管肌肉走向；对股骨下段骨折、髌骨骨折、胫骨上端骨折、胫腓骨干骨折内固定手术作为重点内容学习。

（曹玉净）

复习思考题

1. 关于股骨下段骨折的手术治疗近年有何新进展？
2. 对胫骨髁粉碎性骨折的手术治疗是否应修复半月板与韧带？
3. 比较胫腓骨骨折的两种内固定方式的优缺点。

第二十章　踝关节及足部的手术

学习目的

踝关节及足部是骨伤科骨折脱位的好发部位，治疗要求解剖与功能并重，其中手术切开复位内固定是治疗踝部骨折及足部的重要治疗方法。本章通过对踝足部的手术入路，内踝骨折内固定术，外踝骨折内固定术，后踝骨折或三踝骨折内固定术，跟腱断裂缝合术学习；要掌握熟悉其手术的基本方法。

学习要点

踝足部的手术入路，内踝骨折内固定术，外踝骨折内固定术，后踝骨折或三踝骨折内固定术，跟腱断裂缝合术。

第一节　踝足部的手术入路

一、踝部手术入路

(一) 踝关节前侧手术入路

【适应证】

踝关节融合术、人工踝关节置换术、胫骨下关节面前缘骨折切开复位固定术、踝关节病灶清除术及探查术。

【体位】

平卧体位。

【显露步骤】

切口在踝关节前侧正中，自踝关节线上 5cm 处，沿胫骨嵴稍内侧纵行向下，直达距舟关节处，做纵行切开。此切口可按手术设计需要向上或向下延长。切开皮肤、皮下组织，找到腓浅神经皮支，向侧旁牵开。如果足背静脉弓分支妨碍手术进行，可将其结扎、切断。顺胫骨嵴切开深筋膜、小腿横韧带及小腿十字韧带。于胫前肌与趾长伸肌之间做适当分离，将踇长伸肌腱、胫前动脉、腓深神经、胫前肌连同内侧的筋膜、韧带、皮瓣牵向内侧；将趾长伸肌腱连同外侧的筋膜、韧带、皮瓣牵向外侧，显露出胫骨下端与踝关节囊。沿皮肤切口方向切开骨膜和关节囊，行骨膜下剥离，即可显露出胫骨下端、踝关节腔和距骨(图 20-1)。

(二) 踝关节后内侧手术入路

【适应证】

后踝骨折切开复位固定术、距骨颈骨折切开复位固定术、跟腱延长术、胫骨下关节面后缘病变清除术及探查术。

【体位】

平卧体位。

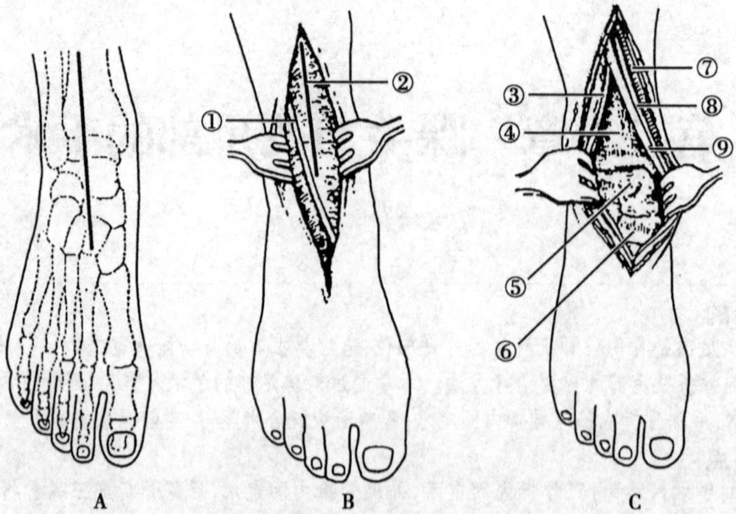

A. 皮肤切口；B. 深筋膜切口(①腓浅神经；②深筋膜切口)；C. 内部显露
(③趾长伸肌；④胫骨；⑤距骨；⑥舟骨；⑦胫前动脉；⑧腓深神经；⑨踇长伸肌)

图 20-1 踝关节前侧切口入路

【显露步骤】

切口在踝部内后侧，以踝关节平面为中心，沿跟腱内缘纵行切开长 10~12cm 的弧形切口，切开浅、深筋膜，注意勿伤及踝后方的肌腱、神经、血管。如做跟腱手术，可切开跟腱外鞘，显露跟腱。如需进入踝关节内，则将跟腱牵向后侧，将踇长屈肌腱、趾长屈肌腱等牵向前侧，然后切开后关节囊，则胫骨远端后缘，距骨和跟骨即可显露(图 20-2)。如踝关节显露不充分，则可切开跟腱外膜，并做跟腱矢状或冠状“Z”形切断，并把断端向上、下翻转

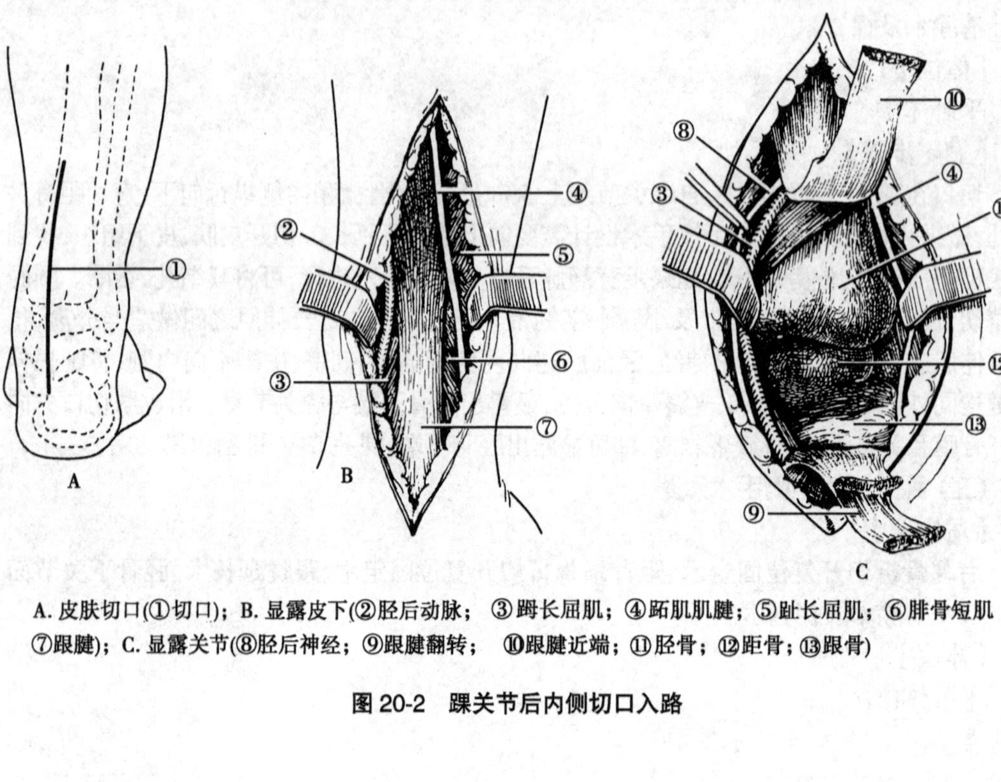

A. 皮肤切口(①切口)；B. 显露皮下(②胫后动脉； ③踇长屈肌；④跖肌肌腱；⑤趾长屈肌；⑥腓骨短肌
⑦跟腱)；C. 显露关节(⑧胫后神经；⑨跟腱翻转； ⑩跟腱近端；⑪胫骨；⑫距骨；⑬跟骨)

图 20-2 踝关节后内侧切口入路

牵开，便可充分显露出胫骨远端后缘、距骨和跟骨的后部。

（三）踝关节内侧手术入路

【适应证】

内踝骨折、踝关节内侧剥脱性骨软骨游离体摘除术、严重的距骨骨折脱位切开复位固定术。

【体位】

平卧体位。

【显露步骤】

切口在踝部内侧，以内踝末端为中心在踝关节内侧向上、下各做3~4cm的纵弧形切口（图20-3），在皮下组织中可见大隐静脉，游离后牵向伤口一侧牵开，必要时可以结扎，将皮瓣适当游离后向两侧牵开，显露出内踝和踝关节的前方关节囊。按切口方向切开内踝筋膜、骨膜，并在前方关节囊做纵行切口；做骨膜下和筋膜下剥离，显露出内踝和下方的三角韧带。再于内踝前方的关节囊切口内显露出踝关节腔的前方内侧和距骨。如需进一步显露踝关节内侧，则在内踝平踝关节面处横行截断内踝。

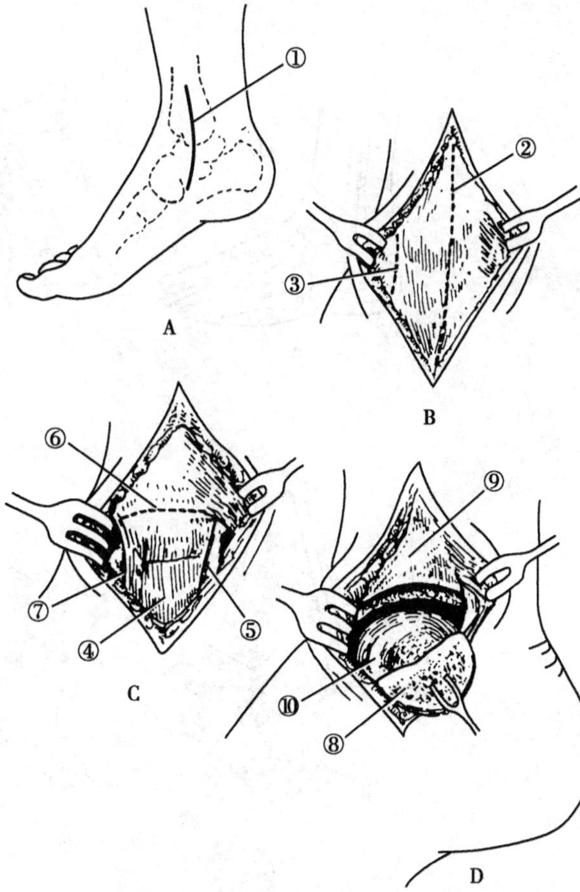

A. 皮肤切口（①皮肤切口）；B. 深筋膜切口（②深筋膜与骨膜切口；③内踝前方关节囊切口）；C. 内踝截骨（④三角韧带；⑤胫后肌腱；⑥内踝截骨线；⑦距骨）；D. 显露踝关节（⑧截骨后远端截骨面；⑨胫骨远端；⑩距骨）

图20-3　踝关节内侧切口

（四）踝关节外侧直切口手术入路

【适应证】

腓骨远端骨折脱位切开复位固定术、踝关节融合术、腓骨远端病变探查清除术、胫骨远端后外侧病变探查清除术。

【体位】

平卧体位。

【显露步骤】

切口在踝部外侧，从外踝尖下方3cm处开始，沿腓骨干中线向近侧端切开，长约10cm。游离皮缘后向两侧牵开。沿皮肤切口切开深筋膜，显露腓骨，行骨膜下剥离显露腓骨下1/3段（图20-4）。至此，可行腓骨远端病变或骨折脱位切开复位固定术。如需显露踝关节，则需截断腓骨。于腓骨远端1/4处，向内、向下方截断腓骨，使腓骨近端形成斜面。切断前外踝韧带及前距腓韧带，外旋腓骨远段。即可显露后外踝韧带及后距腓韧带并切断。切断周围软组织包括位于远端之跟腓韧带，即可完全切除腓骨远段。或将腓骨翻向下方，突出于伤口外，在手术结束时，将其复位，作为植骨片，架于踝关节上作为融合用。

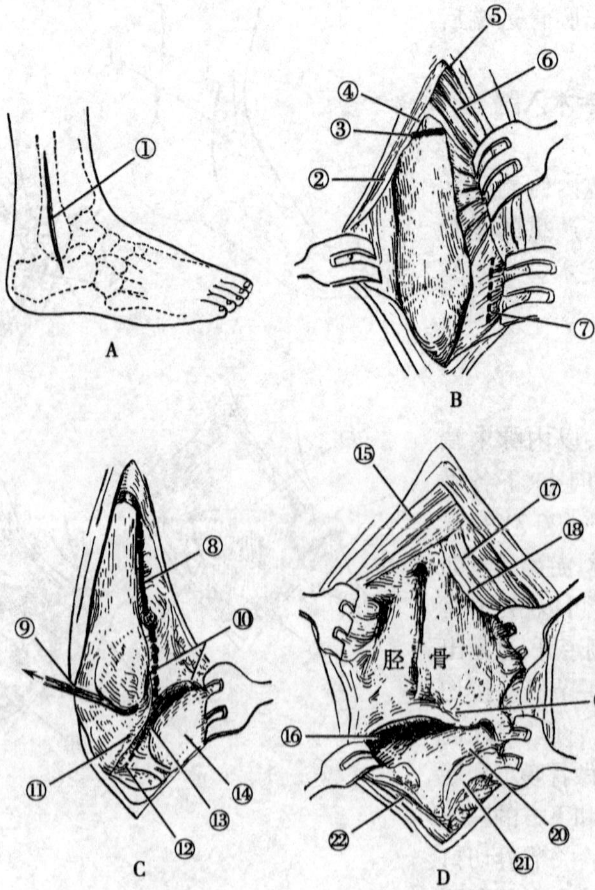

A. 皮肤切口(①皮肤切口)；B. 腓骨截骨线(②腓骨短肌；③腓骨截骨线；④骨膜；⑤深筋膜；⑥第三腓骨肌；⑦外踝前韧带切口)；C. 翻转腓骨(⑧腓骨骨膜切口；⑨将腓骨向外旋转；⑩外踝前韧带断缘；⑪距腓前韧带断缘；⑫距腓关节切口；⑬距腓关节；⑭距骨)；D. 显露踝关节(⑮腓骨短肌；⑯胫距关节；⑰第三腓骨肌；⑱骨膜；⑲外踝前韧带断缘；⑳距骨；㉑外踝前韧带断缘；㉒腓骨肌腱)

图 20-4　踝关节外侧直切口

二、足部手术入路

(一) 跟距关节的外侧斜形手术入路

【适应证】

累及跟距关节的跟骨凹陷性骨折切开复位内固定术、跟距关节融合术。

【体位】

平卧体位。

【显露步骤】

切口于外踝后下方做斜形切口，自外踝末端后上方 6cm 开始，沿腓骨肌腱向下、前方到跟骰关节处做长约 10cm 皮肤切口，切开皮肤、皮下组织和筋膜，适当游离皮瓣后向两侧牵开，再沿切口的方向切开腓骨肌上、下支持带与腓骨肌腱鞘，将腓骨长、短肌腱牵向外踝的前方，显露出位于外踝至跟骨的跟腓韧带，切开跟腓韧带与其下的骨膜和跟距关节囊，将骨膜与关节囊行骨膜下剥离后向两侧牵开，即可显露跟距关节（图 20-5）。

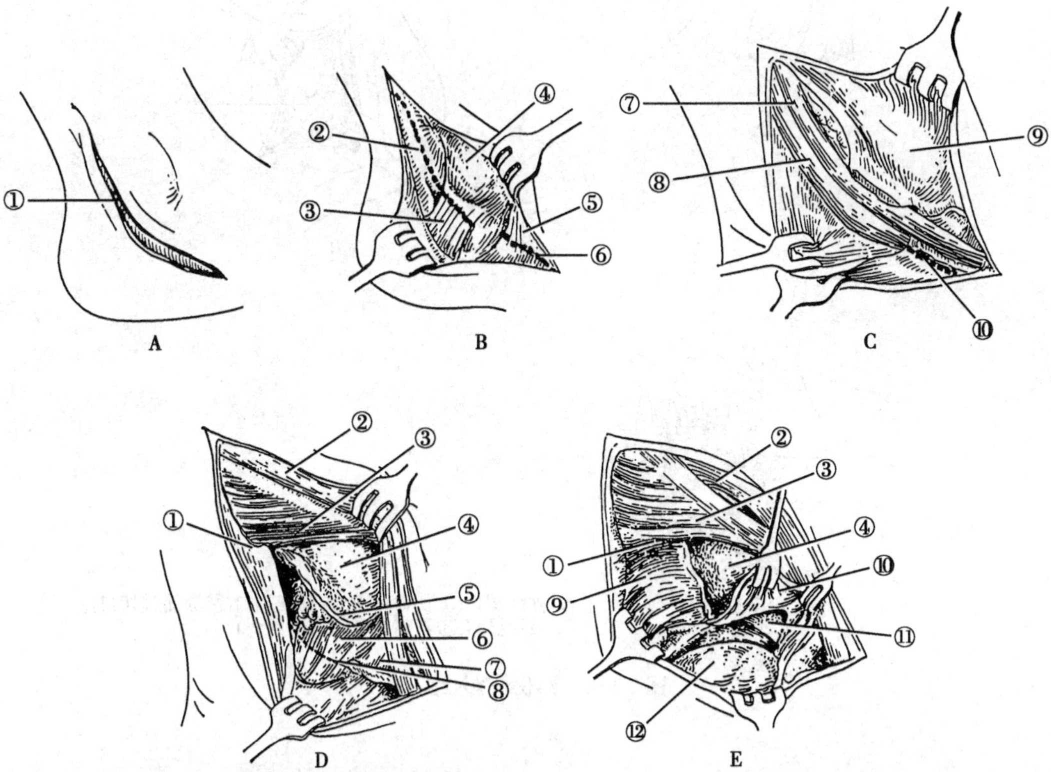

A. 切口(① 切口)；B. 切开腓骨肌腱鞘与腓骨支持带(② 腓骨肌腱鞘切口；③ 腓骨上支持带；④ 腓骨；⑤ 腓骨下支持带；⑥ 腓骨短肌腱鞘切口)；C. 显露腓骨肌腱(⑦ 腓骨短肌；⑧ 腓骨长肌；⑨ 腓骨；⑩ 腓骨长肌腱鞘切口；D. 显露切断跟腓韧带(① 肌腱鞘切缘；② 腓骨长肌；③ 腓骨短肌；④ 腓骨；⑤ 腓骨上支持带切缘；⑥ 跟腓韧带；⑦ 腓骨下支持带切缘；⑧ 跟腓韧带切口)；E. 显露跟距关节(⑨ 脂肪组织；⑩ 翻开的跟腓韧带与关节囊；⑪ 距骨；⑫ 跟骨)

图 20-5　跟距关节的外侧斜形切口手术入路

（二）足跟部外侧切口手术入路

【适应证】

跟骨骨折切开复位内固定术、跟骨内外翻截骨术、跟骨良性肿瘤切除术、跟骨骨髓炎病灶清除术。

【体位】

侧卧体位。

【显露步骤】

切口在跟部外侧，于跟骨外侧、腓骨肌腱后下方，以跟骨结节部外侧为中心，做自上向下的弧形约 7cm 长皮肤切口。也可以病变为中心做弧形切口。切开皮肤、皮下组织后，游离皮瓣即可显露跟骨骨膜，切开骨膜，行骨膜下剥离显露出跟骨（图 20-6）。

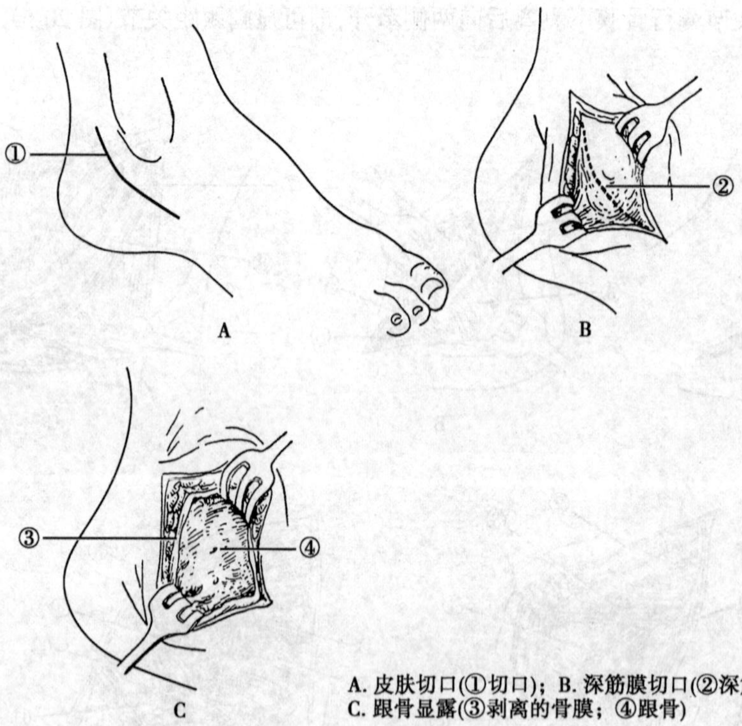

A. 皮肤切口(①切口)；B. 深筋膜切口(②深筋膜切口)；
C. 跟骨显露(③剥离的骨膜；④跟骨)

图 20-6 跟部外侧入路

第二节 踝部骨折的手术

踝部骨折包括内踝骨折、外踝骨折、后踝骨折、内外双踝骨折、内外后三踝骨折、胫骨下端粉碎性骨折等，是关节内骨折，可严重地破坏关节面，导致创伤性关节炎的发生，造成踝关节功能障碍。踝部骨折后应恢复踝关节的解剖结构，并得到有效固定，为踝关节的功能恢复创造条件。因此，手术切开复位内固定是治疗踝部骨折的重要方法。

一、内踝骨折内固定术

【适应证】

内踝骨折或陈旧性内踝骨折。

【禁忌证】

患踝肿胀、皮肤挫伤及张力性水疱。小腿及足部有化脓性感染或真菌感染病灶者。

【麻醉】

腰椎椎管内神经阻滞麻醉或全身麻醉。

【体位】

仰卧位，患肢屈髋屈膝外旋，使患内踝部面向上方。

【手术步骤】

1. 切口与暴露　取内踝的前下方弧形切口，自内踝尖端上方约 3cm 处，沿内踝前缘，下行至内踝下方 1cm 处弯向后至内踝的后缘线。切开皮肤、皮下组织及深筋膜，形成一近似弧形的切口。把覆盖在内踝上的皮瓣向后方翻开，便可暴露骨折远近端。

2. 复位及内固定　清除骨折端间隙的血凝块及筋膜碎片，把嵌入的软组织提起。用布巾钳钳夹内踝的远侧骨折块靠向近侧，并使之复位。在内踝下端三角韧带上纵向切一小口，显露内踝尖端，用骨钻自内踝尖端斜向近段的外上侧约 45°钻一骨孔，拧入长度合适的螺丝钉固定(图 20-7)。一般用 2 枚螺钉固定。

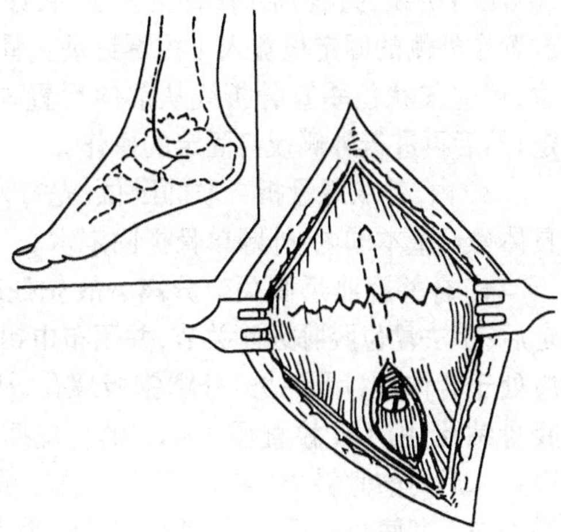
图 20-7　内踝螺丝钉固定

如骨折的远折端较小，不能使用螺丝钉固定者，可用克氏钢针按上述方向钻入固定，将针尾弯曲后埋于组织内即可，或克氏针与张力带钢丝联合使用固定。

用生理盐水冲洗手术切口，分别把三角韧带、皮下组织、皮肤缝合。

【术后处理】

踝关节中立位石膏托外固定，切口拆线后，石膏外固定下可扶双拐离床活动。待术后 4~6 周后开始部分负重行走，约 8 周骨折已愈合，可拆除石膏完全负重行走，进行踝关节功能锻炼。

二、外踝骨折内固定术

【适应证】

外踝骨折，或陈旧性外踝骨折。

【禁忌证】

同内踝骨折内固定术。

【麻醉】

腰椎管内神经阻滞麻醉或全身麻醉。

【体位】

仰卧位，或 60°斜侧卧，患侧向上。

【手术步骤】

1. 切口与暴露　行踝关节外侧切口，沿腓骨向下，至外踝下方 0.5~1cm 处，切开皮肤、皮下组织及深筋膜，切口可略偏前或偏后，但需小心勿伤及腓骨前缘的腓浅神经和后缘的腓肠神经。如骨折位置较高，则以骨折处为中心，沿腓骨前缘做纵向切口长 5~7cm 即可。向切口两侧牵开皮瓣，便可暴露骨折部的远近骨折端，最小范围地剥离骨膜显露骨折端。

2. 复位及内固定　清除骨折端间隙的血凝块及深筋膜碎片，把嵌入的软组织提起。如为陈旧性骨折者，则用刮匙把骨折端表层刮除，形成一个新鲜骨折创面。用复位钳钳夹外踝的远侧骨折块，使之复位，并维持。以骨折线为中心，在腓骨外侧放置已塑形的接骨板(重建板、1/3 管状板、解剖板)，在接骨板螺孔处逐个钻骨孔，拧入长度适合的螺丝钉固定。骨折线为横行或短斜形时,可选用6~7孔板,于骨折线两端各留置3孔,在胫距关节面以上水平拧入骨皮质螺钉;在其水平以下,拧入骨松质螺钉,并注意螺钉长度,不可进入外踝与距骨之间的关节面(图20-8);骨折线为长斜形时,骨折复位后,如骨折线方向在矢状位,可经放置在外侧的固定板置入1枚螺钉垂直骨折线;如骨折线方向在额状位,可先矢状位垂直骨折线从前向后置入1枚3.5mm骨皮质螺钉固定,然后再进行外侧板钉固定的操作。

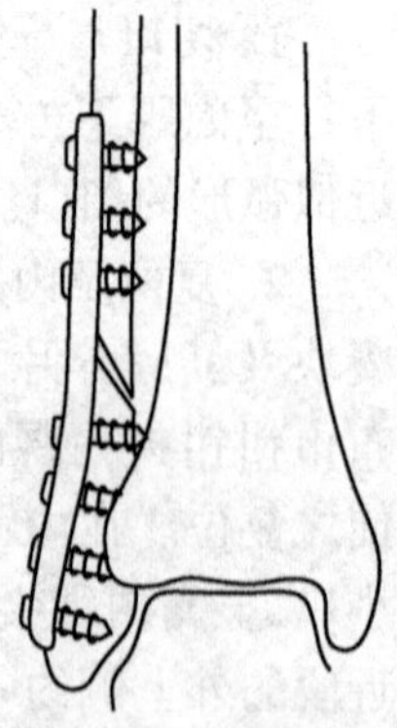
图20-8 外踝钢板螺钉内固定

3. 内、外双踝骨折 取仰卧位,先行外踝固定,后行内踝固定,其具体操作基本同内、外踝单骨折固定术。

4. 合并胫腓远侧关节分离 故先处理内、外踝骨折,内、外踝固定后,手法复位胫腓远侧关节,并用布巾钳钳夹外踝固定,维持踝关节应处于背伸位,用骨钻经外踝钢板螺孔,从外踝穿过胫腓关节横向到胫骨钻孔,用1~2枚直径3.5mm的骨皮质螺钉紧靠下胫腓联合的上方,平行于胫距关节面且从后向前倾斜25°~30°,固定三层皮质(腓骨双侧、胫骨外侧皮质),螺钉顶端位于胫骨髓腔内。彻底止血后,用生理盐水冲洗手术切口,逐层缝合。

【术后处理】

同内踝骨折内固定术。

三、后踝骨折或三踝骨折内固定术

【适应证】

骨折块大于或等于胫骨远端关节面10%的后踝骨折,或合并内、外踝骨折者。

【禁忌证】

同内踝骨折内固定术。

【麻醉】

腰椎管内神经阻滞麻醉或全身麻醉。

【体位】

俯卧位或仰卧位。

【手术步骤】

1. 切口与暴露 在跟腱的外侧,从外踝平面开始,向上做长6~8cm的切口。切开皮肤、皮下组织及筋膜,将皮瓣及筋膜向两侧拉开,显露腓骨长、短肌腱和踇长屈肌。纵向切开遮盖踇长屈肌的筋膜,再切开踇长屈肌的外侧纤维和胫骨的骨膜,在骨膜下钝性剥离,便可显露胫骨远端后踝部。

2. 复位及内固定 后踝移位骨折,常伴有距骨后脱位,在处理后踝前,必须首先处理关节脱位。具体方法是,对抗牵引小腿和足部,进而背伸足部,使距骨前移而复位。随即用手指推压骨碎片,使后踝复位,继而用布巾钳暂时固定,用骨钻从后踝通过骨折线向近骨折端钻一骨孔,拧入螺丝钉做内固定(图20-9)。

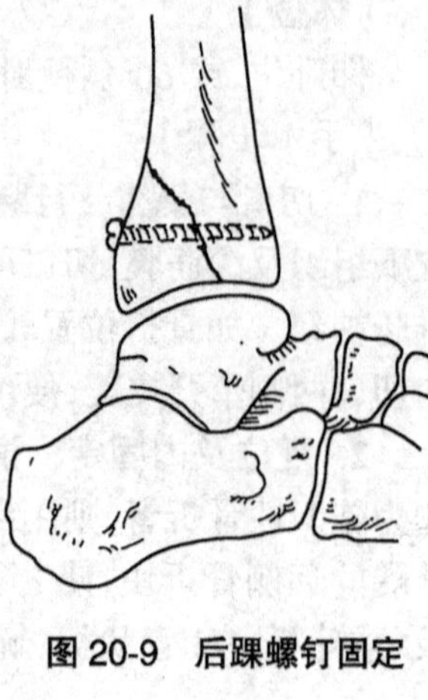
图20-9 后踝螺钉固定

3. 三踝骨折　先复位固定外踝骨折、内踝骨折。术中将外踝解剖复位后，因为下胫腓后韧带的牵拉，常可以使后踝骨折块获得满意复位。如术中透视见后踝骨折复位满意，可以在透视下经皮操作以两枚 4.5mm 空心钉从前向后固定。如复位不满意，可以从外侧延长切口进入显露骨折行复位操作固定。

彻底止血，生理盐水冲洗切口，按层缝合。

第三节　跟腱断裂缝合术

【适应证】

开放性或闭合性跟腱断裂。

【麻醉】

腰椎管内神经阻滞麻醉或全身麻醉。

【体位】

俯卧位，双下肢都消毒作为手术区域，可以精确对比修复的跟腱的静态张力。小腿及足部垫枕，让膝关节稍屈曲。

【手术步骤】

1. 切口与暴露　从跟腱止点沿跟腱正中偏内侧向上做一纵行切口。锐性全层切开皮肤皮下组织后，再沿跟腱内缘切开腱旁组织暴露跟腱，在断裂跟腱处可见到空隙处血肿。清除并冲洗血凝块后，纵行切开跟腱鞘膜，暴露跟腱的断端。如为开放性损伤，清创时可沿创口再适当纵向扩大切口，按需要向上或向下延长，直至显露远、近跟腱断端。

2. 跟腱跟骨附着断裂缝合固定法　在跟骨的原跟腱附着部位，用骨钻在跟骨向下方钻一骨孔，再将骨孔的跟腱附着部扩大。用细钢丝，以“8”字缝合法缝于跟腱的近侧断端，并留置钢丝抽出线，然后用粗长的直缝针把钢丝从上向下穿过跟骨孔、足底软组织从足底皮肤穿出(图 20-10)。由助手把患肢膝关节屈曲，踝关节跖屈并维持，术者把钢丝向下拉紧，使断裂的跟腱进入骨孔扩大部分，用 3~5 层纱块做垫，套在足底穿出的钢丝上，最后用一个稍大的纽扣套入钢丝，将钢丝抽紧，并在纽扣的表面打结固定。

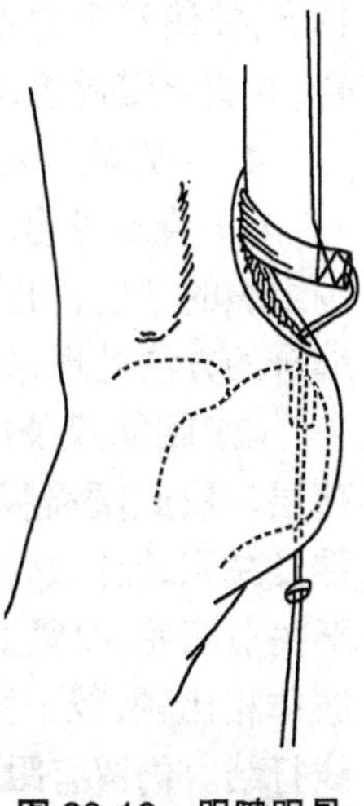

图 20-10　跟腱跟骨附着断裂缝合固定

3. 跟腱中段及肌与腱交界断裂修补法　如跟腱的长度够长，可用直接缝合法；如缺损，长度不够，可用带蒂腱膜瓣修补法。

(1) 直接缝合法：适用于急性跟腱断裂，断端缺损小于 2cm，肌腱健康，具有正常组织弹性。显露跟腱断端后，修整参差不齐的远、近两侧跟腱断端，再适当切除跟腱磨损部分，将两端对齐，由助手将膝关节屈曲 30°、踝关节跖屈 20°，远近断端可接触者，用 7 号丝线采用改良的编织缝合方法分别缝合两侧跟腱断端。用可吸收缝线解剖缝合腱旁组织，被动活动踝关节，以检查修复结构的稳定性。缝合伤口(图 20-11)。

(2) 带蒂肌腱条修补法：适用于急性跟腱断裂，断端缺损在 2~3cm 者。将近侧跟腱断端腓肠肌腱膜在内、外两侧分别做宽 1cm、长 7~8cm 的腱性组织条，使腱条与距跟腱近侧

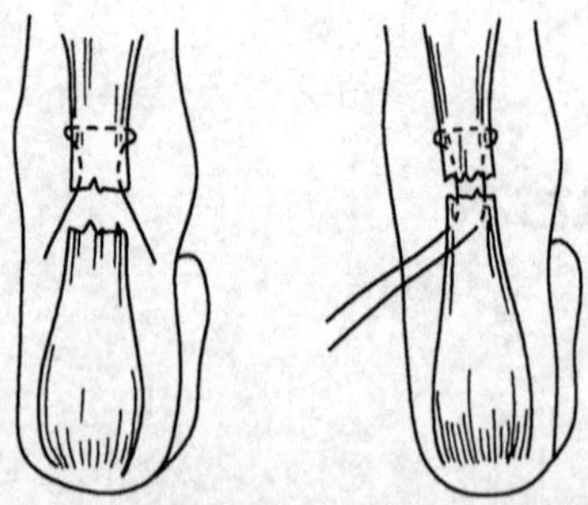

图 20-11 跟腱部断裂缝合固定

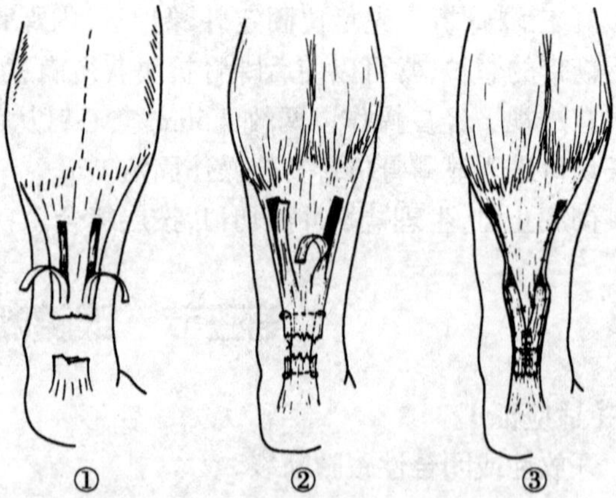

①切取肌腱条；②、③翻转缝合

图 20-12 跟腱带蒂肌腱条修补法

断端 3cm 处相连。先将肌腱断端用粗丝线连接缝合，丝线暂不打结；此时应将本侧下肢与对侧肢体相比较，校正张力并做必要的调整，再将缝线打结。然后将腱性组织条翻转 180°，并使腱条的光面朝向外侧。缝合固定腱条跟腱远侧断端，同时将两腱条组织相互缝合，并缝合腱周组织，最后将腱条切取部位缝合（图 20-12）。

4. 跟腱断裂晚期修补术

（1）直接缝合及筋膜与腱膜修补法：切开跟腱鞘膜后，清除瘢痕组织，剥开跟腱与周围组织的粘连，切除跟腱两端的瘢痕，造成新创面。如断端能靠拢，可按新鲜断裂，按早期缝合的方法处理；如断端不能靠拢，则用下面方法。

（2）阔筋膜条修补法：取同侧大腿阔筋膜 7.5cm 宽，15cm 长，保存阔筋膜内面的脂肪薄层。取此阔筋膜做成三条 1cm 宽的阔筋膜条。余下部分另作他用。通过近侧跟腱断端做减张缝合或暂用钢丝穿过近端牵引，减张缝合钢丝从足跟部穿出。使膝关节屈曲和跖关节跖屈，拉紧上述减张缝合钢丝，使跟腱两断端尽量靠拢，在钢丝打结之前，要与对侧肢体相比较，校正张力并可做必要的调整，选择好最理想的断端间缝合的张力，然后将缝线打结。仍留有跟腱缺损空隙，用所做的 3 根阔筋膜条，在跟腱两断端缺损间缝合。两条相互交叉，一条在正中位。阔筋膜条彼此间用细丝线缝合固定。将所余之阔筋膜包绕于缝合之断端筋膜条外，形成一管状。管状缝线先在后面，然后转动阔筋膜管，使缝线处转向前面，保持阔筋膜面后面光滑。最后将阔筋膜套管固定于跟腱缺损的远、近两端处（图 20-13）。

彻底止血，生理盐水冲洗切口，尽可能缝合跟腱鞘膜，再缝合切口的各层组织。

【术后处理】

术后须维持患肢，长腿管形石膏固定膝关节屈曲 40°和踝关节跖屈 20°。术后 3 周后换短腿管形石膏，进行膝关节运动。5~6 周后拆除短腿石膏，进行踝关节功能锻炼。6~8 周后，可逐渐练习负重行走。12 周后单足轻轻练习提踵动作，跟腱牵拉训练，开始慢跑练习。20 周后做跑跳训练，一般术后 6 个月可完全恢复至伤前运动水平。

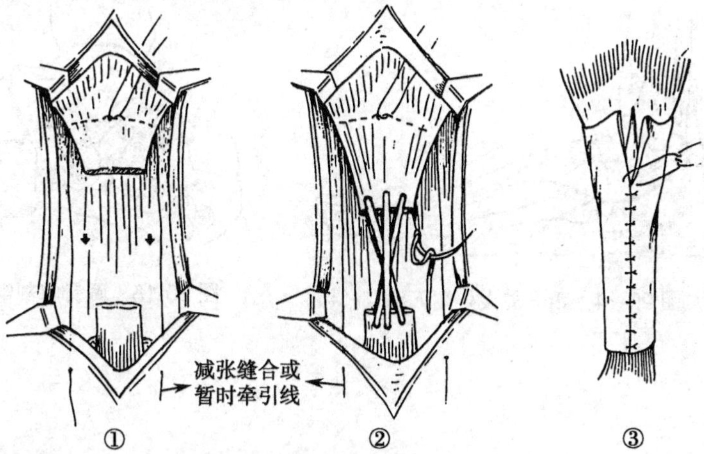

①修整断端将两端减张缝合或暂用钢丝穿过近端牵引；
②阔筋膜条缝合断端；③阔筋膜缝合

图 20-13　跟腱阔筋膜条修补法

第四节　跟骨骨折内固定术

【适应证】

波及距下关节面的关节内骨折，移位超过 1~2mm；移位较大的关节外骨折。

【麻醉】

腰椎管内神经阻滞麻醉或全身麻醉。

【体位】

仰卧位或侧卧位。

【手术步骤】

1. 切口与暴露　采用扩大“L”形切口，皮肤切口始于外踝尖上 5~7cm，腓骨后缘与跟腱后缘连线的中点，垂直向远端至足背皮肤与足底皮肤交界水平偏下，再成 90°弧形折向前方，至第五跖骨基底外侧缘水平。将包括腓骨肌腱和腓肠神经在内的全层软组织瓣连同骨膜整块向上掀起，显露距骨颈部和跟骰关节。用 3 枚克氏针分别插入腓骨远端、距骨颈部和骰骨，将其弯曲以拉开切口皮瓣(图 20-14)。

2. 复位内固定　暴露塌陷的跟距关节面后，用骨膜剥离器、克氏针撬拨复位，将塌陷的关节面轻轻撬起。如有残留空腔，可采取自体髂骨植骨、异体骨或骨替代物植骨，尽量恢复跟距两骨的正常角度。以克氏针临时固定，C 形臂 X 线机透视跟骨侧位和轴位以观察跟骨复位情况，如满意，用跟骨解剖钢板略塑形后贴附固定，解剖钢板最前方的螺钉应拧入跟骨跟骰关节的软骨下骨，最后方的螺钉应拧入跟骨后结节后缘增厚的骨质中(图 20-15)。前方的螺钉采用骨皮质钉，后方的螺钉采用骨松质钉固定。

3. 关闭切口　生理盐水冲洗，放置引流，在无张力下逐层缝合切口。

【术后处理】

术后短腿石膏托固定于踝足中立位，切口愈合后更换石膏靴固定 8~12 周后开始下地负重，3~4 个月后达到完全负重。

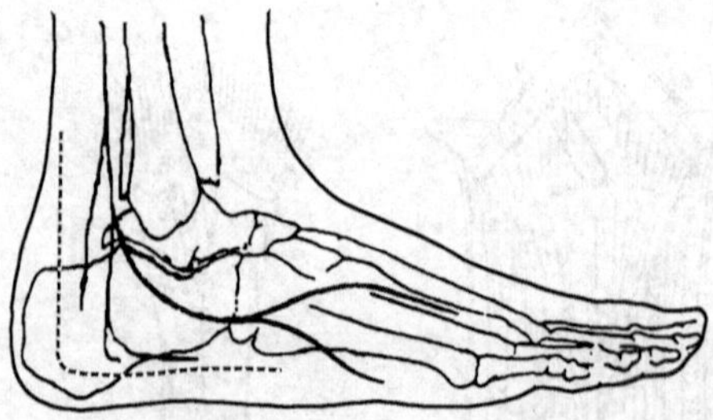

图 20-14 跟骨扩大外侧入路

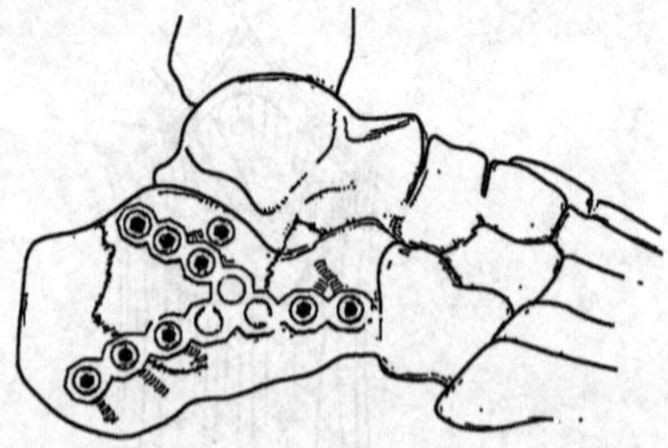

图 20-15 跟骨解剖钢板内固定

学习小结

1. 学习内容

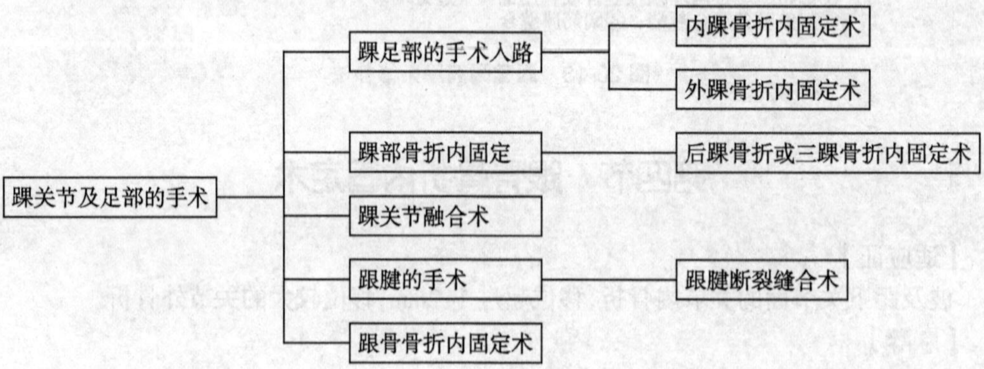

2. 学习方法　先对踝足部的相关骨骼肌肉血管神经解剖应该熟练掌握。解剖是手术学的基础，后再学习、掌握踝足部手术的适应证及禁忌证，术前准备、体位、手术步骤、术后处理及注意事项等。

（孙玉明）

复习思考题

1. 试述踝足部的解剖。
2. 试述踝足部常见的手术入路。
3. 试述三踝骨折内固定的手术步骤，术前准备与术后处理。

第二十一章　脊 柱 手 术

学习目的

脊柱的伤病是骨伤常见病与多发病，随着人口的老龄化，脊柱以退行性变与骨质疏松性骨折为主，本章通过对脊柱常见病：颈椎病、腰椎间盘突出症、脊柱骨折等手术方式及其适应证的学习，初步掌握理解脊柱手术的要点，为进入临床实习阶段奠定理论基础。

学习要点

脊柱手术基本术式；椎弓根螺钉固定术；颈椎病、腰椎间盘突出症手术方式及其适应证。

第一节　常见脊柱手术入路

一、颈椎 2~7 前外侧入路

【适应证】

横行切口适用于单椎间隙和单节段减压的手术显露，斜形切口适用于多个椎体和椎间盘的显露。

【体位】

平卧体位。

【显露步骤】

1. 切口　沿胸锁乳突肌内侧缘做斜形皮肤切口，如单节段手术，皮肤可做横行切口，横切口的中点位于胸锁乳突肌的内缘(图 21-1)。颈 3~5 椎病变可选左侧做切口，因左侧喉返神经较长且靠中线行走，易于牵开保护。但颈 5~7 椎病变，则选右侧做切口，避免损伤在左侧的乳糜导管。

2. 分离颈深筋膜　切开皮肤、皮下组织，纵形或横行切开并分离颈阔肌，确认胸锁乳突肌内缘，以胸锁乳突肌内缘为界，做上下分离。显露肩胛舌骨肌，如妨碍操作可将其切断。

3. 颈动脉鞘与颈内脏鞘间隙分离　颈动脉鞘包括颈动、静脉和神经，位于胸锁乳突肌深面，颈内脏鞘包括甲状腺、气管和食管，外周包以纤维包膜。提起胸锁乳突肌内侧与颈内脏鞘之间联合筋膜剪开。两鞘之间有一层疏松的结

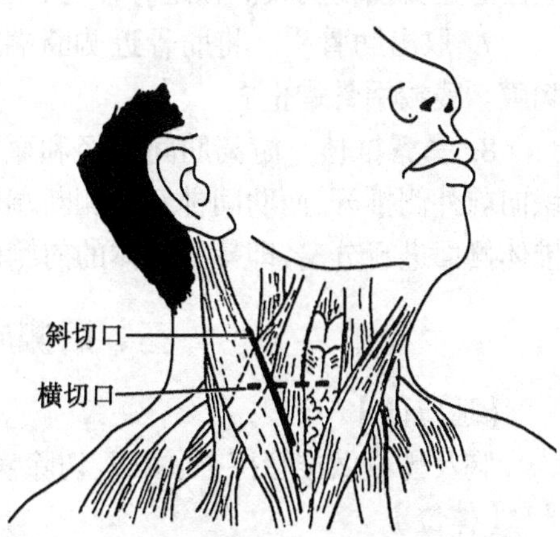

图 21-1　颈椎前外侧入路斜形切口或横切口

缔组织，沿间隙用组织剪向上下做充分松解，并将两鞘分别向两侧牵开，于颈内脏鞘偏外侧，自肩胛舌骨肌内侧与胸骨舌骨肌和甲状胸骨肌之间隙进入，或者在该肌与颈内脏鞘间隙进入，可直达椎体前缘。

二、胸椎 1~12 后外侧入路

【适应证】

需要显露胸椎体侧面的手术。

【体位】

平卧体位。

【显露步骤】

1. 切口　以预定暴露的胸椎为中心，在棘突旁 3cm 处做一纵行切口，切口向邻近的上下两椎延伸。

2. 切断背部肌肉　牵开切开的皮肤及皮下组织，沿切口方向靠近棘突切断斜方肌、背阔肌和深层的菱形肌。

3. 暴露骶棘肌　牵开被切开的斜方肌、背阔肌及菱形肌，即暴露骶棘肌(图 21-2)。

4. 暴露肋骨和横突　将骶棘肌纤维向两侧分开，并切断附着在横突上的肌腱，露出肋骨的近端和横突。

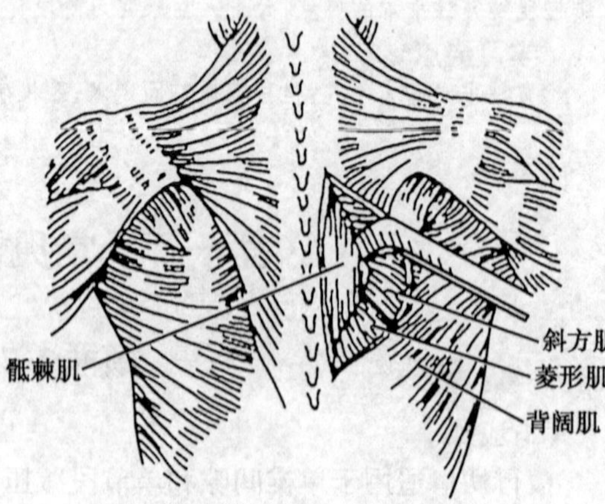

图 21-2　显露骶棘肌

5. 切断肋结节韧带和肋骨横突关节囊，将拟切除的两根肋骨与横突间的肋结节韧带及肋骨横突关节囊切开，将横突周围的肋横突韧带切断。切断横突后即可暴露肋骨颈。

6. 剪断肋骨　沿肋骨浅面切开肋骨骨膜，进行骨膜下剥离。在剥离肋骨深面骨膜时，应注意避免损伤胸膜。在距脊柱约 5cm 处剪断该肋骨。

7. 取出肋骨头　将肋骨近侧断端提起，切断肋颈韧带，将肋骨头取出。注意勿损伤胸膜。残端用骨蜡止血。

8. 暴露椎体　游离肋间神经和血管，将肋间神经切断。肋间血管、胸膜及胸膜外组织向前外侧推开，而肋间神经近侧断端留在脊柱侧，借此标志为达到椎间孔的向导。靠近椎体侧面进行分离，即暴露椎体的前侧面。

三、后侧显露胸腰椎椎管入路

【适应证】

胸及腰段做椎管探查、减压、切除病变组织等手术。

【体位】

俯卧体位。

【显露步骤】

1. 切口 以病灶为中心，做弧形或直切口。切开皮肤，皮下组织，显露胸腰筋膜，即可触及棘突，切开胸腰筋膜。

2. 暴露棘突和椎板 沿棘突中线切开，然后沿棘突及椎板行骨膜下剥离，将骶棘肌推向外侧，用纱布紧紧填塞止血。压迫止血后，将纱布抽出，将脊柱旁肌肉推向两侧，棘突和椎板即可显露。

3. 切除黄韧带暴露椎管 切开黄韧带，用一神经剥离子伸入椎管内剥离开黄韧带和硬脊膜外组织，如黄韧带与硬脊膜粘连时要特别小心分离。然后提起黄韧带，沿椎板边缘将部分黄韧带切除即可使椎管清楚暴露出来(图 21-3)。

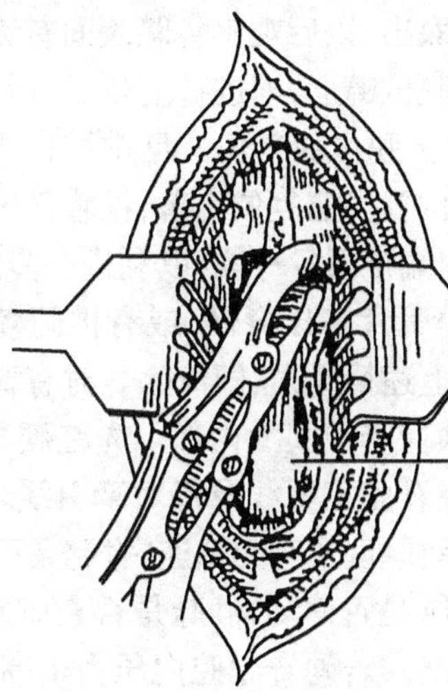

图 21-3 显露椎管

第二节 脊柱手术的技术基础

一、椎板切除减压术

【适应证】

脊柱骨折脱位合并截瘫，或脊髓外伤后影像学检查未见骨折脱位，但截瘫存在并逐渐加重者。不全截瘫患者，脊髓受压症状和体征有进行性加重者，陈旧性脊柱骨折脱位合并截瘫患者。

【禁忌证】

全身状态差，创伤性休克，合并胸腹内脏器、颅脑损伤，或合并有大面积烧伤者。

【麻醉】

硬膜外麻醉或全身麻醉。

【体位】

俯卧位，头颈略屈并固定于头架上。

【手术步骤】

以胸腰段手术为例介绍。

1. 切口与暴露 见经椎弓根螺钉内固定术。

2. 切除椎板切除损伤区 2~3 个棘突时，先将上位或下位棘突邻近之一个棘间韧带剪断，再自棘突根部剪断之，直至将损伤区邻近的 2~3 个棘突剪除。切除椎板最好分别由远近两端向损伤中心部位进行。咬除部分椎板。椎板咬除后即可显露黄韧带的一部分。将黄韧带提起，做纵切口，动作要轻柔，直至露出硬脊膜外脂肪。将硬脊膜剥开，并在其保护下用尖刀将所显露的黄韧带切除。

3. 探查脊髓 切除椎板后，推开及清除硬脊膜外脂肪，用生理盐水冲洗，可见受压的硬脊膜呈紫红色、无光泽。以后观察有无松动骨片，有无骨折片刺入脊髓，脊髓有无受压，硬脊膜有无撕裂，脑脊液有无外流及脊髓是否因脊柱后突畸形而受压等。碎骨片及异物均应一一取出。以后观察脊髓表面有无搏动。如搏动正常，说明挤压脊髓的因素已经解除；如有骨折脱位畸形，即进行复位，然后对脊髓损伤情况再进一步处理。

4. 骨折脱位的复位　见椎弓根内固定术。复位成功的标志即各棘突之相对位置及自然弧度位置。如复位完善，椎管已恢复原来解剖状态，脊膜搏动多可恢复。否则可再咬除近、远两端椎板各一段，以利进一步解除压迫。由后外侧探查椎管前壁是否仍有后凸畸形，仍有小骨片挤压脊髓，或有椎间盘组织向后突出挤入椎管或椎间孔压迫脊髓或神经根。如有上述情况，立即清除。对有脊髓损伤患者，除确有感染存在或确知脊髓已完全横断者外，须探查硬膜囊内部。先在硬脊膜中部做上、下两个左右相对应的缝线，作为牵引线，然后在脊膜正中线及每对牵引线之间用尖刀纵向切开。注意彻底止血。观察脊髓的颜色、光泽、厚度及有无粘连，脊髓是否完全或部分横断。是否被挫伤或伴有肿胀或出血，软脊膜动脉是否搏动，静脉是否充血及怒张。脊髓坏死时，该段即全部或部分呈糨糊状，稍压即溢出。若硬脊膜腔内压力增高，说明脊髓肿胀，应行广泛硬脊膜切开术，上下两端应超过肿胀范围。注意尽可能不切开蛛网膜及软脊膜，同时将齿状韧带切断 2~3 个。术后继续给予脱水疗法。如脊髓无肿胀，且蛛网膜未切开，则通过硬脊膜的切口，以 8 号导尿管轻轻向上、下两端推送 5~6cm，以了解是否存在梗阻。若脊髓破碎，可用生理盐水轻轻冲洗，待其漂离后吸出。如脊髓确已横断，应将两端挫灭之神经组织清除并止血。如发现马尾神经断裂，应尽可能做端端吻合。冲洗后，将硬脊膜做连续缝合。

5. 固定脊柱及缝合切口　见经椎弓根螺钉内固定术。

【术后处理】

回病房后，先仰卧位。每 2 小时翻身 1 次。每 4 小时开放 1 次留置导尿管。术后 2 日观察感觉平面。若麻痹平面上升迅速，可立即行 MRI 检查，是否有血肿形成。对颈椎患者，宜密切观察生命体征，发现变化及时处理。不论脊髓功能是否恢复，如伤口愈合良好，自术后 8~12 周，先使患者在硬板床上坐起，再在被动直立板架上练习直立。

二、经椎弓根螺钉内固定术

脊柱损伤内固定的目的是稳定脊柱、解除疼痛，促进愈合，防止后期畸形和防止脊柱活动加重神经损伤。因此，应根据脊柱骨折脱位的类型、部位，遵循脊柱生物力学原则，三柱固定原理，椎弓根螺钉内固定术是一种安全、操作简单、固定可靠的方法之一。

【适应证】

颈 2~ 骶 1 所有不稳定性脊柱骨折脱位或合并脊髓、神经损伤者；脊柱畸形、后凸滑脱及脊柱肿瘤切除的固定术。

【禁忌证】

患者处于休克中，或合并胸腹内脏器、颅脑损伤。有严重心血管或肝、肾功能障碍者；严重糖尿病患者；皮肤或其他部位有感染病灶者。

【麻醉】

硬膜外麻醉、全身麻醉或静脉复合麻醉。

【体位】

俯卧位。两上肢置于身体侧方，头偏向一侧，使脊柱损伤部位对准手术台“桥”处，便于复位。并于胸腹两侧各垫软枕，以利呼吸。

【手术步骤】

以胸12腰1骨折脱位合并截瘫为例介绍。

1. 切口与暴露　以骨折椎体为中心做腰背正中纵切口，长12~14cm。切开前可根据情况进行体位复位。切开皮肤和皮下组织，于棘突中线切开棘上韧带，沿棘突及椎板行骨膜下剥离。此时应注意预防误入椎管，损伤脊髓。剥离到两侧横突后，纱布填塞止血。向两侧牵开骶棘肌，即可显露椎板及上、下关节突和横突根部。

2. 椎弓根螺丝钉进钉点的确定及置入　此步骤是手术成败的关键，要求螺钉置于椎弓根中。如手术在腰椎，其进针点在上关节突的外侧缘的垂直延长线与横突中轴线的交点(图21-4)。胸椎进针点则在小关节面下缘，距关节面的中线外侧约3mm处(图21-5)。确定了进针点后，在该点咬去部分骨皮质，进针时应注意E角及F角(图21-6)。在进针点钻入2mm直径的克氏针或徒手使用椎弓根扩孔器，使该针或扩孔器通过椎弓根到达椎体，深约3cm。本步骤进针方向关系着手术的成败。正确的导针进入方向应与椎体的终板平行。由于胸椎后凸及腰椎前凸的原因，不同脊柱节段进针时，其针尾端向头侧或足侧倾斜的角度称为F角，应有所不同，以确保进针与椎体终板保持平行。此外，进针方向在椎体横断面上与棘突中线还必须保持一定夹角，称为E角，颈椎、胸椎和腰椎差别很大，腰椎一般为10~15度。术中透视确保进钉的位置和方向后，拔出导针，必要时用攻丝扩大钉道，按原来的方向置入螺钉，注意螺钉的深度。根据资料，中国人在胸椎螺丝钉拧入的深度为4cm，在腰椎为4~5cm，骶椎则为3cm左右。总的原则为螺钉的进钉深度以不穿椎体前缘的骨皮质为宜。螺钉拧入完毕后，再于术中透视螺钉位置是否正确适宜。

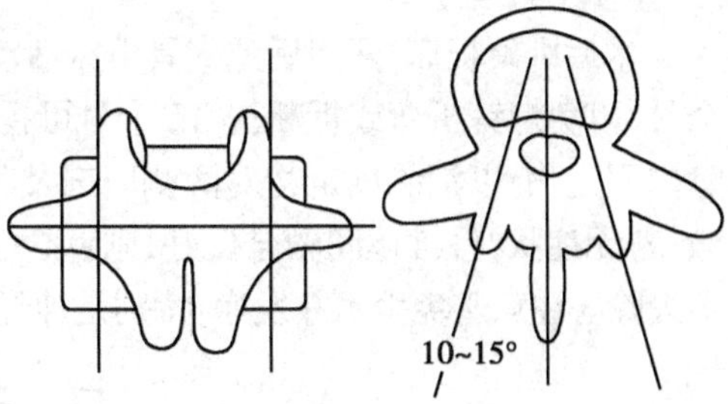

图21-4　椎弓根螺钉在腰椎进钉点定位法

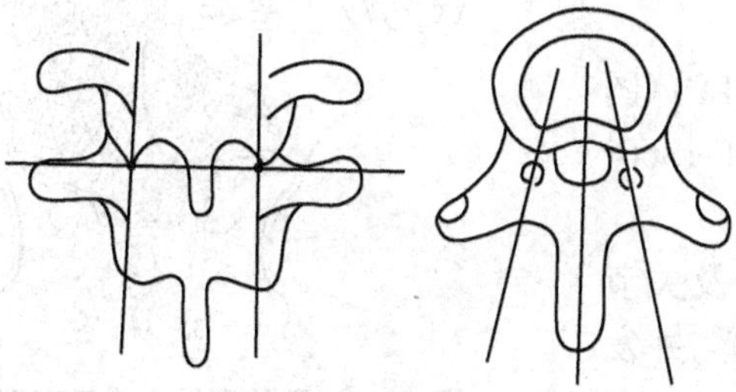

图21-5　椎弓根螺钉在胸椎进钉点定位法

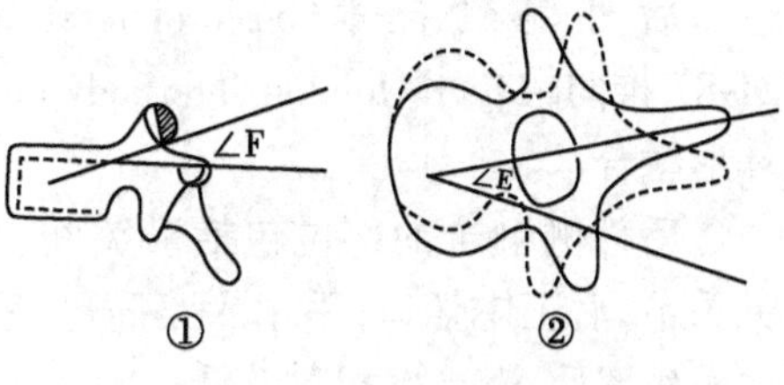

图21-6　螺钉进入椎弓根的方向

3. 探查脊髓　参见椎板切除减压术。

4. 安装连接棒　原则是连接棒、螺帽安装顺利。拧紧骨折一端的螺帽，一般是下位椎体，将螺钉尾端相互靠近，可使椎体前面撑开，恢复脊柱的正常曲度，纠正后凸畸形。一般纠正10°后凸，将需移动3mm。现在，临床上一般使用压缩钳进行复位。术中透视检查，若位置合适，拧紧螺帽，以便完全固定。

5. 椎体内植骨　必要时经椎弓根行椎体内植骨。方法是：在骨折椎体的一侧或双侧椎弓根处钻 6mm 口径的孔，通过此孔，将漏斗和植骨器插进椎体骨折处，并植入自体松质骨(图 21-7)。目的是尽快稳定椎体，避免内固定物上有过度的压力。最后，清点纱布，生理盐水冲洗创口，放置引流管，逐层缝合，关闭切口。

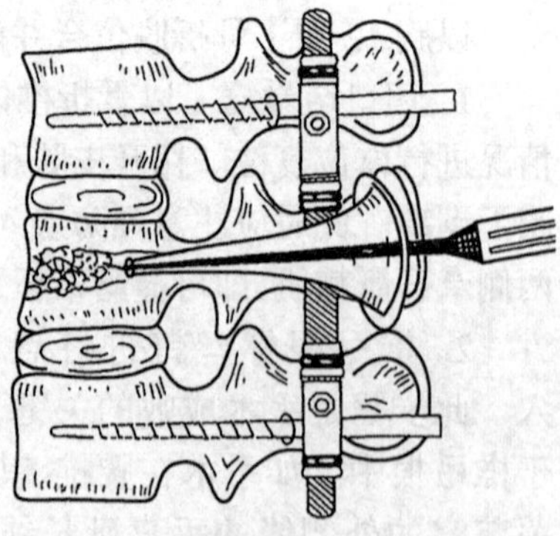
图 21-7　利用特制的漏斗和植骨器向椎体内部植骨

【术后处理】

术后卧硬板床，两周后戴支具下床活动；戴支具 3~6 个月，以免螺钉折弯或折断；9~12 个月可视患处情况，去除内固定物，以消除固定物对两侧肌肉及其他组织的刺激；若无症状，且椎体间融合良好，则钛合金内固定物可不去除。注意避免手术并发症，特别是神经系统并发症。

三、脊柱融合术

脊柱融合术自 1911 年问世(Hibbes 和 Albee 首次提出)，是在相邻的椎骨间进行植骨，使其融合，达到长时间稳定脊柱的作用。内固定技术出现后，特别是近年椎弓根螺钉技术的成熟，其植骨融合率显著提高。脊柱融合术是脊柱手术常见的方式，可分脊柱前融合和脊柱后融合。脊柱前融合如椎间融合；脊柱后融合包括颈枕融合、寰枢椎融合、椎板间融合、横突间融合等。许多融合已在前面各种术式提到，下面以腰椎为例介绍后外侧融合术。

【适应证】

感染、畸形、创伤、各种退变性疾病如退变行侧弯、滑脱等。

【禁忌证】

同经椎弓根螺钉内固定术。

【融合材料】

自体骨、异体骨、人工骨及各种融合器。

【融合方式】

后外侧融合术(posterolateral fusion，PLF)(图 21-8)；椎间融合术(lumbar interbody fusion，LIF)；360°环形融合术。

后外侧融合的部位包括横突间、峡部以及关节突关节，后正中切口，手术入路简单，容易暴露，并发症发生率低，融合率相对较低。

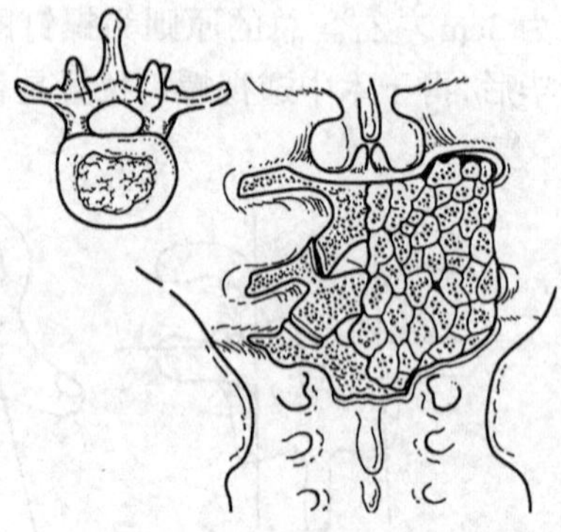
图 21-8　后外侧融合术示意图

第三节　脊柱常见疾病的手术

一、颈椎病前路减压植骨融合术

【适应证】

颈椎病经长期系统的非手术疗法治疗无效者；有明显脊髓或神经根压迫症状，呈现进行性加重或反复发作者；或经 CT、MRI、脊髓造影检查明确系椎间盘突出、椎管狭窄、后纵韧带钙化等引起梗阻者。

【禁忌证】

年迈体衰者；未成年者；有严重心血管或肝肾功能障碍者；疑有结核、肿瘤、脊髓空洞者；高度神经衰弱者；精神病患者；有法律纠纷者；皮肤或其他部位有感染病灶者；病情严重，病程超过两年，估计疗效不佳，有严重四肢广泛性肌萎缩，有完全性脊髓功能障碍者。

【体位】

仰卧位，两肩胛间垫软枕使颈椎略呈后伸位，若病变在颈椎 7~ 胸椎 1 间隙，则宜在两肩胛骨之下加垫，颈部也要垫一细沙袋以减轻开椎体骨槽时对颈部的震动，避免对脊髓不必要的伤害。颅骨牵引下手术，可大大增加手术安全性。

【麻醉】

全身麻醉或硬膜外麻醉。

【手术步骤】

1. 切口采取右侧颈前方横切口。上颈椎（第 1~2 颈椎除外）病变多选用胸锁乳突肌前内缘横切口或斜切口。下颈椎病变则多选用位于锁骨上两至三横指的横切口，内侧超过颈中线 1cm，外侧超过胸锁乳突肌外缘 1cm，长约 10cm。

2. 术野的显露取右侧颈前外方皮肤横切口，以颈前两条皮纹皱褶为标志，上方一条横皱褶相当于第 3~4 颈椎水平，下方一条相当于第 5 颈椎水平。横向切开皮肤、皮下组织，横断颈阔肌（斜切口则斜行分离该肌肌纤维），做肌瓣下剥离，上至甲状腺上动脉分支水平，下至锁骨上方，显露甲状腺前肌与胸锁乳突肌之间的肌间隙。将此间隙锐性分离，即见由内上方向外下方斜行的肩胛舌骨肌贴附于甲状腺前肌的外缘，将该肌肌腹腱游离，两端贯穿结扎并切断牵开，用手指即可触到有搏动的颈总动脉鞘，此鞘内有颈总动脉、颈总静脉及迷走神经；甲状腺下动脉多位于颈椎第 6 椎体水平，其远端分叉，喉返神经纵行于分叉处，注意切勿损伤，在该动脉干部进行双重结扎后切断；向内牵开食管、气管，向外牵开胸锁乳突肌及颈总动脉鞘，即显露椎前筋膜，纵向切开椎前筋膜，用止血钳夹住其两边并将其提起，插入条状剥离器，向上下方轻轻剥离，再纵向扩大该筋膜的切口，并剥离至椎体两侧的颈长肌前面，显露前纵韧带，隆起而发白的是椎间盘，略凹而色深的是椎体。

3. 手术节段定位　辨认病变椎间盘依靠 X 线定位术中用半截针头斜向上后与椎体断面成 20° ~30° 角，刺入约 1.5cm，X 线透视找到病变的椎间盘。

4. 切除病变组织　在病变椎间盘软骨板上方 0.3cm 处，下方 0.1cm 处下刀，横行凿入椎体松质骨内，其深度为 1~1.5cm（第 2~4 颈椎椎体前后径为 1.2~1.5cm，第 5~7 颈椎椎体前后径为 1.6~2.0cm），不应过深，以免损伤硬脊膜及脊髓；于其两旁凿开，并加凿四角，将上、下骨片连同椎间盘撬起并取出。要注意：刮除髓核后突部分以解除对脊髓的压迫，其两侧靠近钩椎关节部位也应尽量刮除，以减除对两侧神经根的压迫。刮除后方椎间盘组织至后纵韧带，注意检查后纵韧带有无破裂并保持其完整性，随之刮除软骨板，直至露出骨松质为止。

5. 椎体间植骨融合清除完椎间盘组织后，可用两脚规测量椎间盘空隙的高度。然后从患者髂骨翼取下的骨块（约大 1mm），尽量保留三面的骨皮质，骨皮质呈“马蹄形”，其上下为骨松质粗糙面，要与骨槽的上下椎体面相对应，为的是植骨块被嵌入骨槽后不易滑脱，并能起到支撑作用。在牵引头部的同时，将骨块嵌入椎间隙内，用嵌入器轻轻叩击，使植骨块在前面不超出椎体水平。骨块植好后，再活动患者头颈部，直视下观察植骨块是否稳定，并可设法加固。用钛合金钢板进行内固定，可防止植骨块脱落。冲洗创口，彻底止血，清点纱布后，放置橡皮管引流，逐层缝合切口。

【术后处理】

术后仰卧于硬板床上，戴上术前做好的围领，一般第二天可下床活动，直至植骨完全愈合为止。术后24小时拔出引流管，5天拆线。应用脱水药物或激素，防治脊髓和神经水肿。术后3~4个月，去掉围领，摄X线照片检查，若植骨愈合良好，可进行颈部功能锻炼，并辅以理疗和按摩。

二、腰椎间盘“开窗”式髓核摘除术

腰椎间盘突出症是腰椎病中最常见疾病，绝大部分发生在腰4~5，其次是在腰5骶1。常用的有“开窗”式髓核摘除术、经全椎板切除髓核摘除术和上、下半棘突、部分椎板切除髓核摘除术。下面就介绍腰椎间盘髓核摘除术。

【适应证】

腰骶神经根症状明显，经积极的、正确的、3~6个月的非手术疗法未见好转者。急性腰椎间盘突出症，大块突出，压迫马尾，引起大、小便失禁。

【禁忌证】

有下肢病理反射，如巴宾斯基征阳性、踝阵挛等；有高度神经衰弱，加之客观症状不明显者；疑似脊柱结核、脊髓肿瘤或类风湿关节炎者；有皮肤、扁桃体或其他感染病灶者；有其他疾病比腰椎间盘突出症更重要者。

【麻醉】

局麻、硬膜外麻或腰麻。

【体位】

俯卧，胸部及两髂前上棘部垫起，并将手术台两端略折向下，使腰变直，椎板间隙张开，腹部悬空；或用侧卧位，患侧在上，腰部用扁枕垫高，并使脊柱、髋、膝于屈曲位。

【手术步骤】

以腰4~5间盘突出症为例叙述。

1. 切口与暴露正中纵行切口　切口以椎间盘突出间隙为中心。沿棘突旁做纵行切口，其长度自突出间隙上、下各一棘突（L_3~S_1），长4~6cm，切开皮下组织暴露腰背筋膜，电灼止血。用骨刀或椎板剥离器，将患侧肌肉从棘突和椎板做骨膜下剥离，直达椎板外侧。如见其出血量较多，立即以干纱布填充，压迫止血。自下而上依次骨膜下剥离和显露腰5~4同侧的棘突和椎板。取出压迫止血的纱布，将两椎板间之软组织剥开。牵开骶棘肌，清理关节突的软组织，使$L_{4\text{-}5}$半侧椎板干净的显露。

2. 切除黄韧带　刮净黄韧带浅面的软组织，露出黄韧带的边缘。然后用尖刀沿第5腰椎椎板上缘切开黄韧带，直达硬脊膜外，用神经剥离器通过此孔轻轻地剥离黄韧带深面的粘连，将带黑线的生理盐水棉片放入韧带的深面，用以保护硬脊膜。用有齿钳夹住切断的黄韧带，稍加牵引，切开黄韧带下缘剩余部分，并沿其内侧边缘纵向切开。以长柄小刮匙或薄而窄的骨膜剥离器贴着黄韧带下面放入，直到腰椎板之间，争取自黄韧带的附着处将其整块切除。必要时咬去留下的黄韧带。为充分显露椎管,还需咬除上位的部分椎板。咬骨时,应向上提咬,切勿下压,以免损伤神经。

3. 摘除椎间盘 用神经剥离器从上到下分离神经根和所遇到的静脉。若遇出血,可用带线棉片压迫血管的上、下端。用神经牵开器拉开分离好的神经根,即可见到发白的半球形突起的椎间盘。切开鼓出的后纵韧带,取出病变椎间盘后,刮除残余髓核和纤维环。突出的椎间盘摘除充分,见到神经根完全解除。按数取出用以止血的小棉片,用生理盐水冲洗切口,彻底止血,分层缝合切口。如遇到出血则放置引流条,24~48 小时内拔除。

【术后处理】

仰卧于硬板床上,4~5 个小时后可侧卧,注意在变换体位时应避免屈曲或扭动脊柱。拔除引流管后即可练习直腿抬高试验,防止神经粘连,1 周后练习背伸肌及腹肌,术后 12~14 天拆线,带腰围下地,2~3 个月后恢复轻体力工作,并逐渐恢复原工作。

三、胸腰椎骨折截瘫前路减压术

外伤性截瘫一向采用椎板切除的后路减压方法。此法对大多数椎体压缩性骨折引起的脊髓受压属于间接性的减压,疗效受到一定限制。由于近年来诊断技术的发展,较多地采用断层摄影、椎管造影,特别是 CT 和磁共振检查,发现造成创伤性椎管狭窄与脊髓受压的因素大都来自硬脊膜前方。如椎体向后脱位患者,对脊髓造成压迫者是脱出椎体的后下缘;在屈曲型压缩骨折则是向后移位椎体的后上角的骨折与椎间盘;垂直暴力所致的大爆裂性骨折是向后膨隆的椎体后壁。因此,1954 年,Capener 首先提出,从前方解除脊髓的压迫来治疗外伤性截瘫观点,国内相继有不少学者先后报道了这方面的治疗方法和经验,对陈旧性的截瘫亦获得一定的效果。

【适应证】

对伴有不全瘫或完全截瘫,影像学检查椎管内有来自前方的游离占位性骨块或严重压迫脊髓者。

【禁忌证】

过伸或直接打击脊柱,椎板骨折陷入引起脊髓或马尾神经损伤和受压者。胸 12 以上脊椎骨折和严重脱位、临床表现为完全性截瘫,推测脊髓已完全损伤或断裂者。完全性截瘫的患者,经椎板切除探查,证实脊髓或马尾神经损伤严重或已完全断裂,前路减压亦无意义者。

【麻醉】

全身麻醉或高位硬膜外麻醉。

【体位】

侧卧位,切口侧在上,躯干前倾 10°~15°角,腰下垫一小枕,躯干两侧用沙袋维持。

【手术步骤】

1. 切口与暴露 以损伤椎体为中心,距棘突中线旁 2~3cm 处,做“L”形切口(图 21-9)。单一的椎体后部切除,切口长 6~8cm;多个椎体后部切除,切口应适当延长。切开皮肤和深层筋膜,于棘突附近纵向切断斜方肌肌腹及深层肌肉(上为菱形肌,下为背阔肌)的腱膜,并向外侧拉开。将显露出的腰背筋膜及切口下方的后下锯肌肌腱亦在距棘突

2~3cm 处切开，即达骶棘肌，将其纤维纵向分开牵向两侧，并切断附着在横突上的肌腱，露出肋骨的近端和横突。将横突周围的筋膜、韧带和小肌肉锐性切断和骨膜下剥离，咬除横突。如系胸椎，应同时显露出肋骨 6~8cm 一并切除之，顺肋间神经寻找椎间孔，继向椎弓根部和椎体侧前方推开胸膜。如系腰椎，分开肌肉后继续剥离横突、椎弓根和椎体的前侧部。剥离后用干纱布填塞止血。咬除横突后，凿除椎弓根部，当凿至椎弓根与椎管仅隔一薄层骨质时，应改用咬骨钳咬除，以防损伤脊髓。暴露椎管后，探查椎管内径和脊髓受压情况。

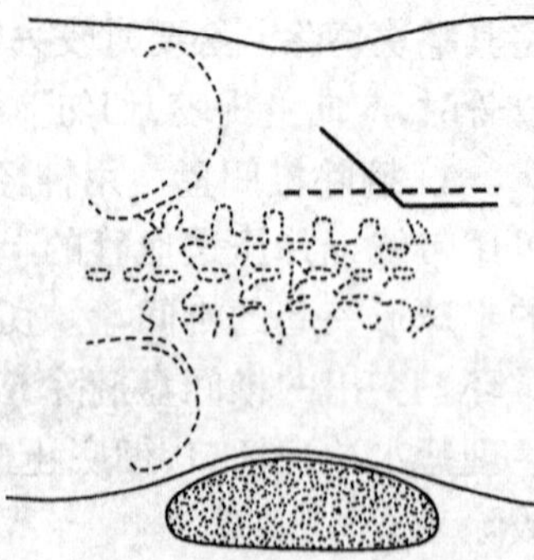

图 21-9 倒“L”形切口

2. 减压与植骨　将椎体后突部凿除以减压。操作时应从椎体后缘下部开始，沿脊柱纵轴方向，逐渐小块地凿除，椎管侧应留一薄层骨质，待椎体后突部骨松质挖空，再将其轻轻凿除。一般切除范围相当于椎体的后 1/4~1/3，横向可超过椎管的中线并达到对侧椎弓根部。术中同时切除受伤椎体的上或上下的椎间盘和纤维软骨，并摘除移位的骨片，达到彻底减压，并使椎体自行融合，或沿骨折椎体和其上下相邻椎体的侧面剥开软组织，椎体侧面做成纵行骨槽，取髂骨、肋骨或骨库骨置入骨槽内，行椎体融合术，可采用椎弓根螺钉等固定方法。

彻底止血后，冲洗伤口，把切开的肌肉、腰背筋膜、皮下组织、皮肤逐层缝合，关闭切口，同时放置负压引流。

知识拓展

椎体成形术的治疗进展

随着社会人口的老龄化，作为骨质疏松症的主要并发症椎体压缩骨折日益增多，传统的保守治疗方法，时间长且并发症多，远期疗效也不满意。而传统手术治疗创伤较大，骨质疏松后内固定不易牢固，容易发生内固定失败。椎体成形术是经皮通过椎弓根向椎体内注入骨水泥，以达到稳定椎体、迅速止痛，部分甚至完全恢复椎体高度的作用，具有创伤小、安全性高、止痛迅速、促进患者早期活动等，逐渐在临床中得到广泛的应用，并被扩展应用于椎体血管瘤、转移瘤和骨髓瘤等疼痛性椎体疾病治疗。椎体成形术又可分为单纯椎体成形术和后凸成形术，后尚需配合球囊等扩张配件。

学习小结

1. 学习内容

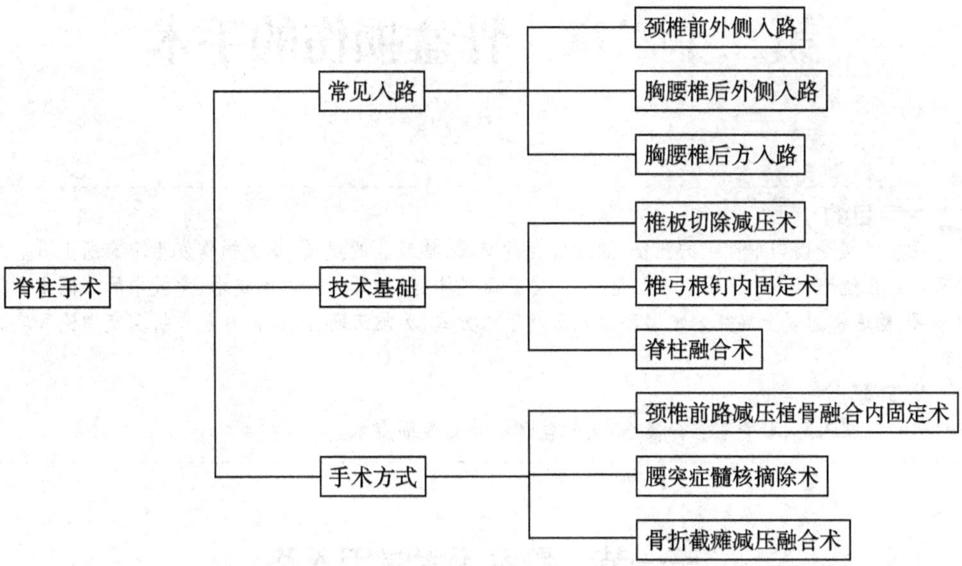

2. 学习方法　学习本章前应详细复习脊柱及周围相关组织的解剖，同时配合影像学检查进行分析。通过假体教学和操作掌握椎弓根钉的进钉点定位，在临床实践中认真学习各种脊柱手术入路的使用范围及显露步骤，不断积累相关解剖知识及显露的注意事项。

（陈远明）

复习思考题

1. 椎弓根螺丝钉进钉点的确定及置入要求有哪些？
2. 经椎弓根螺钉内固定术的术后处理及注意事项有哪些？
3. 腰椎间盘突出症“开窗”式髓核摘除术的术后常见并发症及处理是什么？

第二十二章 骨盆损伤的手术

学习目的

骨盆损伤是创伤中严重的损伤，随着社会的交通、建筑业的发展，此类损伤发生率有所上升。本章通过对骨盆部损伤的常用手术入路、骨盆骨折常见术式，切开复位内固定术、急救中的外固定术等的学习，熟练掌握以上疾病的常用手术入路及手术方式，为临床研究、诊治骨盆骨折奠定理论和实践基础。

学习要点

髋臼显露入路，耻骨联合分离手术，骨盆骨折外支架固定术。

第一节 骨盆手术常用入路

一、耻骨联合上方入路

【适应证】

耻骨联合分离。

【显露步骤】

取仰卧位，在耻骨上支上方1~2cm处做切口，可以向两边外侧延伸，至正好超过腹股沟外环(图22-1)。切开延伸到耻骨联合的腹直肌间的白线，通过这个正中切口确认腹直肌后鞘，切开直到耻骨联合的后面，并行骨膜下剥离显露耻骨支。耻骨联合后方的膀胱和其他结构应注意保护。

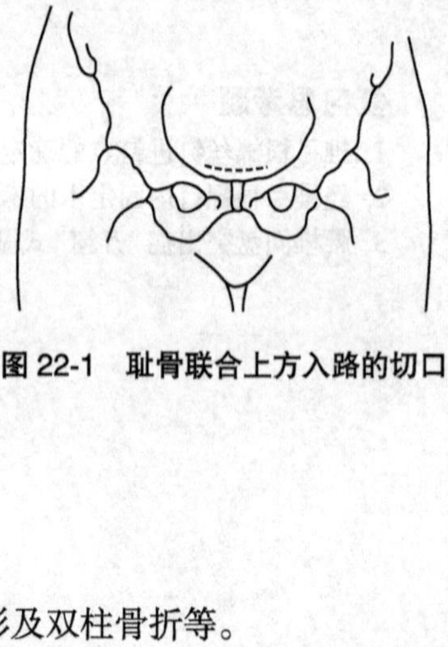

图22-1 耻骨联合上方入路的切口

二、髂腹股沟入路

【适应证】

髋臼前壁、前柱骨盆骨折、以前柱移位为主的横形、T形及双柱骨折等。

【显露步骤】

切口起于前2/3髂嵴，沿髂前上棘、腹股沟韧带和耻骨联合上方2横指处切开，如需要可沿髂嵴向后延长(图22-2)。切开皮肤、皮下组织，自髂嵴向内侧切开剥离腹肌和髂肌的附着点，显露髂窝、骶髂关节前方和真骨盆上缘。在下方切口段，切开浅筋膜、腹外斜肌腱膜和腹直肌鞘前方筋膜，达腹股沟外环上方1cm。解剖腹股沟管，显露游离精索或圆韧带及髂腹股沟神经。分离腹内斜肌、腹横肌及腹横筋膜在腹股沟韧带的附着点，保护股外侧皮神经、股神经和髂外血管，在股静脉内侧的耻骨梳水平切开腹内斜肌和腹横肌的联合

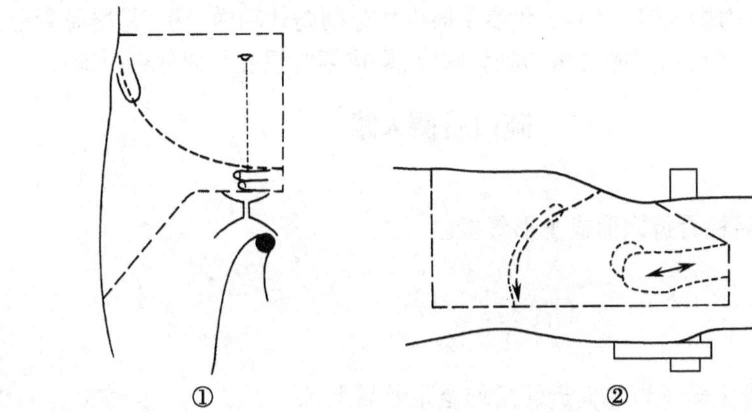

图 22-2　髋臼显露切口

腱，进入 Retzius 耻骨后区，有时需切断腹直肌止点约 1cm。腹股沟韧带下方含内、外两个间隔室，由髂腰肌鞘或髂耻筋膜分隔。髂腰肌、股神经和股外侧皮神经占据外室，髂外血管和淋巴管占据内室。沿髂耻嵴剥离，用第 1 根皮片穿髂腰肌、股神经和股外侧皮神经，第 2 根皮片穿髂外血管和淋巴管牵引。分离牵引时需注意结扎切断可能存在的闭孔动脉变异支或闭孔血管与髂外血管间的吻合支。对解剖游离后的精索或圆韧带则用第 3 根皮片牵引(图 22-3)。对上述皮片牵引组织做各向牵引可形成外侧、中间和内侧 3 个入路，由此显露、复位和内固定不同部位的骨折。外侧入路：将第 1 根皮片牵向内侧，显露髂窝和髂耻嵴上方；中间入路：将第 1 和第 2 根皮片分别向外和内牵引，显露方形区、坐骨棘，坐

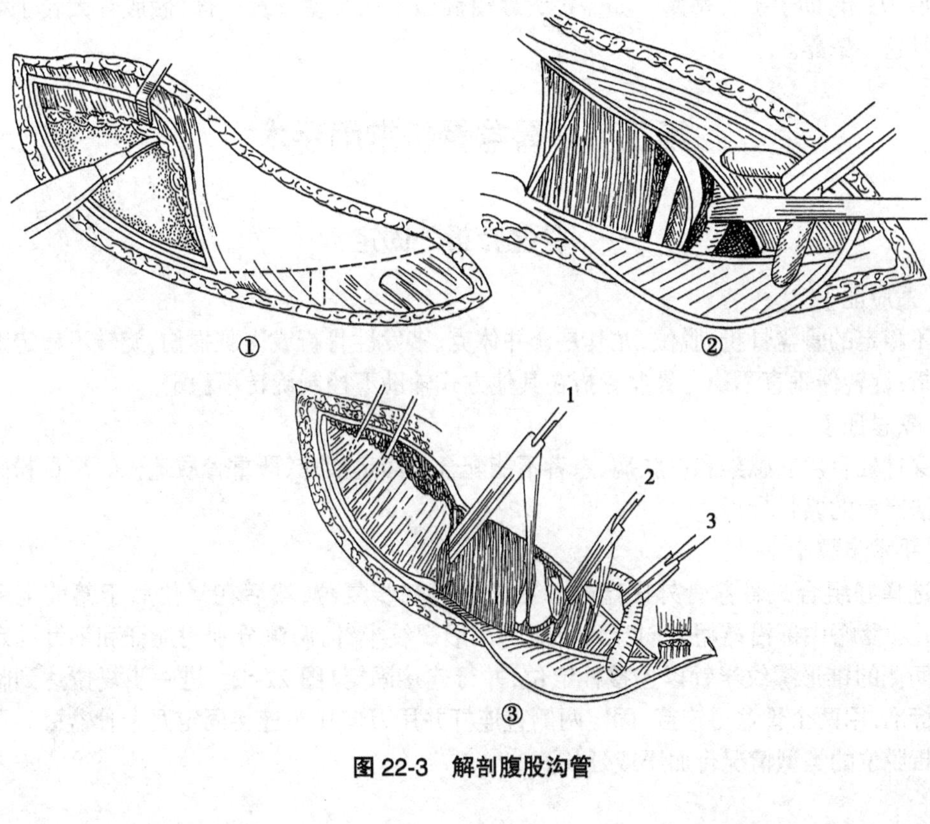

图 22-3　解剖腹股沟管

骨大、小切迹和闭孔；内侧入路：将第 2 和第 3 根皮片分别向外和内牵引，显露耻骨上支和 Retzius 耻骨后间隙。如需暴露耻骨角和耻骨联合，可将第 3 根皮片向外牵引即可。

三、髋臼后侧入路

【适应证】

髋臼后壁骨折、后柱骨折横形或 T 形骨折。

【体位】

侧卧位。

【操作步骤】

1. 切口　在股骨大转子近端向近侧延伸至距髂后上棘约占 2/3 处(图 22-4)，切口向大腿外侧远端延长 10cm。

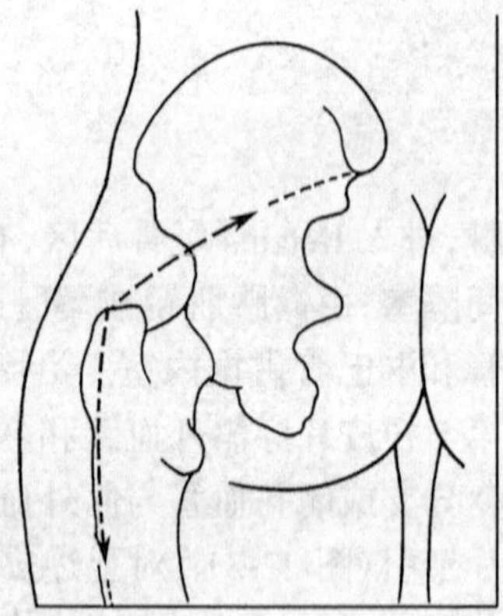

图 22-4　后侧入路

2. 手术过程　切开皮肤、皮下组织，切开髂胫束和臀大肌筋膜，沿臀大肌肌纤维方向钝性劈开臀大肌，显露并切断短外旋肌和梨状肌止点，保护坐骨神经。必须注意避免解剖股方肌，以免损伤旋股内侧动脉导致股骨头无菌性坏死。用骨膜剥离器在关节囊浅层向后柱和臼上方剥离。显露骨折和关节囊，于坐骨节结内侧插入钝性 Hohmann 拉钩将臀大肌、短外旋肌和坐骨神经牵向内侧，在臼上方髂骨上插入两枚短斯氏钉，将臀中小肌牵向上方，以获得持续良好的暴露。如骨折累及负重区并向前上方延伸，可切断臀中肌止点的后 1/3，有助于扩大暴露。如需扩大暴露髋臼上缘和髂骨翼下部，做股骨大转子截骨可满足这一暴露。

第二节　骨盆骨折常用手术

一、骨盆骨折外固定术

【适应证】

不稳定的骨盆骨折、脱位，尤其是合并休克、多发性骨折或内脏损伤；旋转不稳定型骨盆骨折；旋转伴垂直不稳定骨盆骨折在其他方式辅助下控制旋转不稳定。

【禁忌证】

穿针处有皮肤感染和皮肤病、患者不能配合外固定治疗、严重骨质疏松。严重粉碎骨折无法穿针的髂骨骨折。

【手术步骤】

选择好组合式骨盆骨外固定器。首先进行初步复位，然后在复位后于髂前上棘后 2cm 处和髂嵴中部沿髂嵴方向穿入一侧的锥形螺纹半针：两侧分别用连杆和钢针固定夹连接两侧的锥形螺纹半针以连接杆定位，并行连接固定(图 22-5)。进一步复位达到临床复位标准，用两个骨盆弓连接、固定两侧直连杆并用万向接头连接固定两个骨盆弓。可根据骨折脱位的类型情况行加压或延长。

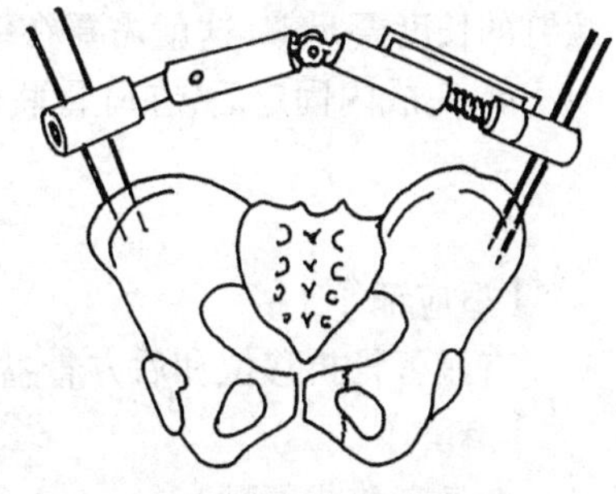

图 22-5　骨盆前方的外固定支架

【注意事项】

1. 抢救休克时不要追求良好的复位。包括垂直不稳定型骨折脱位,局部麻醉下,大体复位后予以固定都能取得很好的效果。生命体征稳定后可再次进行复位调整。复位时不要借助固定针、连接杆和加压杆,主要靠手法作用在骨盆进行整复。

2. 穿针操作注意髂骨倾斜角度,防止固定针穿出内外板使固定效果下降。穿针时可在外板外用克氏针定位作为参照。钻孔时只钻透髂骨嵴即可,可不进行扩孔。拧入半针时凭手感可知是否穿出内外板。固定针安放完毕后用手摇动检查稳定情况。

3. 耻骨穿针注意防止损伤周围血管、神经、膀胱、尿道。

4. 髂前下棘穿针防止穿针进入髋臼。必要时使用 X 线引导。

5. 伴有垂直不稳定的骨折脱位,除在抢救时外必须结合其他方式进行固定。否则会发生再移位。

【术后处理】

术后常规针孔包扎、护理。使用抗生素 3~5 天。安装骨外固定器后允许翻身,3~5 天后可自行坐起。垂直不稳定型骨折固定 10~12 周后除去,旋转不稳定型固定 6~8 周。髋部骨折脱位固定时间一般为 6~8 周,必要时可延长至 12 周。

二、耻骨联合分离内固定术

【适应证】

不稳定型骨盆骨折(Tile C)分离移位;耻骨联合分离大于 2.5cm;

【麻醉】

全身麻醉或硬腰麻。

【体位】

仰卧位。

【手术步骤】

1. 入路　采用耻骨联合上方入路。显露时注意在耻骨联合后方骨膜下剥离避免损伤膀胱。

2. 耻骨联合复位　单纯的外旋移位可以使用点式复位钳收紧耻骨联合并作为临时固定。如合并前后和垂直移位,则需要使用骨盆复位钳辅助复位,先将 2 枚皮质骨螺丝钉分别打入耻骨联合前方两侧,拧入至仅仅露出螺钉头,然后将骨盆复位钳的两个缺口卡入螺钉头下方,利用骨盆复位钳复位后,锁紧作为临时固定。

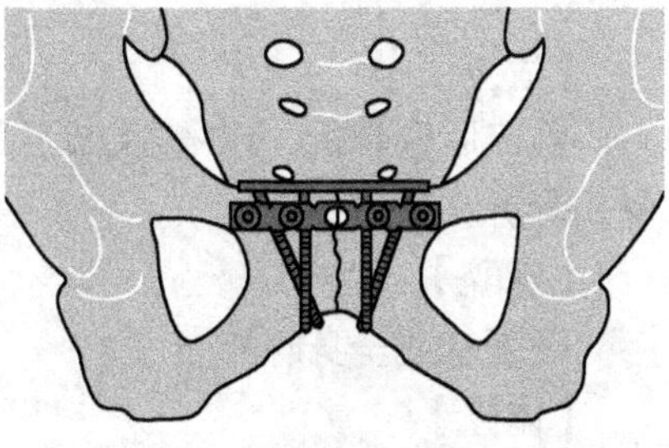

图 22-6　使用双钢板对耻骨联合固定

3. 内固定　选择耻骨联合钢板或重建钢板,如果患者体型较大或属陈旧损伤,复位困难者,可以考虑在耻骨联合上方和前方各使用一块钢板进行固定(图 22-6)。因为该部位通常骨量不充分,固定螺钉的长度要足够，这就需要在钻孔时用手指贴于耻骨联合后部为钻孔方向提供指引。

4. 完成内固定后，在耻骨联合后方放置负压引流，有利于减少术后感染的发生。

三、耻骨支骨折内固定术

【适应证】

有显著骨折移位和后方骨盆环结构失稳定骨折。

【麻醉】

全身麻醉或硬腰麻。

【体位】

仰卧位。

【手术步骤】

1. 采用耻骨联合上入路，切口可偏向伤侧。如果骨折靠近髋臼，可采用髂腹股沟入路。对耻骨支进行显露时，应注意髂外动脉与闭孔动脉间可能存在的交通支。

2. 显露耻骨支的骨折端后，在直视下复位。复位工具可使用持骨钳或点式复位钳等工具，对于一些陈旧骨折，复位困难时，可使用 Farabeuf 钳进行复位，复位后，可用克氏针自耻骨联合的外侧向后外侧贯穿骨折端，以临时固定的目的，利于钢板的放置的固定。由于耻骨下支位置深在，显露和复位均比较困难，而且，它对骨盆环稳定性的影响相对较小，所以不必强求耻骨下支的解剖复位。

3. 耻骨支的固定可选用重建钢板固定(图 22-7)，每个骨折段可用 2~3 枚螺钉固定，钢板应塑形与骨的外形吻合，对耻骨支的外侧进行固定时，应该避免固定螺钉进入髋臼。也可以用超长的螺钉(3.5~4.5mm 的皮质骨螺钉)对耻骨支进行固定，其方法与前面所述的克氏针固定耻骨支相同。

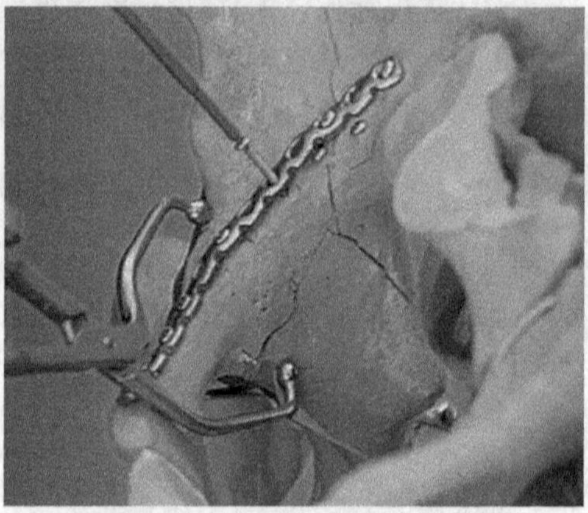

图 22-7 重建钢板固定耻骨骨折

【术后处理】

单纯耻骨支骨折术后应该卧床 4 周，如果出现在 C 型骨折时，术后制动时间可延长至 8 周。

四、髋臼后壁骨折内固定术

【适应证】

髋臼后壁骨折，合并髋关节后脱位和后壁骨块的粉碎；合并髋臼软骨下骨的压缩或股骨头骨折。

【麻醉】

硬腰麻或全身麻醉。

【体位】

仰卧位或侧卧。

【手术步骤】

采用后方入路(Kocher-Langenbeck 入路),显露骨折端后,尽可能保留后壁骨块上的关节囊和软组织附着以减少坏死吸收的危险,掀开后壁骨块,轴向牵引下肢,详细检查髋臼有无塌陷、股骨头有无骨折、关节内有无碎骨块。如有髋臼关节面的塌陷,使用小骨刀撬起抬高至与股骨头相匹配,骨缺损处在附近取骨做植骨处理。复位后壁骨块,用带球形尖端的顶棒顶压。如果骨折块较大而且完整,可以使用克氏针临时固定。若后壁骨折块较大而且完整,先用拉力螺钉固定,再用一块8~10 孔的钢板进行保护(图 22-8),注意螺钉不要进入关节,用透视确认。

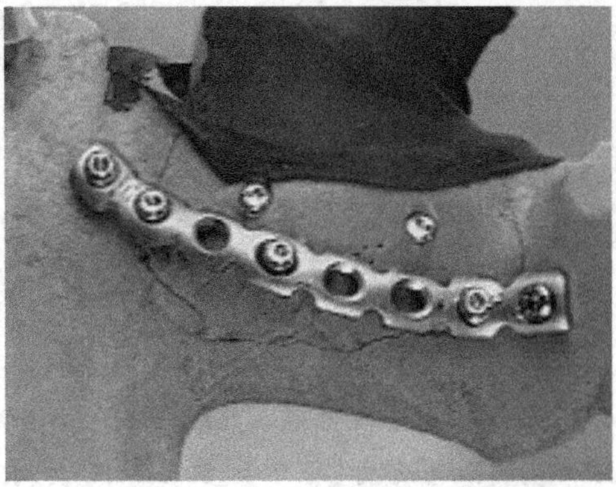

图 22-8　使用拉力螺钉和重建钢板

学习小结

1. 学习内容

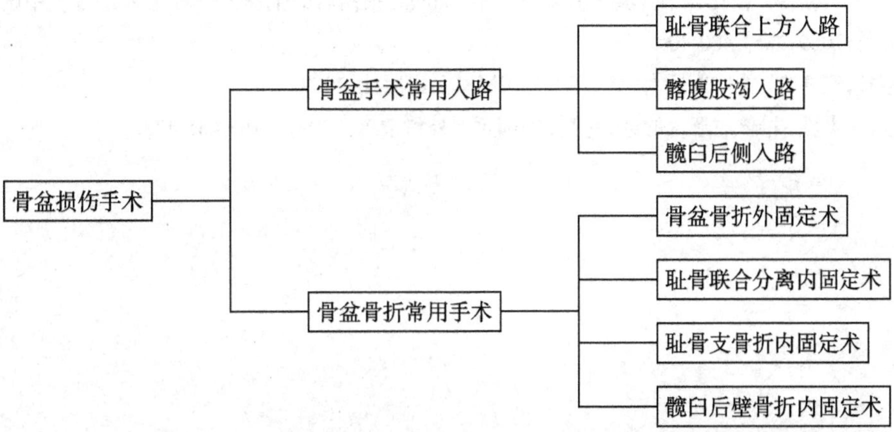

2. 学习方法　学习前要注意骨盆部位相关骨骼肌肉血管神经解剖的复习,对骨盆部位有立体感认识。对骨盆骨折,重点在于掌握其手术入路,了解常用手术方式,学习中要重视骨折合并周围神经、血管损伤处理。对骨盆稳定性,要注意术后处理和练功锻炼,减少后遗症。骨盆骨折属于复杂骨折,具体手术方案的指定和操作,需要到临床不断实践提高才有自己的心得体会。

(马镇川)

复习思考题

1. 试述髂腹股沟手术入路的局部应用解剖。主要的神经血管有哪些?
2. 试述骨盆大出血的填塞止血手术的适应证、禁忌证及手术步骤。

主要参考书目

1. 朱通伯，戴克戎．骨科手术学[M]．北京：人民卫生出版社，1999.
2. 王亦璁．骨与关节损伤[M]．第4版．北京：人民卫生出版社，2007.
3. 袁浩，于光华．骨伤科手术学[M]．第2版．北京：人民卫生出版社，2002.
4. 王正义．足踝外科学[M]．北京：人民卫生出版社，2006.
5. 卢世璧．坎贝尔骨科手术学[M]．第11版．北京：人民军医出版社，2009.
6. 郑少萍．皮肤移植的发展历史[J]．中国美容医学，2001，10(1)：78-80.
7. 沈祖尧．皮肤移植研究进展[J]．中国修复重建外科杂志，1993，7(3)：184-185.
8. 吕厚山．现代人工关节外科学[M]．北京：人民卫生出版社，2006：164-170.
9. 李建民，杨强．人工假体在骨肿瘤保肢术中的应用及发展[J]．中国医疗器械信息，2008，14(11)：9-15.
10. 郑华伟，黄富国．钻孔与锚钉缝线修复肩关节 Bankart 损伤后的生物力学对比研究[J]．中国骨与关节外科，2009，2(5)：400-403.
11. 杨惠林，倪才方．椎体成形术[M]．北京：人民军医出版社，2009.
12. 武政，王贵胜．椎体成形术的进展[J]．中国矫形外科杂志，2009，17(6)：435-438.

教材书目

序号	教材名称	主　编	主　审
1	大学语文(第2版)	李亚军	许敬生
2	中国医学史	梁永宣	李经纬
3	医古文(第2版)	沈澍农	
4	中医各家学说	朱邦贤	严世芸　鲁兆麟
5	中医基础理论(第2版)	高思华　王　键	李德新
6	中医诊断学(第2版)	陈家旭　邹小娟	季绍良　成肇智
7	中药学(第2版)	陈蔚文	高学敏
8	方剂学(第2版)	谢　鸣　周　然	王永炎　李　飞
9	内经讲义(第2版)	贺　娟　苏　颖	王庆其
10	伤寒论讲义(第2版)	李赛美　李宇航	梅国强
11	金匮要略讲义(第2版)	张　琦　林昌松	
12	温病学(第2版)	马　健　杨　宇	杨　进
13	医学统计学	史周华	
14	医用化学	武雪芬	
15	生物化学(第2版)	于英君	金国琴
16	正常人体解剖学	杨茂有	严振国
17	生理学(第2版)*	李国彰	
18	病理学	李澎涛　范英昌	
19	医学伦理学	张忠元	
20	医学心理学	孔军辉	
21	诊断学基础	成战鹰	
22	药理学(第2版)	廖端芳	
23	影像学	王芳军	
24	免疫学基础与病原生物学	关洪全　罗　晶	
25	组织学与胚胎学(第2版)	郭顺根	
26	针灸学(第2版)	梁繁荣　赵吉平	石学敏

续表

序号	教材名称	主编	主审
27	推拿学	房敏 刘明军	严隽陶
28	中国传统文化	张其成	
29	中国古代哲学	李俊	
30	医学文献检索	高巧林	
31	科技论文写作	李成文	郑玉玲
32	中医药科研思路与方法	刘平	
33	康复疗法学	陈红霞	
34	中医养生康复学	郭海英 章文春	
35	中医临床经典概要	张再良	
36	医患沟通学基础	周桂桐	
37	循证医学	刘建平	
38	中医学导论	何裕民	
39	医学生物学	王明艳	
40	神经生理学	赵铁建	李国彰
41	中医妇科学(第2版)	罗颂平 谈勇	夏桂成 欧阳惠卿
42	中医儿科学(第2版)	马融 韩新民	
43	中医眼科学	段俊国	廖品正
44	中医骨伤科学	樊粤光 詹红生	
45	中医耳鼻咽喉科学	阮岩	
46	中医急重症学	刘清泉	姜良铎
47	西医内科学	熊旭东	
48	西医外科学	王广	李乃卿
49	中医内科学(第2版)	张伯礼 薛博瑜	
50	中医外科学(第2版)	陈红风	唐汉钧 艾儒棣
51	解剖生理学	邵水金 朱大诚	
52	中医学基础	何建成 潘毅	
53	中成药学	阮时宝	
54	中药商品学(第2版)*	张贵君	
55	中药文献检索	张兰珍	
56	医药数理统计	李秀昌	
57	高等数学	杨洁	

续表

序号	教材名称	主　编	主　审
58	医药拉丁语	李　峰	
59	物理化学	张小华　夏厚林	
60	无机化学	刘幸平　吴巧凤	
61	分析化学	张　凌　李　锦	
62	仪器分析	尹　华　王新宏	
63	有机化学	吉卯祉　彭　松	江佩芬
64	药用植物学	熊耀康　严铸云	
65	中药药理学	陆　茵　张大方	
66	中药化学	石任兵	匡海学
67	中药药剂学	李范珠　李永吉	
68	中药炮制学	吴　皓　胡昌江	叶定江
69	中药鉴定学	王喜军	
70	中药分析学	蔡宝昌	
71	药事管理与法规	谢　明　田　侃	
72	药品市场营销学	汤少梁	申俊龙
73	临床中药学	王　建　张　冰	张廷模
74	制药工程	王　沛	
75	波谱解析	冯卫生	
76	针灸医籍选读	徐　平	李　鼎
77	小儿推拿学	廖品东	
78	经络腧穴学	沈雪勇　许能贵	李　鼎
79	神经病学	孙忠人	胡学强
80	实验针灸学	余曙光　徐　斌	朱　兵
81	推拿手法学(第2版)	王之虹	
82	刺法灸法学	方剑乔　王富春	石学敏　吴焕淦
83	推拿功法学	吕　明　金宏柱	
84	针灸治疗学	杜元灏　董　勤	石学敏
85	推拿治疗学(第2版)	宋柏林　于天源	罗才贵
86	生物力学	杨华元	
87	骨伤科学基础	冷向阳	王和鸣
88	骨伤科影像学	尹志伟	

续表

序号	教材名称	主 编	主 审
89	创伤急救学	童培建	
90	中医正骨学	黄桂成 王庆普	
91	中医筋伤学	马 勇	
92	骨伤内伤学	刘献祥	
93	中医骨病学	张 俐	
94	骨伤科手术学	黄 枫	
95	实验骨伤科学	王拥军	
96	中西医临床医学概论	施 红	杜 建
97	中西医全科医学导论	姜建国	王新陆
98	中西医结合外科学	谢建兴	
99	预防医学	王泓午	
100	急救医学	罗 翌	王一镗
101	中西医结合妇产科学	连 方 齐 聪	肖承悰
102	中西医结合儿科学	虞坚尔	时毓民
103	中西医结合传染病学	范昕建 黄象安	
104	健康管理	李晓淳	
105	社区康复	彭德忠	
106	正常人体学	张志雄 孙红梅	
107	医用化学与生物化学	金国琴	
108	疾病学基础	王 易 王亚贤	
109	护理学导论	杨巧菊	
110	护理学基础	马小琴	
111	健康评估	张雅丽 王瑞莉	
112	护士人文修养与沟通技术	张翠娣	
113	护理心理学	李丽萍	刘晓虹
114	中医护理学	孙秋华 孟繁洁	
115	内科护理学	徐桂华	
116	外科护理学	彭晓玲	
117	妇产科护理学	单伟颖	
118	儿科护理学	段红梅	申昆玲
119	急救护理学	许 虹	

续表

序号	教材名称	主编	主审
120	传染病护理学	陈 璇	
121	精神科护理学	余雨枫	
122	护理管理学	胡艳宁	
123	社区护理学	张先庚	
124	康复护理学	陈锦秀	
125	局部解剖学	张跃明	
126	运动医学	褚立希	严隽陶
127	神经定位诊断学	张云云	
128	中国传统康复技能	苏友新 冯晓东	陈立典
129	康复医学概论	陈立典	
130	康复评定学	王诗忠 张 泓	陈立典
131	物理治疗学	金荣疆 张 宏	
132	作业治疗学	胡 军	
133	言语治疗学	万 萍	
134	临床康复学	唐 强 张安仁	
135	康复工程学	刘夕东	

注:教材名称右上角标有*号者为我社“十一五”期间已出教材。